물리치료학개론

Introduction to
PHYSICAL THERAPY

물리치료학개론

2018년 8월 6일 1판 1쇄 발행
2020년 12월 30일 1판 3쇄 발행

지은이 | 이재홍 · 국중석 · 김 경 · 김경태 · 김경훈
남형천 · 박재효 · 배주한 · 신형수 공저

펴낸이 | 김진환

펴낸곳 | 학지사메디컬 HAKJISA MEDICAL
04031 서울특별시 마포구 양화로 15길 20 마인드월드빌딩
대표전화_ 02-330-5188 팩스_ 02-326-0338

등 록 | 2010년 2월 8일 제313-2010-36호

메 일 | hakjisamd@hakjisamd.co.kr

홈페이지 | http://www.hakjisamd.co.kr

ISBN 978-89-6069-714-0 93510

가 격 | 35,000원

물리치료학개론

이재홍 국중석 김 경 김경태 김경훈 남형천 박재효 배주한 신형수 공저

Introduction to PHYSICAL THERAPY

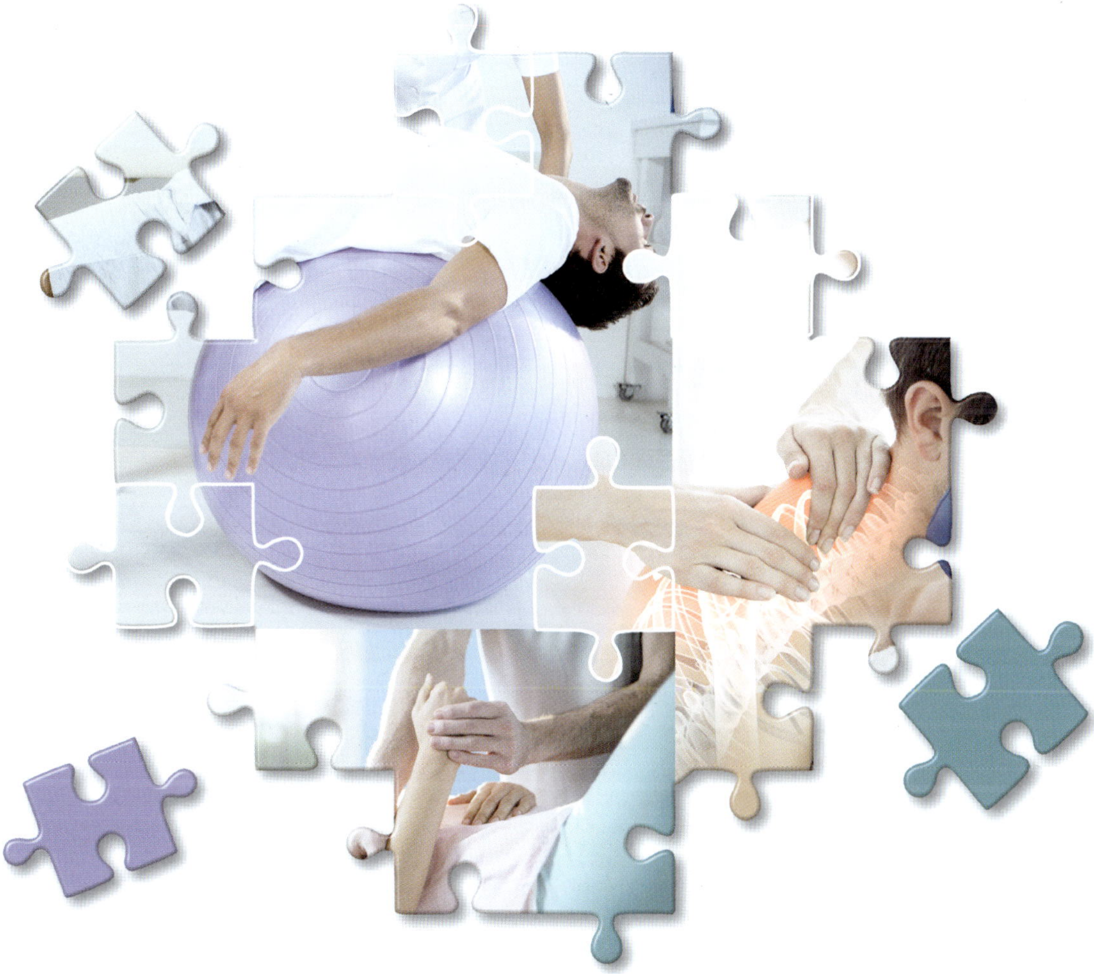

학지사메디컬
HAKJISA MEDICAL

저자 소개

이재홍 대구보건대학교

국중석 선린대학교

김 경 대구대학교

김경태 제주한라대학교

김경훈 김천대학교

남형천 경북전문대학교

박재효 대구한의대학교

배주한 구미대학교

신형수 경운대학교

머리말

물리치료사의 꿈을 안고 봄의 새 학기를 맞이한 신입생들은 '물리치료학개론'이라는 물리치료 입문서를 공부하게 됩니다. 그 과정에서 물리치료의 정의, 내용 그리고 역할까지 정리된 치료적 개념을 통해 물리치료학의 전체적인 맥락을 파악할 수 있어야 합니다.

이 책은 최근 새롭게 규정된 '물리치료사의 역할에 필요한 능력과 자질'을 갖추기 위한 길잡이로서, 물리치료학의 학습목표에 맞추어 내용을 구성하였습니다. 이 책의 가장 큰 장점은 다음과 같습니다. 첫 번째, 학생들이 신뢰성 있는 근거에 입각한 중재 방안을 선택할 수 있도록 하였습니다. 두 번째, 합리적 사고 절차를 통한 문제해결 능력을 키울 수 있게 하였습니다. 세 번째, 변화되는 국가고시의 요목에 따라 문제해결형과 임상사례형 문항에 쉽게 다가갈 수 있도록 하였습니다. 특히 임상사례 학습을 통해 임상현장에서 자주 접할 수 있는 의료 사고에 대한 경각심을 가질 수 있도록 하였습니다.

'물리치료학개론'의 방향은 학생들이 물리치료를 쉽게 이해할 수 있도록 많은 지식과 즐거움을 제시하는 것입니다. 또 다른 한편으로는 물리치료에 대한 신뢰성과 물리치료사의 역할을 명확하게 규명하고 전문적인 직업의식을 고취할 수 있도록 하는 것입니다. 이러한 방향에 초점을 맞춘 본 교재가 물리치료학과 학생에게 조금이나마 도움이 되었으면 하는 바람입니다.

끝으로 집필과 교정에 적극적으로 참여해 주신 교수님들께 감사드리고, 이 교재가 출판될 수 있도록 헌신적인 도움을 주신 학지사메디컬 김진환 사장님과 편집부 여러분께 감사드립니다.

2018년 7월
대표저자 이재홍

차례

CHAPTER 04 물리치료 교육과정

CHAPTER 05 인체의 구성

차례

CHAPTER 08 물리치료 중재

CHAPTER 09 지역사회 물리치료

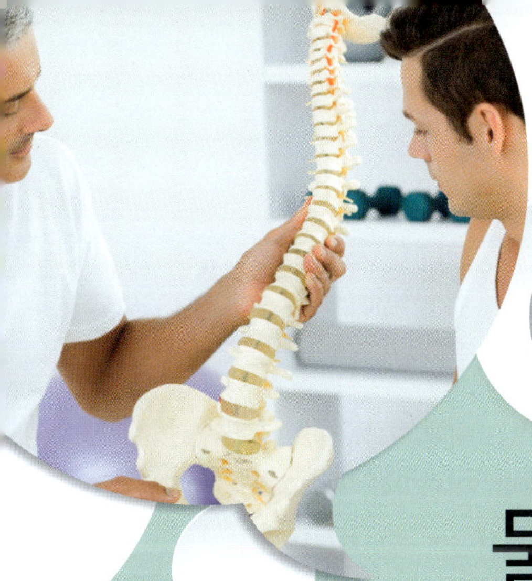

01 물리치료 정의와 역사

학습목표

1. 물리치료의 정의를 설명한다.
2. 한국 물리치료의 역사를 설명한다.
3. 서양 물리치료의 역사를 설명한다.

핵심용어

- 물리치료 정의
- 물리치료 철학
- 물리치료 역사
- 물리치료 교육과정

1 물리치료의 정의

'의학'의 사전적 의미는 인간을 질병에서 벗어나게 하기 위해 치료, 예방, 검진과 건강을 모색하고 연구하는 학문이다. 의학은 예방의학, 진단의학, 치료의학으로 나뉘고 치료의학은 보존적 치료와 수술적 치료로 나뉘는데 물리치료는 보존적 치료방법의 일종이다.

물리치료는 영어로 'physical therapy' 혹은 'physiotherapy'라고 불린다. 중국에서는 物理治疗, 대만에서는 物理治療, 일본에서는 理学療法 또는 物理療法이라고 한다.

물리치료는 질병으로 인해 장애가 있는 사람의 기능적 회복과 재활을 위해 신경계와 근육뼈대계에 도수(예: massage, manipulation)를 적용하거나, 비침습적으로 열, 광선, 전기 등의 물리적 인자 도구를 이용하여 치료 및 통증관리를 하는 의학의 한 분야이다.

1) 한국 물리치료의 정의

물리치료는 각종 질환 및 사고로 인한 신체적 장애를 가진 환자를 대상으로, 생역학적 원리를 이용한 진단평가와 그 결과를 기반으로 물리적 인자(열, 냉, 광선, 전기, 수치료 등)치료, 손으로 하는 도수치료, 기능훈련, 신체교정운동 및 재활훈련과 같은 운동을 통한 치료적 중재를 이용하여 기능회복과 건강증진을 연구하는 학문이다.

"물리치료사는 온열치료, 전기치료, 광선치료, 수치료, 기계 및 기구치료, 마사지, 기능훈련, 신체교정운동 및 재활훈련과 이에 필요한 기기 · 약품의 사용 · 관리, 기타 물리요법적 치료 업무에 종사한다."고 법률적으로 규정하고 있다.

그러나 물리치료는 보존적 치료로 수술 및 화학요법(약물요법)이 아닌 생역학적 진단방법과 물리적 성질인 광선, 전기, 물, 공기, 소리 및 운동요법 그리고 손, 기구 및 기계 등의 치료방법을 적용하여 기능 증진과 회복, 동통을 경감시켜 정상적인 사회활동에 참여할 수 있도록 돕는 물리적 · 생역학적인 치료법이다.

한국보건의료인국가시험원에서는 물리치료 수행직무를 "물리치료사는 온열치료, 전기치료, 광선치료, 수치료, 기계 및 기구치료, 마사지, 기능훈련, 신체교정운동 및 재활훈련과 이에 필요한 기기, 의약품의 사용 · 관리, 기타 물리요법적 치료업무에 종사한다고 법에 규정하고 있다."고 기술한다. 또한 "일반적으로 물리치료는 외과, 정형외과, 신경외과, 재활의학과 및 마취통증 의학과 영역의 환자만을 치료하는 것으로 이해하는 경우가 많으나 소아과, 산부인과, 흉부외과, 치과 등 전 의료분야에 걸쳐 포괄적으로 적용되고 있다."고 기술한다.

물리치료는 근육뼈대계, 신경계, 소아, 스포츠, 노인질환, 산부인과, 심장호흡계, 피부계 질환 등의 다양한 분야에서 진단과 중재, 예방교육을 실시하고 있다.

일반적으로 물리치료는 신체기능의 증진, 근력 · 지구력 · 협응력 증진과 유지, 통증, 근경련, 부종, 관절강직, 염증 등을 감소시키고, 자세교정, 신경손상치료, 보행훈련, 일상생활활동 촉진 등을 목적으로 한다.

2) 세계물리치료사연맹의 정의

세계물리치료사연맹(World Confederation for Physical Therapy, WCPT)의 물리치료 정의는 다음과 같다.

첫째, 손상(impairment)과 기능적 제한 그리고 장애(disability) 또는 기타 질병과 관련된 환자를 진단하고, 진행 과정을 확인하고 중재(intervention)하기 위한 검사를 포함한다. 물리치료 범주 내 검사는 전반적으로 근육뼈대계(관절가동범위, 도수근육검사, 관절가동성, 자세 등), 신경계(반사, 호기성 능력 또는 지구력, 공기순환, 혈류순환, 호흡 등) 그리고 피부계(검진, 치료, 관리, 피하지방, 비만 케어) 검사가 있다.

둘째, 계획적이고 도움이 가능하며, 조절할 수 있는 치료적 중재로 손상과 기능적 제한을 완화하는 것이다. 중재는 치료적 운동(therapeutic exercise), 도수치료(manual therapy), 보조, 적응, 지지, 보호기구와 장비의 처방, 제삭, 석용, 기도확보기술, 물리적이고 역학적인 전기치료기구 · 환자교육 등을 포함하여 특별히 제한된 것은 없다.

셋째, 상해, 손상, 기능적 제한 및 장애를 예방하고, 모든 연령대의 체력과 건강 그리고 삶의 질 증진과 유지를 포함한다.

넷째, 상담, 교육, 연구를 포함한다.

2 물리치료의 역사

물리치료의 역사는 인류의 생성과 더불어 시작되었다고 할 수 있다. 원시시대부터 사람들은 손으로 만지거나 주물러서 통증을 완화시켰으며, 상처가 생기면 물로 씻어내고 열이 나면 찬물에 담가 열을 식히는 등의 방법으로 치료를 했다. 식물을 이용하여 그 물에 목욕을 하거나 증기를 쐬었고, 폭포에서 물마사지를 하거나 태양광선 또는 불을 이용하여 온천, 모래찜질 등으로 온열치료를 했다.

기원전 340년 경에 동물전기 현상에 대한 최초의 기록이 Aristoteles에 의해 남겨져 있고, 기원전 14세기에 고대 이집트 Amenophis 4세가 가족과 함께 일광욕을 하고 있는 모습이 조각에 남겨져 있다. 기원전 1,500년 경에 쓰인『리그베다』에는 열병을 치료하기 위해 물을 사용했다는 기록이 있으며, 기원전 344년에 스파르타인들은 공중목욕탕을 만들고 처음으로 열기욕을 이용하였다. 기원전 5~4세기에 Hippocrates와 Galenus 등은 마사지(massage), 도수치료(manual therapy), 수치료(hydrotherapy) 등으로 사람을 치료했다고 전해진다.

인도의『베다』에 운동치료 및 마사지를 종교적 의식의 일부로 기록하고 있으며, 중국의 가장 오래된 의학서인『황제내경』에도 마사지와 운동치료가 의술의 한 분과로서 널리 행해지고 있었음을 알 수 있다.

우리나라의 전통적인 물리치료로 온열치료, 마사지, 운동요법, 수기치료가 주로 행해졌으며, 부항과 침을 이용한 자극치료도 병행되었다. 이러한 것들이 1945년 서양의 물리치료라는 학문이 도입되면서부터 근대적 물리치료가 시작되었다고 보여진다.

1) 한국 물리치료의 역사

(1) 물리치료 도입기(1940~1949년)

서양의학의 치료방법 도입은 2차 세계대전 직후인 1945년, 미육군 소령

Geraidiane Lindberg가 1949년까지 미군 27병원에서 군인을 위한 물리치료를 행한 것이 시작이었다. 1949년 2월 12일 민간인으로는 미국의 감리교 선교사로 파견된 Thelma B. Maw(한국명: 모우숙) 여사가 1949년, 세브란스병원에 내한하여 국내 최초로 물리치료가 도입되었다.

(2) 한국전쟁 시 물리치료(1950~1953년)

미국의 선교사인 Maw 여사는 한국전쟁 때 일본으로 잠시 출국했으나 다시 한국으로 돌아와 전주에 물리치료과를 개설하여 민간인을 치료하고 한국의 물리치료 발전에 많은 영향을 끼쳤다. 1950년 유엔한국재건단(United Nation Korean Reconstruction Agency, UNKRA)과 한미재단(American Korean Foundation)이 공조하여, 전쟁 후 부상군인을 위한 물리치료를 실시하고 군대 내에 물리치료사 양성과정을 만들어 물리치료를 제공하였다.

1950년에서 1951년까지 미 육군 극동지부 물리치료 총책임자인 Ethel Theilman은 물리치료의 절대적 필요성을 역설하고 미국 유학을 지원하였으며, 한국인 김정순은 미국 오크라호마주에 있는 미국 포병학교 의료원에서 6개월 과정의 교육을 이수하고 제5 육군병원에 재활병동을 설치하여 부상자의 치료에 많은 도움을 주었다.

1951년, 덴마크병원이 부산항에 들어오면서 Elsebeth Eeg가 민간인 물리치료사로는 처음으로 한국에 왔다. 그 후 Eeg는 유엔한국재건단(UNKRA)의 도움으로 모우숙과 함께 절단환자들을 위한 물리치료를 시행하였다.

1952년, Caroline Fellenius(스웨덴)는 스웨덴 적십자병원, Brigett Harder(독일)은 서독 적십자병원, Gardon J Johns(오스트리아)는 캐나다 이동병원에서 물리치료를 제공하였다.

1952년 6월, 민영재는 삼육재활원을 개원하여 만 18세 미만의 불구아동을 대상으로 Dr. 신정순에게 물리치료를 장애재활센터(disabled rehabilitation center)라는 특수기관으로 개설하여 운영하게 하였다.

1952년, 부산 동래에서 한국전쟁으로 인한 부상자를 위하여 한미재단 이사장인 Dr. Howard A. Rusk는 정부와 협의하에 동래재활원을 개설하였다.

김은재, 이강월이 미국 텍사스주 Medical Field Service School(MFSS)에 유학생으로 선발되어 정식으로 교육과정을 이수하였다. 그 후 1952년 10월, 한국국군군의학교에 물리치료과를 두어 공식적인 물리치료 교육과정을 운영하였고, 각 육군병원에 물리치료실을 설치하였다.

군의학교 물리치료 교육과정은 육군병원장이 추천한 장교급 간호사 30명을 대상으로 1년의 과정으로 운영하였다. 이강월은 수도의과대학 병설 의학기술초급대학 물리치료학과에 한국 최초의 교수가 되었다.

(3) 물리치료 정착기(1953~1959년)

1953년 휴전 후 모우숙은 간호학교를 졸업한 5명을 선발하여 세브란스병원에서 전기치료, 광선치료, 수치료, 운동치료, 의수족 분야에 물리치료를 적용하게 하였다.

1954년 2월, 군의학교 교장인 정희섭에 의하여 한국 최초로 물리치료 교육과정이 이루어졌다. 당시 교육과정은 미국 MFSS의 22개 과목으로, 6개월 교육과정과 6개월 재교육을 합쳐 1년 동안 이루어졌다.

1955년, 부산 동래재활원에서 제1회 단기과정교육을 시작으로 1963년까지 71명의 물리치료사를 배출하였다.

1958년 10월에 한국정부와 스웨덴, 덴마크, 노르웨이의 기술협조하에 국립의료원을 개원하였다. 물리치료과에 초대로 부임한 Ms. Martha K. Bonchert(스웨덴), Ms. Kristen Schmit(덴마크), Elin Oas(노르웨이) 등 총 6명의 물리치료사가 교대로 근무하였다. 오슬로 국립물리치료학교의 강사인 Ms. Eli Anderson(1961~1963)은 호흡기 흉곽치료 운동법을 가르쳤다.

1959년 캐나다 선교사인 Ms. Elizabeth M. Current(한국명: 구애련)는 선교사로서 캐나다연합교회 한국선교회 재단에 내한하였다. 우리나라 물리치료사 정규과정 양성기관이 없던 1960년대부터 수련생을 모집하여 신촌세브란스병원을 중심으로 물리치료학 강의를 시작한 물리치료학 교육의 개척자로, 한국 물리치료사의 질적 향상을 높이는 데 크게 공헌하였다.

(4) 근대 물리치료(1960년대 이후~현재)

1961년 신촌세브란스병원이 이전 확장하면서 한국 물리치료과 활동도 대단히 활발해졌다. 그 다음해 Ms. Rara Mae Jonston이 감리교 선교회 선교사로 세브란스병원에 내원하였다. Ms. Jonston은 세브란스병원에 물리치료사 도서관을 설립하여 학문적인 질적 향상을 돕고, 가정방문을 통하여 가정물리치료의 필요성을 계몽하는 한편, 장애아동재활원에서 뇌성마비아동에게 상호교대 운동(reciprocal exercise)을 보급하였다.

1963년 미국 북장로교회 선교사이며 물리치료사인 Ms. Poe는 대구동산병원(계명대학교의료원)에 부임하였고, 영국 구라선교회에서 파견한 물리치료사인 Ms. Patricia Hunn은 구라선교회 병원에서 한센병(나병) 환자를 위해 물리치료를 하였다.

1963년 1월 28일 문교부 교육령에 의하여 수도의과대학 병설 의학기술초급대학(고려대학교 보건과학대학 물리치료학과) 내에 2년제 물리치료과가 설립되어 학생들을 선발하여 입학시켰다.

1965년, 대한민국 물리치료사 면허제도가 시작되었고 사단법인대한물리치료사협회(Korean Physical Therapy Association) 결성을 위한 창립총회를 개최하여, 1966년 10월 18일 대한물리치료협회로 법인인가(정관 승인, 보사부 제762호)를 받았다(그림 1-1).

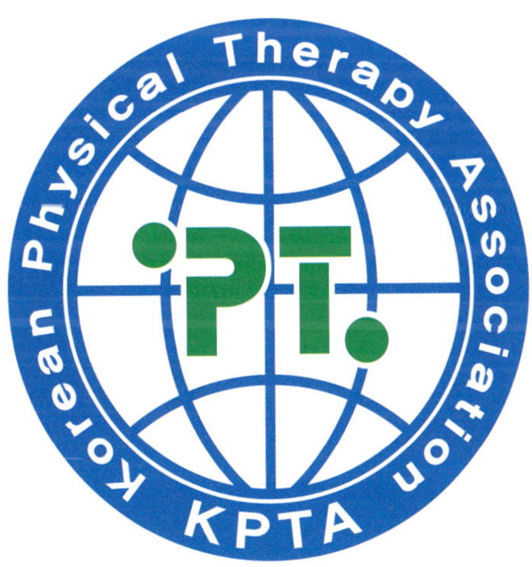

그림 1-1 대한물리치료사협회 로고

1979년 연세대학교 보건과학대학 재활학과가 물리치료 전공, 작업치료 전공으로 우리나라 최초 4년제 재활학과 물리치료 전공 과정이 개설되어 강의를 시작하였다.

1980년대 이후 현재까지 46개의 4년제 대학교, 39개의 3년제 대학교에서 물리치료학과가 개설되었고, 30개의 대학원에서 석사와 박사를 배출하고 있다.

2) 서양 물리치료의 역사

Hippocrates(B.C. 460~355)는 지렛대의 원리를 이용한 관절교정치료, 즉 나무 침대와 밧줄을 이용하여 환부를 견인시킨 치료를 처음으로 언급하였고, 고대 중국에서는 마사지가 사용되었다. 또한 Galen(A.D. 131~202)은 Hippocrates가 사용했던 치료를 보완하는 수많은 종류의 치료법을 개발하였다고 기록하였다.

1543년 Andreus Versalius는 인체 전반에 대한 해부학을 상세히 묘사하였고, 1579년 Ambrose Pare는 체간지지법을 처음으로 사용하였다.

1813년 스웨덴 체조의 아버지인 Per Henrik Ling은 왕립체조학교(the Royal Central Institute of Gymnastics, RCIG)를 설립하여 마사지, 도수교정(manipulation), 운동 등을 가르쳤다.

1817년 Parkinson은 척수손상(spinal cord disease)을 야기할 가능성이 큰 원인으로 목척수손상(cervical spine disorders)에 주목할 것을 주창하였다.

1887년 스웨덴의 국제보건복지회(National Board of Health and Welfare)에 'Physical therapist'가 공식등록되었다.

1899년 physiotherapy(물리요법)는 영국에서 명명되어졌다. Chiropratic은 1880년대에 Daniel David Palmer(1845~1913)이 스스로 개발했다고 주장하였다.

1910년대 영국에서 교육받은 Mart McMillan은 미국으로 건너가 미국의 물리치료사로서 정규 물리치료프로그램을 시작하였다. 그는 1921년 설립된 미국물리치료협회의 초대 회장으로 선출되었으며, '현대의 물리치료의 어머니'라고 불리고 있다.

1913년 뉴질랜드의 University of Otago에 물리치료학과가 설립되었으며, 1914년 미국 오리건주 포틀랜드의 Reed college에 물리치료 교육과정이 설립되었다.

1914~1918년 1차 세계대전 당시 물리치료학교는 군대 내에 속성교육 프로그램뿐이었다. 그 후 Maraguertie Sanderson은 Walter Read Hospital에 속성 물리치료사 양성과정을 만들었다. 전쟁부상자에 대한 신체적 회복이 중요한 문제로 대두되면서 14개 교육프로그램이 다른 주에도 개설되었다. 1917년 미국 군인 외과병원에 신체재건 영역이 설립되었다. 신체재건은 의학과 의과학적 수술 그리고 물리치료, 작업치료, 교육, 취미, 직업훈련 등을 통한 개개인의 정신적 · 신체적 회복을 최대로 달성하는 것이라고 정의하였다. 1차 세계대전 후 물리치료의 관심은 전투력의 회복과 유지로 산업장의 생산능력을 유지하는 쪽으로 전환되었다.

1939~1945년 2차 세계대전 동안 물리치료는 큰 변화를 겪게 된다. 기존의 학교에서 배출되었던 물리치료사보다 수요가 증대하여 군병원, 사립병원 그리고 많은 학교에서 물리치료사 양성과정이 급속히 생겨났다. 이런 과정을 통하여 1944년 물리의학이라는 의학의 한 전문 분야가 생기고 이를 전공하는 의사를 물리의학전문의라고 하였다.

1951년에 세계물리치료연맹(World Confederation for Physical Therapy. WCPT)이 창설되었고 5개 지역(아프리카, 아시아 서태평양, 유럽, 북아메리카, 남아메리카)으로 구성되었다. 총 106개국이 회원국으로 가입되어 있으며, 우리나라도 아시아 서태평양에 소속된 23개 가입국 중 하나이다.

미국의 경우 1926년 뉴욕주에서, 1939년 애리조나주에서 물리치료사 면허를 위한 법률이 제정되었고, 이후 1972년에 효력을 발생하기까지 많은 시간이 소요되었다. 반면 의사의 지도나 지시 없이 면허가 있는 물리치료사가 직접 환자를 평가 · 치료하는 제도를 만드는 데는 많은 시간이 걸리지 않았다. 미국의 많은 주에서 의사의 의뢰서 없이 환자평가를 할 수 있도록 법률을 통과시켜, 현재 대부분의 주에서는 직접방문이 허용되고 있다. 이것은 미국뿐만 아니라 유럽과 아시아 국가에서도 가능해졌으며, 최근 인도네시아에서도 의사의 의뢰서 없이 물리치료사가 직접 환자를 평가하고 치료할 수 있도록 물리치료사의 전문성을 발전시켜나가고 있다.

참고문헌

- 물리치료학개론 편찬위원회(2014). 물리치료학개론. 범문에듀케이션.
- 박지환 외(2014). 제2판 STANDARD 물리치료학개론. 현문사.
- 이인학 외(2008). 물리치료학개론. 테라북스.
- 이인학 외(2009). 물리치료개론. 정담미디어.
- 이인학 외(2011). 물리치료학개론. 현문사.

참고사이트

- 대한물리치료사협회 http//www.kpta.co.kr
- 미국물리치료사협회 http://www.apta.org/
- 호주물리치료사협회 http//www.physiocouncil.com.au

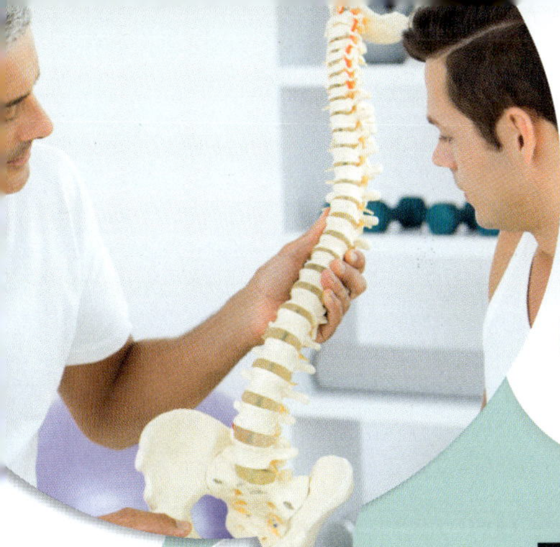

02 물리치료 행정과 제도

학습목표

1. 물리치료 행정의 과정과 중요성을 설명한다.
2. 물리치료사 면허제도에 대하여 설명한다.
3. SOAP 노트 작성법을 설명한다.
4. 의료보험수가에 대해 설명한다.

핵심용어

- 물리치료 행정
- 물리치료사 면허
- 보수교육
- SOAP 노트
- 의료보험수가

1 물리치료 행정

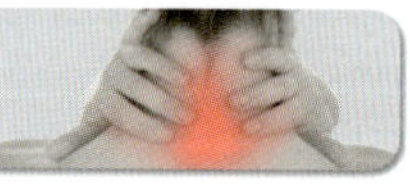

1) 정의 및 중요성

물리치료 행정을 알기 위해 먼저 행정과 보건행정에 대한 이해가 필요하다. 행정은 법의 규제를 받으면서 공통의 목적을 수행하기 위해 상호협동하는 집단의 합리적 활동으로 인간, 기술, 환경, 재정 자원 등을 효과적으로 계획 · 구성 · 관리하는 고도의 기술적 과정이라고 할 수 있다.

보건행정(public health administration)이란 국민의 수명연장과 질병예방 및 육체적 · 정신적 효율 증진 등 공공기관이 국민건강증진의 보건목표를 달성하기 위해 보건정책을 형성하고 구체화하는 과정이다. 공중보건의 원리를 적용하여 행정조직을 통해 행하는 일련의 과정으로, 지역사회 주민의 건강증진과 복지증진을 위하여 이루어지는 행정이라고 할 수 있다.

물리치료 행정(physical therapy administration)이란 지역사회 주민과 장애인, 아동, 노인 등 모든 대상자를 위하고 물리치료에 연관된 업무, 교육, 물리치료 정책 및 물리치료 실행과정을 위한 포괄적인 개념으로 공공의 선을 위한, 사람과 봉사 중심의 행정이다.

올바른 물리치료 서비스 전달체계를 위해서는 물리치료 행정이 중요하다고 볼 수 있다. 물리치료 행정전문가는 물리치료실의 책임관리자(물리치료실장, 파트별 팀장, 슈퍼바이저 등) 및 각 부서별 중간관리자 등으로 볼 수 있다. 이들의 역할은 치료실의 인사관리, 시간관리, 고객관리, 문서관리, 치료기자재 관리와 소모품관리, 비품관리 등이다.

물리치료 행정의 효율적인 성과를 위해 강력하고 효율적인 규정 및 정관, 전문화된 교육, 치료 및 사무부분 예산, 현대화된 장비, 구성원의 참여와 지지가 중요하며 치료사는 행정에 대한 이론적 · 실천적 지식에 관심을 가져야 한다.

2) 물리치료 행정 과정

물리치료 행정의 일반적인 행정관리 과정은 L. Gurlick가 제시한 일반적인 행정 및 사회복지, 보건행정의 공통과정인 'POSDCoRB'로 설명할 수 있다. 이 행정과정은 물리치료 행정에도 유용하게 이용할 수 있다. 기획(planning, P), 조직(organization, O), 인사(staffing, S), 지시 또는 지휘(directing, D), 조정(coordination, Co), 보고(reporting, R), 예산 및 재정 평가(budgeting and evaluation, B) 과정의 상호작용으로 이루어진다(그림 2-1).

(1) 기획

기획은 정해진 목표설정과 목표달성을 위한 준비활동으로, 목표와 방침의 합리적인 운용을 위한 사전준비활동이나 집행전략 임무수행에 근거가 된다.

(2) 조직

조직은 조직화로서 인적·물적 자원 및 구조를 편제하는 과정이다. 조직의 고전적 원리는 조정, 목적, 분업, 명령 통일, 계층 제의, 일지의 원칙, 통솔 범위 등이며 현대 조직은 팀조직, 적응역동조직, 계선조직, 계선막료조직, 프로젝트팀, 행렬조직 등이다.

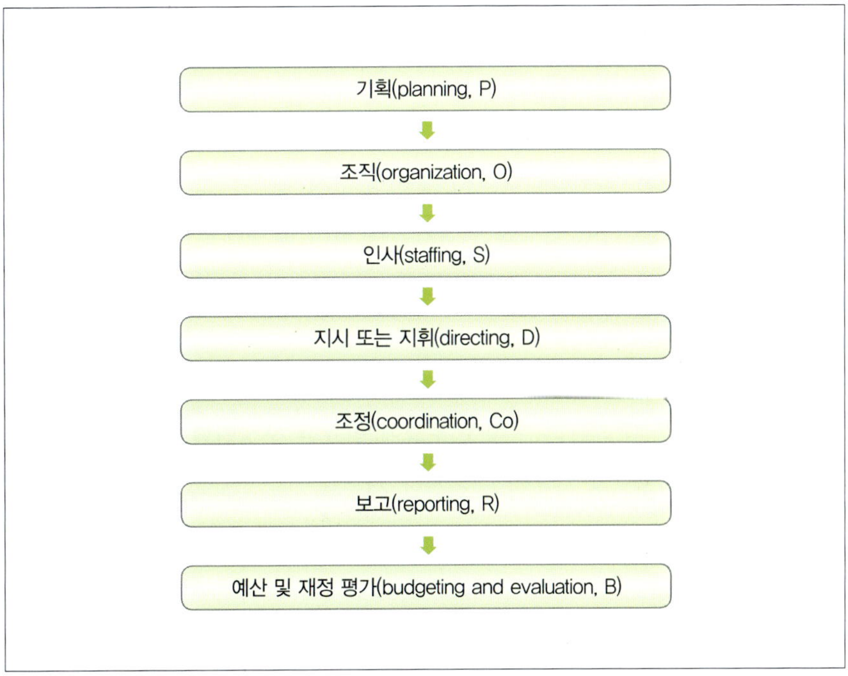

그림 2-1 행정의 과정

조직에 관한 사항은 병원 및 법인의 정관, 병원의 운영규정, 사무 분장, 직제 규정에 따른다.

(3) 인사

물리치료실 내 물리치료사를 충원하고 훈련시키는 모든 인사기능과 질적 · 양적으로 좋은 작업환경을 유지하기 위하여 배치, 관리하는 활동을 말한다.

(4) 지시 또는 지휘

지시는 물리치료의 의사결정을 하는 것이고, 그 결정내용은 구체적이다. 목표를 달성하기 위하여 상의하달식 행동 통일이 요구되며, 지휘의 원만한 수행을 위해서는 지도, 동기부여, 의사소통이 필요하다.

(5) 조정

조정은 물리치료 행정의 통일을 위해 물리치료사의 업무수행을 지속적으로 파악하고, 수정할 부분은 수정하고, 연속적인 업무를 수행할 부분은 계속 수행해 나가는 것이다.

(6) 보고

보고는 물리치료 관리자의 업무가 원활하게 이루어지기 위한 의사소통이다. 문제에 대한 정확한 인식과 문제 처방의 지침으로, 물리치료 기록 유지, 정기적인 감사, 지속적인 조사와 연구기록을 하며 환자기록 및 회의록에 대해 물리치료사 상 · 하간 소통이 원활하게 되어야 한다.

(7) 예산 및 재정 평가

예산 및 재정 관리는 행정 운영에 필요한 구성인력에게 재정 자금을 합법적이고 효율적으로 사용하여 건전한 재무행정이 되도록 하는 것이다. 평가는 설정한 목표에 대한 전반적인 행정활동 결과의 과정이다.

3) 물리치료실의 관리자(실장, 팀장) 담당업무

실질적인 물리치료 행정은 물리치료실의 관리자인 실장, 팀장들이 행하는 모든 업무라고 할 수 있다. 관리자는 업무를 총괄하고 업무명령을 내릴 수 있으며, 업무명령은 문서와 구두 명령으로 구분되고 명확히 하기 위해서는 업무명령을 문서화해야 한다.

물리치료실은 병원의 규모에 따라 체계가 다를 수 있으며 정형화되어 있지는 않다. 보편적으로 관리자들은 실장, 팀장으로 나뉘어 있다.

관리자는 치료실의 인사관리, 시간관리, 고객관리, 문서관리, 치료기자재 관리와 소모품관리, 비품관리 등 전반적인 업무를 담당한다. 또한 실습기관으로 선정되는 경우 실습학생들의 체계적인 실습을 위한 계획을 세우고 실행함으로써 실무교육의 질을 고취시키는 일에 관여한다.

실습담당자의 역할은 첫째, 실습지도계획서를 작성한다. 실습기관에서 전체적인 실습교육과정을 작성하고 일련의 교육프로그램을 구성하고, 실습생 공고에서부터 실습생 선발과 배치, 실습오리엔테이션 업무를 담당한다. 둘째, 임상적 지식의 전달자 역할을 담당한다. 실습담당자는 전문적인 이론지식뿐만 아니라 다양한 경험을 통한 임상지식을 풍부하게 가지고 있는 임상가이다. 따라서 학교에서는 배우기 힘든, 현장에서만 배울 수 있는 소중한 임상적 지식을 교육하고 전달하는 역할을 담당한다. 셋째, 인간관계의 연결자로서의 역할을 담당한다. 슈퍼바이저는 실습생과 실습담당자와의 관계뿐만 아니라 실습생과 실습생, 실습생과 대상자, 실습생과 기관의 다른 치료사와의 상호협력적이고 자발적인 생산적 관계를 형성함으로써 긍정적인 영향을 미치게 된다(표 2-1).

표 2-1 물리치료실 관리자의 업무

구분	내용
실장	인사관리, 시간관리, 고객관리, 문서관리, 기자재 관리, 소모품관리, 비품관리, 평가준비, 예산관리, 인력관리
팀장	시간관리, 고객관리, 문서관리, 기자재 관리, 소모품관리, 비품관리, 팀원관리, 외부교육 담당, 부서행사 담당, 응급상황 대처 및 사후처리
실습담당팀장	실습교육담당, 실습지도계획서 작성, 실습생의 임상적 지식전달자 역할, 인간관계 연결자로서의 역할

4) 물리치료 행정관련 시스템

(1) 물리치료 처방전달, 원무, 일반관리 Order communication system, OCS

① 물리치료 원무시스템

물리치료 원무시스템은 예약 · 접수 · 수납, 입원 예약 · 접수 · 수납, 보험 청구, 통계, 관리 등이다.

② 특징

물리치료 원무는 신속하고 정확한 업무처리, 진료비의 상세내역 조회 및 출력, 메시지 처리 가능, 통계자료 유지관리 등이 가능하다.

③ 기대효과

물리치료 원무업무의 표준화, 치료사의 효율적 업무, 의료보험수가 변화에 쉽게 대처할 수 있고, 청구와 지급기간 단축 및 의료비 삭감의 최소화, 진료수익 극대화가 가능하다.

④ 처방시스템

처방시스템은 물리치료 처방, 치료실 관리이다. 특징은 사용자 중심의 기능, 팝업메뉴 사용으로 인한 기능의 확장, 대상자 정보 및 처방사항이 한 눈에 파악되고, 시스템 연계를 통한 담당의사와 간호사의 업무를 지원하고, 물리치료실 물품의 재고관리를 할 수 있다는 점이다.

(2) 물리치료 전자의무기록

물리치료 전자의무기록(electronic medical record, EMR)은 컴퓨터를 활용하여 모든 내용을 온라인으로 입력, 조회를 할 수 있도록 하여, 대상자의 진단 및 치료자료를 신속하게 전산기기로 정보입력이 이루어지도록 하는 진료기록이다.

(3) 운동처방전문 소프트웨어

개인별로 대상자의 맞춤형 운동을 처방하고, 물리치료방법 및 물리치료교육 등을 할 수 있다.

2 물리치료사 면허제도 및 보수교육

1) 물리치료사 면허제도

(1) 면허의 개념

면허(license)란 어떤 특정분야에서의 허가를 의미한다. 즉 면허를 취득한 사람은 그 분야에서 충분히 능력이 인정되었기 때문에 별도 규정이나 절차를 거치지 않고도 해당 분야의 자유로운 활동이 보장된다는 것이다. 박윤영(2002)에 의하면 "면허는 일반적으로 금지된 것을 특정인에게만 허가하는 제도로서 면허되지 아니한 행위에 대해서는 공권력에 의해 강력한 처벌이 전제된다."고 정의하고 있다. 그러나 의료분야에서 면허는 의료행위에 있어서 허가를 하는 것이고, 반드시 갖추어야 할 능력을 유지하는 것을 전제로 허가한다는 것을 유념해야 한다.

(2) 면허제도의 시행

국내 물리치료사 면허제도는 1963년에 제정된 의료보조원법에 의거하여 자격을 인정받게 됨으로써 시작되었으며, 이후 보건사회부령이 제정되고 법률과 시행규칙에 따라 1965년 4월 22일 제1회 물리치료사 국가시험이 시행되었다. 1973년 의료보조원법이 폐지되고 의료기사법이 제정되어 이에 따른 시행령과 시행규칙에 따라 매년 물리치료사 국가시험이 시행되고 있다. 물리치료사 국가시험은 초기에 국립보건원 주관으로 시행되었으나 2000년에 시행된 제27회 물리치료사 국가시험부터는 사단법인 한국보건의료인 국가시험원(National Health Personnel Licensing Examination Board)에서 주관하고 있으며, 2017년 12월까지 45회가 시행되었다. 시험기간, 시험과목, 문제출제 등 국가시험에 필요한 제반사항은 의료계의 상황과 시대에 맞게 다듬어지고 변경되어 현재까지 이어지고 있다(표 2-2).

물리치료 면허시험을 볼 수 있는 전국 물리치료(학)과 개설현황은 대한물리치료사협회에서 조사된 결과를 토대로 살펴본 결과 4년제는 총 46개교, 3년제는 총 39개교, 대학원(석 · 박사)과정은 30개교이다(표 2-3).

표 2-2 국가고시 시험과목 및 시간

<table>
<tr><th>교시</th><th>시험과목(문제 수)</th><th>시험과목</th><th>응시자 입장시간</th><th>시험시간</th><th>1문제당 배점</th></tr>
<tr><td rowspan="2">1교시</td><td>1. 물리치료 기초(60)</td><td>해부생리
운동학
물리적 인자치료
공중보건</td><td rowspan="2">08:30</td><td rowspan="2">09:00~10:30
(90분)</td><td rowspan="2">1점</td></tr>
<tr><td>2. 물리치료 진단평가(45)</td><td>진단평가 원리
검사와 평가
임상의사결정
물리치료 문제해결
(진단평가)</td></tr>
<tr><td rowspan="2">2교시</td><td>1. 물리치료중재(65)</td><td>근육뼈대계 중재
신경계 중재
심폐혈관계 중재
피부계 중재
물리치료 문제해결
(중재)</td><td rowspan="2">10:50</td><td rowspan="2">11:00~12:15
(75분)</td><td rowspan="2">1점</td></tr>
<tr><td>2. 의료관계법규(20)</td><td>의료법
의료기사 등에 관한 법률
장애인복지법
노인복지법
국민건강보험법</td></tr>
<tr><td>3교시</td><td>1. 실기시험(70)</td><td>근육뼈대계
신경계
심폐혈관계
피부계</td><td>12:35</td><td>12:45~14:10
(85분)</td><td>1점</td></tr>
</table>

표 2-3 물리치료학과 개설현황

4년제 대학교				
	학교명	학과	정원	웹사이트
1	가야대학교	물리치료학과	53명	http://pt.kaya.ac.kr
2	가천대학교	물리치료학과	40명	http://www.gachon.ac.kr/index.html
3	강원대학교	물리치료학과	40명	http://www.kangwon.ac.kr/
4	건양대학교	물리치료학과	20명	http://www.konyang.ac.kr/
5	경남대학교	물리치료학과	40명	http://www.kyungnam.ac.kr/main/
6	경동대학교	물리치료학과	70명	http://www.kduniv.ac.kr/
7	경성대학교	물리치료학과	30명	http://www.ks.ac.kr/?2016121413
8	경운대학교	물리치료학과	70명	http://www.ikw.ac.kr/new/main/main.html
9	광주여자대학교	물리치료학과	30명	http://www.kwu.ac.kr/
10	김천대학교	물리치료학과	80명	http://www.gimcheon.ac.kr/
11	나사렛대학교	물리치료학과	20명	http://www.kornu.ac.kr/
12	남부대학교	물리치료학과	30명	http://www.nambu.ac.kr/
13	남서울대학교	물리치료학과	15명	http://www.nsu.ac.kr/
14	단국대학교	물리치료학과	50명	http://www.dankook.ac.kr
15	대구가톨릭대학교	물리치료학과	40명	http://www.cu.ac.kr/index.htm
16	대구대학교	물리치료학과	40명	http://lovept.daegu.ac.kr/hakgwa_home/lovept/index.php
17	대구한의대학교	물리치료학과	38명	http://www.dhu.ac.kr/korean/
18	대전대학교	물리치료학과	30명	http://www.dju.ac.kr/kor/html/intro3.htm
19	동신대학교	물리치료학과	70명	http://www.dsu.ac.kr/cms/
20	동의대학교	물리치료학과	40명	http://www.deu.ac.kr/main.do
21	백석대학교	물리치료학과	38명	http://community.bu.ac.kr/dpt/index.jsp
22	부산가톨릭대학교	물리치료학과	55명	http://www.cup.ac.kr/main/main.asp
23	삼육대학교	물리치료학과	40명	http://www.syu.ac.kr/index.jsp
24	상지대학교	물리치료학과	30명	http://sangji.ac.kr/user/sangji/sangji_index.jsp
25	서남대학교	물리치료학과	60명	http://www.seonam.ac.kr
26	선문대학교	물리치료학과	27명	http://www.sunmoon.ac.kr/intro/
27	세한대학교	물리치료학과	30명	http://www.sehan.ac.kr/
28	신라대학교	물리치료학과	45명	http://www.silla.ac.kr/ko/
29	연세대학교(원주)	물리치료학과	37명	http://yspt.yonsei.ac.kr
30	영산대학교	물리치료학과	40명	http://www.ysu.ac.kr/

표 2-3 물리치료학과 개설현황(계속)

31	용인대학교	물리치료학과	40명	http://www.yongin.ac.kr/
32	우송대학교	물리치료학과	27명	https://www.wsu.ac.kr/site/main/intro/intro.html
33	위덕대학교	물리치료학과	36명	http://pt.uu.ac.kr/
34	유원대학교	물리치료학과	30명	http://www.u1.ac.kr/html/intro/intro.html
35	을지대학교	물리치료학과	80명	http://www.eulji.ac.kr/
36	인제대학교	물리치료학과	40명	http://www.inje.ac.kr/
37	전주대학교	물리치료학과	40명	http://www.jj.ac.kr/pt/
38	중부대학교	물리치료학과	15명	http://www.joongbu.ac.kr/
39	청주대학교	물리치료학과	40명	http://www.cju.ac.kr/web/kor/home
40	한국교통대학교	물리치료학과	40명	http://www.ut.ac.kr/index.html
41	한국국제대학교	물리치료학과	40명	http://www.iuk.ac.kr/page/intro/intro.php
42	한려대학교	물리치료학과	60명	http://www.hanlyo.ac.kr/hanlyo/
43	한서대학교	물리치료학과	40명	http://www.hanseo.ac.kr/intro2/intro.html
44	호남대학교	물리치료학과	27명	https://pt.honam.ac.kr/pt/
45	호서대학교	물리치료학과	40명	http://therapy.hoseo.ac.kr/dbimage/nature/WebData/html/index.html
46	호원대학교	물리치료학과	20명	http://www.howon.ac.kr/
3년제 대학교				
	학교명	학과	정원	웹사이트
1	강동대학교	물리치료과	40명	http://www.gangdong.ac.kr/
2	강릉영동대학교	물리치료과	80명	http://www.gyc.ac.kr/
3	경남정보대학교	물리치료과	40명	http://web.kit.ac.kr/www/
4	경복대학교	물리치료과	50명	http://www.kbu.ac.kr/
5	경북전문대학교	물리치료과	80명	http://www.kbc.ac.kr/
6	광양보건대학교	물리치료과	50명	http://gy.ac.kr/
7	광주보건대학교	물리치료과	120명	http://www.ghu.ac.kr/
8	구미대학교	물리치료과	40명	http://www.gumi.ac.kr/index_2017.htm
9	군장대학교	물리치료과	30명	http://www.kunjang.ac.kr/
10	김해대학교	물리치료과	30명	http://www.gimhae.ac.kr/
11	대구과학대학교	물리치료과	55명	http://pt.tsu.ac.kr
12	대구보건대학교	물리치료과	160명	http://www.dhc.ac.kr/dhc/
13	대원대학교	물리치료과	70명	http://www.daewon.ac.kr/mbs/daewon/
14	대전과학기술대학교	물리치료과	30명	http://www.dst.ac.kr/

표 2-3 물리치료학과 개설현황(계속)

15	대전보건대학교	물리치료과	80명	http://pt.hit.ac.kr/
16	동남보건대학교	물리치료과	80명	http://www.dongnam.ac.kr/cms/templete/main/main/
17	동의과학대학교	물리치료과	40명	http://www.dit.ac.kr/main/index.php
18	동주대학교	물리치료과	40명	http://www.dongju.ac.kr/default/main/main_image.jsp
19	마산대학교	물리치료과	120명	http://ms.masan.ac.kr
20	목포과학대학교	물리치료과	80명	http://intro.mokpo-c.ac.kr/
21	서영대학교	물리치료과	30명	http://www.seoyeong.ac.kr/main/main.php
22	선린대학교	물리치료과	40명	http://www.sunlin.ac.kr/?main=true
23	수원여자대학교	물리치료과	40명	http://www.swc.ac.kr/swwu.do
24	신구대학교	물리치료과	80명	http://enter.shingu.ac.kr/main.do?method=getIndex&gcd=G2001
25	신성대학교	물리치료과	70명	http://pt.shinsung.ac.kr/
26	안동과학대학교	물리치료과	80명	http://www.asc.ac.kr/
27	안산대학교	물리치료과	80명	http://www.ansan.ac.kr/user/index.do
28	여주대학교	물리치료과	40명	http://info.yit.ac.kr/
29	영남이공대학교	물리치료과	40명	http://www.ync.ac.kr/index.jsp
30	울산과학대학교	물리치료과	50명	http://www.uc.ac.kr/CmsHome/MainDefault.jsp
31	원광보건대학교	물리치료과	80명	http://www.wu.ac.kr
32	전남과학대학교	물리치료과	40명	https://www.cntu.ac.kr/
33	전주비전대학교	물리치료과	30명	http://www.jvision.ac.kr/?init=no
34	제주한라대학교	물리치료과	40명	http://www.chu.ac.kr/department/03dept/main/index.php
35	청암대학교	물리치료과	40명	http://www.scjc.ac.kr/
36	춘해보건대학교	물리치료과	30명	http://www.ch.ac.kr/main/index.php
37	포항대학교	물리치료과	30명	http://www.pohang.ac.kr/open_content/main/
38	한림성심대학교	물리치료과	66명	http://www.hsc.ac.kr/site/hsc/main.do
39	호산대학교	물리치료과	30명	http://www.hosan.ac.kr/front/intro.php
		대학원 과정		
	학교명	학과	정원	웹사이트
1	가천대학교 보건대학원	보건과학과	0명	http://www.gachon.ac.kr/major2/health/main/index.jsp
2	건양대학교 보건복지대학원	물리치료학과	0명	http://kygrad.konyang.ac.kr/2_s_2014.asp
3	경남대학교 산업경영대학원	물리치료학과	0명	http://www.kyungnam.ac.kr/grad

표 2-3 물리치료학과 개설현황(계속)

4	경성대학교 임상약학보건대학원	물리치료학과	0명	https://cms1.ks.ac.kr/graduate/Main.do
5	경운대학교 일반대학원	물리치료학과	0명	http://graduate.ikw.ac.kr/intr/02.html
6	광주여자대학교 일반대학원	물리치료학과	0명	http://graduate.kwu.ac.kr/index.sko?menuCd= CF08000000000
7	남부대학교 일반대학원	물리치료학과	0명	http://pt.nambu.ac.kr/dept/pt/main/main.asp
8	남서울대학교 일반대학원	물리치료학과	0명	http://gr.nsu.ac.kr/?m=02
9	단국대학교 보건복지대학원	임상의과학과	0명	http://www.dankook.ac.kr
10	대구가톨릭대학교 의료보건과학대학원	물리치료학과	0명	http://spgr.cu.ac.kr/
11	대구대학교 재활과학대학원	물리치료학과	0명	http://grad.daegu.ac.kr/hakgwa_home/grad/
12	대전대학교 보건의료대학원	물리치료학과	0명	http://office.dju.kr/postg/admission/admission3.htm
13	동신대학교대학원	물리치료학과	0명	http://graduate.dsu.ac.kr/index.php?mid=sub020101
14	동의대학교대학원	보건의과학과	0명	http://grd.deu.ac.kr/main.do#accessibility
15	백석대학교대학원 보건복지대학원	물리치료학과	0명	http://community.bu.ac.kr/graduateschool/index.jsp
16	부산가톨릭대학교 대학원	물리치료학과	0명	http://www.cup.ac.kr/iphak/iphak_02_01.asp
17	삼육대학교대학원	물리치료학과	0명	http://www.syu.ac.kr/web/grad/enter_a
18	서남대학교대학원	물리치료학과	0명	http://www.seonam.ac.kr/
19	선문대학교대학원	물리치료학과	0명	http://graduate.sunmoon.ac.kr/admission/0301.asp
20	세한대학교대학원	물리치료학과	0명	http://grad.sehan.ac.kr/grad/admi/grad.do
21	신라대학교대학원	물리치료학과	0명	http://grad.silla.ac.kr/grad/
22	연세대학교대학원	물리치료학과	0명	http://yspt.yonsei.ac.kr

표 2-3 물리치료학과 개설현황(계속)

23	영산대학교 일반대학원	물리치료학과	0명	http://www.ysu.ac.kr/Sub_grad/gradnotice01.asp?m=dba&gubun=ipsi#
24	용인대학교 활복지대학원	물리치료학과	0명	http://graduate.yongin.ac.kr/default/admission/info
25	을지대학교 보건대학원	물리치료학과	0명	http://grad.eulji.ac.kr/
26	인제대학교대학원	물리치료학과	0명	http://graduate.inje.ac.kr/
27	청주대학교 보건의료대학원	물리치료학과	0명	http://www.cju.ac.kr/cjpt/index.do
28	한국교통대학교 대학원	물리치료학과	0명	http://www.ut.ac.kr/dhw.do
29	한림대학교 보건과학대학원	재활치류학과	0명	http://www.hallymtherapy.ac.kr
30	한서대학교대학원	물리치료학과	0명	https://hspt.hanseo.ac.kr/main.do

출처: 대한물리치료사협회(2017.3.1.기준)

(3) 면허 응시자격 요건

물리치료사 면허 종별은 법률에 의해 의료기사 등으로 분류되어 있다. 물리치료사 면허 취득요건은 의료기사 등에 관한 법률 제4조(면허)에 "물리치료사가 되고자 하는 자는 다음 각 1호에 해당하는 자로서 한국보건의료인 국가시험원에서 실시하는 물리치료사 국가시험에 합격한 후 보건복지부장관의 면허를 받아야 한다."고 규정하고 있다.

① 물리치료사 면허에 상응하는 보건의료에 관한 학문을 전공하는 대학(대학 4년, 전문대학 3년)을 졸업한 자이며, 단, 졸업예정자의 경우 이듬해 2월 이전 졸업이 확인된 자이어야 하며 만일 동 기간 내에 졸업하지 못한 경우 합격이 취소된다.

② 보건복지부장관이 인정하는 외국에서의 위 1호에 해당하는 학교와 동등 이상의 교육과정을 이수하고 외국의 물리치료사에 해당하는 면허를 받은 자이다.

(4) 면허 절차

한국보건의료인 국가시험원에서 주관하는 물리치료사 국가시험에 합격한 사람은 보건복지부령이 정하는 서류를 첨부하여 보건복지부장관에게 면허증 교부 신청을 해야 한다. 면허는 보건복지부장관이 교부하며 의료기사 등에 관한 법률 제8조에 의거하게 된다. 보건복지부장관은 의료기사 등의 면허를 할 때 종별에 따르는 면허대장에 면허에 관한 사항을 등록하고 면허증을 교부하게 된다. 또한 보건복지부장관은 면허증 교부신청을 받은 날로부터 2개월 이내에 교부하여야 한다.

면허증 교부에 필요한 서류는 다음과 같다.

① 졸업증명서 또는 이수증명서 원본 1매
② 의료기사 등의 결격사유(정신질환자, 향정신성의약품중독자 등)에 해당하지 아니함을 증명하는 의사의 진단서 원본 1매
③ 사진(면허증교부신청서와 동일원판의 정면 상반신 반명함판) 2매

(5) 면허 취득의 결격사유

의료기사 등에 관한 법률 제4조(면허)에 다음 항목에 해당하는 자는 의료기사 등의 면허를 받을 수 없다고 규정하고 있다.

① 정신질환자
② 마약류 중독자
③ 피성년 후견인, 피한정 후견인
④ 금고 이상의 형을 선고받고 그 형의 집행이 종료되지 아니하거나 집행을 받지 아니하기로 확정되지 아니한 자

2) 물리치료사 보수교육

보건복지부장관은 의료기사 등 단체(협회)로 하여금 보수교육을 실시하게 할 수 있다. 보수교육은 매년 1회 이상 실시하며, 교육시간은 연간 8시간 이상으로 한다.

대한물리치료사협회의 보수교육 규정에 의하면 물리치료사 보수교육은 지속적인 교육을 통해 물리치료의 새로운 정보 및 신기술 습득으로 물리치료사의 자질 향상을 도모하고, 환자에게 봉사하고 사회로부터 신뢰받는 물리치료사상 정

립을 목적으로 하고 있으며, 아울러 피교육자에게 교육소요경비를 분담시킴으로써 주인의식을 갖고 교육에 적극 참여하도록 권고하고 있다.

(1) 근거법령

의료기사법 제20조(보수교육)에 따른 면허를 취득한 후 보건기관, 의료기관 등에서 각각 그 업무에 종사하는 물리치료사는 보건복지부령이 정하는 바에 의하여 보수교육을 받아야 한다(그림 2-2).

(2) 보수교육 이수시간

의료기사 등에 관한 법률 시행규칙 제18조(보수교육)

보건복지부장관은 영 제14조 제3항에 따라 의료기사 등에 대한 보수교육 업무를 위탁받은 기관(이하 "보수교육실시기관"이라 한다)으로 하여금 제20조에 따른 보수교육을 실시하여야 한다. 매년 1회 이상, 교육시간은 연간 8시간 이상 시행하는 것을 원칙으로 하고 있으며 다음의 각호에 해당하는 자는 보수교육을 면제한다고 정하고 있다.

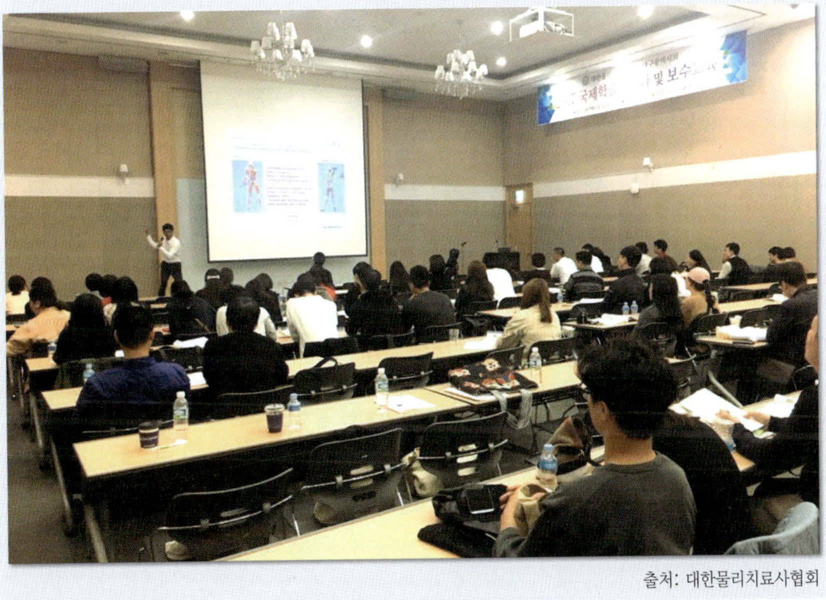

출처: 대한물리치료사협회

그림 2-2 보수교육

① 군복무중인 자

② 본인의 질병, 기타 사유로 인하여 보수교육을 받기 곤란한 자

위 단서의 규정에 의하여 보수교육이 면제되는 자는 당해 보수교육 실시 전에 보수교육 면제신청서에 면제대상자임을 인정할 수 있는 서류를 첨부하여 당해 보수교육을 실시하는 기관의 장에게 제출하여야 한다.

(3) 면허신고제

목적 「면허신고제」에 관한 법률 개정이 2011년 10월 28일 국회 본회의를 통과함에 따라 의료기사의 질 향상을 통한 양질의 의료서비스 제공과 의료기사 등에 대한 실태 파악이 쉽지 않아, 인력 수급정책 수립에 어려움이 있으므로 이를 해소하기 위하여 면허신고제를 실시하게 되었다(표 2-4).

(4) 면허의 취소

보건복지부장관은 의료기사 등이 다음에 해당할 때는 그 면허를 취소할 수 있다(BOX 2-1). 의료기사 등이 아래 규정에 의하여 면허가 취소된 후 그 처분의

표 2-4 면허신고제 법률안 주요내용

제11조 (실태 등의 신고)	① 의료기사 등은 대통령령이 정하는 바에 의하여 최초로 면허를 받은 후부터 3년마다 그 실태와 취업상황을 보건복지부장관에게 신고하여야 한다. ② 보건복지부장관은 제20조의 보수교육을 이수하지 않은 의료기사 등에 대하여 제1항에 따른 신고를 반려할 수 있다.
제22조 (자격의 정지)	① 보건복지부장관은 의료기사 등이 다음 각 호의 어느 하나에 해당하는 경우에는 6개월 이내의 기간을 정하여 그 면허자격을 정지시킬 수 있다. ② 생략 ③ 보건복지부장관은 의료기사 등이 제11조에 따른 신고를 하지 아니할 때에는 신고할 때까지 면허의 효력을 정지할 수 있다.
제28조 (권한의 위임 또는 위탁)	① 생략 ② 보건복지부장관은 의료기사 등의 실태 등의 신고 수리, 의료기사 등에 대한 교육 등 업무의 일부를 대통령령으로 정하는 바에 따라 관계 전문기관 또는 단체 등에 위탁할 수 있다.
제21조 (면허의 취소 등)	4. 제22조 제1항에 따른 면허자격정지 기간에 의료기사 등의 업무를 하거나 3회 이상 면허자격정지 처분을 받은 경우

BOX 2-1 면허의 취소

① 정신질환자
② 마약류 중독자
③ 피성년 후견인, 피한정 후견인
④ 금고 이상의 형을 선고받고 그 형의 집행이 종료되지 아니하거나 집행을 받지 아니하기로 확정되지 아니한 자

원인이 된 사유가 소멸되는 등 대통령령이 정하는 사유가 있다고 인정된 때에는 보건복지부장관이 면허증을 교부할 수 있다.

(5) 자격의 정지

보건복지부장관의 의료기사 등이 다음에 해당하는 때에는 6월 이내의 기간을 정하여 그 면허자격을 정지시킬 수 있다. 그리고 품위손상행위 범위에 관하여는 대통령령으로 정한다.

① 의료기사 등의 업무의 범위를 이탈하는 행위
② 의사, 치과의사의 의뢰에 의하지 아니하고 업무를 하는 행위
③ 학리상 또는 인도주의상 허용되지 아니하는 방법으로 업무를 하는 행위
④ 검사결과를 사실과 다르게 판시하는 행위

담화문

'노인복지법'에 근거한 주간 보호시설 시설장에 우리 물리치료사가 포함되는 법률 개정이 12월 15일(화) 공식 공포 되었습니다. 물리치료사 면허증으로 시설장 자격 인정이 된 법률 개정을 7만 6천여 물리치료사 회원 여러분과 함께 기쁜 마음으로 나눕니다

대한물리치료사협회 32대 집행부가 지난 2년여 동안 공들인 과정이 결실을 맺고 있는 과정 중 하나이지만, 물리치료사 면허증으로 노인복지시설에서 시설장으로 당당히 일할 수 있도록 법률로 공포된 것은 이번이 처음이기에 그 역사적 의의는 크다고 하겠습니다.

이 법률이 공포되기 전까지 험난한 과정이 있었는데 의사들의 반대로 입법 예고 기간까지 끝내고도 진행을 미루어 올해 초순 중단되기도 하였습니다. 협회는 이에 굴하지 않고 다각도로 합리적인 방법을 모색하여 입법 예고를 다시 진행할 수 있도록 하였고, 마침내 공포까지 이루어져 우리 면허로 시설의 시설장이 되는 최초의 법률로 기록되게 되었습니다. 이제 시작일 뿐입니다. 곧 좋은 일들이 연이어 우리 곁으로 다가 올 것입니다. 그렇게 되기까지 지금부터의 관건중 하나는 전국 7만 6천여 회원들의 관심과 적극적인 행동입니다. 이렇게 함께하는 자발적 참여만이 우리의 삶의 질을 변화, 향상시킬 수 있습니다.

앞으로의 국민청원 등에 "응원하고 동의합니다"라는 이 간단한 문구로 통일하여 우리 물리치료사들의 집약된 힘과 내공을 수적으로 보여나가야만 합니다.

7만명이 넘는 숫자는 숫자로만 끝나서는 안 되며 열배 백배의 응집력을 보여주어야 우리의 환경과 삶의 질은 변화 할 수 있습니다. 이에, 협회 집행부를 믿고 지지해서 단합된 저력의 힘을 한곳으로 모아 물리치료사 회원 삶의 질 향상과 물리치료 발전을 위해 전진할 수 있도록 함께 해주시기를 간절히 바랍니다. 시설장 자격인증 법률 개정의 쾌거는 묵묵히 일선에서 환자를 치료하며 협회를 응원해주는 회원분들의 관심이 이루어 낸 긍정의 결과이며 앞으로 더욱더 좋은 결과로 회원을 위한 협회가 되도록 집행부는 최선을 다할 것입니다.

행동하지 않는 자에게는 기회는 없습니다.

협회 임원 모두는 계속 행동하며 실행하여 발전과 성장을 하나하나 이루어 나가겠습니다.

우리 대한물리치료사협회와 회원 여러분의 발전과 건승을 기원합니다.

2020년 12월 15일

대한물리치료사협회장 **이근희**

3 외국의 면허

1) 미국

미국에는 50개 주 중 49개 주에 물리치료대학이 있으며 총 200여 개 대학에 이른다. 미국 물리치료사는 선수과목을 일반대학에서 이수하고 물리치료교육인증위원회(Commission on Accreditation in Physical Therapy Eduction, CAPTE)의 인가를 받은 물리치료대학에 입학하여 석사 혹은 박사과정을 마친 후, 미국연방시험위원회(Federation of State Boards of Physical Therapy, FSBPT)가 주관하는 미국물리치료사 국가시험(National Physical Therapy Examination, NPTE)을 통해 면허를 취득하게 된다. 이 과정은 보통 5~7년이지만 주와 학교에 따라 다양하다. 미국물리치료사협회(American Physical Therapy Association, APTA)와 미국 전문물리치료위원회(American Board of Physical Therapy Specialties, ABPTS)에서는 심폐물리치료, 임상전기생리, 노인, 피부, 정형계, 신경계, 소아, 스포츠, 여성건강 물리치료, 8개 영역의 전문물리치료사(physical therapy specialists) 자격제도를 두고 있으며 최근 3년간 해당분야의 물리치료 경력이 500시간 또는 10년간, 2,000시간 이상인 경우 응시자격이 주어지고 있다(그림 2-3).

2) 호주

호주의 대학교 물리치료학과 과정의 승인을 담당하는 APC(Australian Physiotherapy Council)에서 승인을 받은 물리치료학과 학위과정을 졸업 후 필기시험과 임상실기평가를 통과해야 물리치료사면허증을 취득하게 된다. 물리치료사의 면허는 서호주를 제외한 모든 주가 통합된 의료종사자들의 면허 등록을 지원하는 기관인 호주 보건복지인력관리원(Australian Health Practitioner Regulation Agency, AHPRA)의 호주 물리치료사협회(Physiotherapy Board of Australia)에 등록되어야 하고 등록에는 두 가지 방법이 있다. 첫째, 호주 물리치료심의회(Australian Physiotherapy Council, APC) 소속의 해외 물리치료사 자격을 심사하는 기관인 호주 물리치료사인증심의회(Australian Council

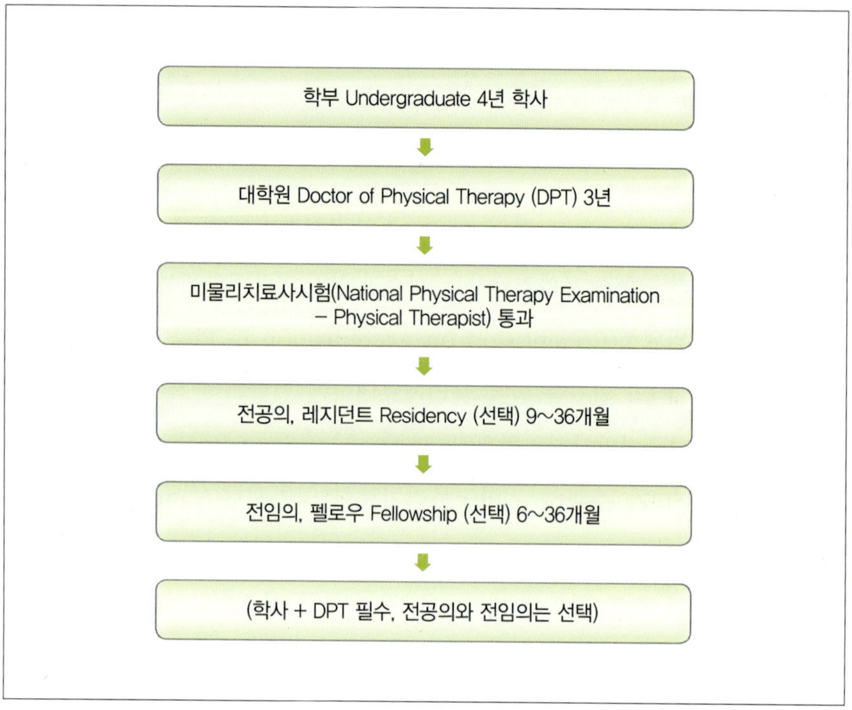

그림 2-3 미국 물리치료사 면허 취득 과정

of Physiotherapy Regulating Authority, ACOPRA)에서 인증한 대학의 물리치료 교육과정을 마치고 등록하는 방법이다. 둘째, 호주 물리치료사시험평가원(Australian Examining Committee for Overseas Physiotherapists, AECOP)에서 시행하는 필기시험 및 실기시험에 합격한 후 등록하는 방법이다. 호주의 대학에서 인증된 물리치료사 교육과정을 이수한 후 본인이 일하고자 하는 호주 지역의 물리치료사협회에 자유롭게 등록하여 물리치료사로서 활동할 수 있다. 현재 호주에 물리치료사인증심의회(ACOPRA)가 인증한 대학은 시드니대학교(Sydney University), 찰스스튜어트대학교(Charles Sturt University), 뉴캐슬대학교(Newcastle University), 멜버른대학교(Melbourne University), 퀸즐랜드대학교(Queensland University), 남부오스트리아대학교(South Australia University), 캔버라대학교(Canberra University) 등 19개 학교이다.

3) 일본

일본 물리치료사 면허를 취득하려면 물리치료대학 과정을 이수한 후 물리치료사 국가시험에 응시하여 합격해야 한다. 일본의 물리치료사 국가시험은 전반적으로 우리나라 국가시험 제도와 매우 유사하고 학제도 국내와 유사한 4년제 대학과 3년제 전문학교로 나뉘어져 있다. 물리치료사협회는 1966년 110명으로 출범하여 양적 · 질적으로 비약적인 성장을 해왔다. 오늘날 일본의 물리치료사 양성 대학은 4년제 대학교, 3년제 단기대학, 4년제 전문학교 및 3년제 전문학교로 구성되어 있다. 이 중 3년제 단기대학은 현재 단 2개의 대학만 남아있으며, 4년제 대학교는 급격하게 증가하였다.

4) 독일

독일 물리치료의 역사는 1776년 스웨덴에서 건너온 Per Henrik Ling에 의해 의학적 운동에서 시작되었고, 1853년 독일 베를린의 정형외과의사 C. Neumann(1803~1876)이 지금의 물리치료사에 해당하는 운동치료사 자격을 최초로 취득하였다. 1919년 의사인 J. H. Lubinus는 마사지와 의학적 운동치료과목을 이수하여 독일 작센주의 드레스덴시에서 의학적 운동치료사로 등록되었다. 그 후 1949년 Muelmann을 비롯한 48명의 물리치료사 모임이 형성되면서 최초의 물리치료협회가 만들어졌고, 1951년 주변국과 더불어 세계물리치료연맹(World Confederation for Physical Therapy, WCPT)을 조직하였다.

1950년대 이후 독일 물리치료사협회에서는 다른 국가와의 협력관계를 강화하여 PNF와 Bobath 등의 강좌코스를 개설하고 교육을 실시하였다. 1975년부터 물리치료사(physiotherapist)라는 용어를 사용하였으며, 1990년대 독일을 중심으로 35개 유럽국가와 더불어 벨기에의 브뤼셀에 유럽 물리치료사협회를 설립하였다. 1990년대까지의 물리치료는 현장중심의 물리치료를 선호하고 연구중심적인 물리치료와는 약간의 거리를 두었으나, 2000년대 근거중심치료의 영향으로 독일의 많은 대학에서 물리치료학과가 신설되고 학사 및 석사과정이 개설되었다. 일반적으로 독일의 학사과정은 3년이며 이후 2년의 석사과정이 개설된다. 현재 독일 대학의 물리치료학과는 3,000시간의 이론과 실습을 이수해야 한다. 특히 1,600시간의 실습이 매우 중요하게 평가받고 있으며, 이러한 과정을 모두 마치고 국가고시에 응시하여 합격한 후 물리치료사 면허를 취득하게 된다. 독일에서는 물리치료사가 자유롭게 자립개설할 수 있으며, 특히 운동치료중심인 물리치료센터가 전국적으로 3만여 개 이상 개설되어 운영되고 있다.

4 물리치료 절차

물리치료는 우선 의사로부터 물리치료 의뢰를 받고 처방된 치료에 대해 물리치료를 시행한다. 물리치료가 의뢰되면 환자와 면담을 통하여 기본정보를 파악한다. 편안한 면담으로 환자와의 신뢰감을 형성하고 환자의 의학적 · 심리적 · 사회적 · 환경적 정보를 파악한다. 물리치료 과정은 정보수집 후 질병에 맞는 적절한 검진을 실시하고, 여러 가지 측정 및 검진결과를 평가하여 진단 및 예후를 예상한 후 치료목표를 세우고 중재를 실행한다. 환자에게 알려야 하는 정보로는 제안되는 치료방법, 기대효과, 위험에 대한 명확한 설명 그리고 치료를 하지 않을 때와 할 때의 이점 또는 위험에 대한 비교와 합리적인 대체방법에 대한 설명 등이다. 환자 또는 법적 보호자가 중재방법에 대해 이해하고 있어야 한다.

(1) 검진

환자의 동의를 먼저 받은 후 병력을 조사해야 한다. 환자의 현재 및 과거 상태에 대한 정보를 수집한다. 이런 정보는 의학적 기록, 보호자 또는 환자를 통하여 얻을 수 있다. 이후 환자에 대한 모든 의학적 및 인지적 상태에 대한 정보를 수집하는 계통적 관찰이 수행된다.

(2) 평가

평가는 객관적인 정보에 의해서 물리치료적 진단과 검사를 기초하여 수집한 여러 정보를 종합하여 환자의 상태에 대하여 해석하고 판단하는 과정이다.

(3) 진단 및 예후

환자의 주요 손상에 대한 진단으로 운동계통을 중심으로 기능에 영향을 주는 상태를 알 수 있도록 전문용어를 사용하여 진단하고, 환자가 최종적으로 이룰 수 있는 수준과 호전 수준을 예상하는 것이다.

(4) 목표 설정

치료사는 환자의 기대와 조사 결과를 통하여 치료계획을 설정한다. 즉 단기목표, 장기목표, 치료결과를 정하는 것이다. 목표는 측정가능하고, 환자 및 보호자의 참여 그리고 손상, 기능적 제한, 장애와 연결된 목표를 설정해야 한다.

(5) 중재

중재(intervention)는 환자가 원하는 결과를 성취하기 위해 물리치료사가 시행하는 치료 방법이다. 치료적 운동, 기능적 훈련(가정관리 및 자기관리, 지역사회 이동), 적절한 보조장비, 보장구, 보호장비 제안, 물리적 인자 및 기계적 도구 사용, 도수치료, 기도 청결유지기술, 피부재생과 보호기술, 상담 및 교육 등이 포함된다.

(6) 결과

목표에 대한 결과측정을 통하여 재평가 및 치료종결을 시행할 수 있다.

5 물리치료 문서기록 – SOAP 노트 작성법

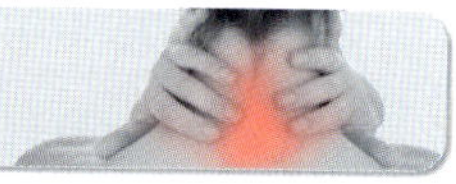

SOAP 노트의 형식은 problem-oriented medical record(POMR)라 불리는 의료기록을 체계화한 시스템의 일부로, Dr. Lawrence Weed에 의해 소개되었다. POMR은 차트의 앞부분에 환자문제의 목록을 가지고 있으며, 각 건강관리 전문가는 환자 문제를 작성하기 위해 세분화된 SOAP 노트를 기록하고 있다.

환자를 관리하는 과정동안 환자를 초기평가하고 계속적으로 재평가하며, 치료사의 치료가 끝났을 때 최종적으로 퇴원평가를 한다. SOAP 노트의 유형은 평가의 유형에 따라 달라진다. 환자관리의 첫 평가 후 시작노트를 작성한다. 중간노트 혹은 진행노트(progress note)는 정기적으로 작성하며 재평가의 결과를 기록한다. 치료가 중단될 때 퇴원노트(discharge note)를 작성한다.

SOAP 노트는 물리치료 진단 및 평가를 다루는 7장에서 다시 살펴본다.

1) 문서작성 목적

① 환자의 개별적인 관리의 경우에 활용함

② 담당의사, 다른 치료사 및 보건전문가와 의사소통에 활용함

③ 법적 근거자료로 사용함

④ 문제해결에 대한 사고를 체계화함

⑤ 조사 연구에 사용함

⑥ 환자의 퇴원 여부 결정에 사용함

2) SOAP 노트 작성법

(1) 주관적 정보 Subjective information

환자의 현 상태와 관련된 정보를 환자로부터 얻어 명시하는 단락이다. 환자의 병력, 종전의 기능 수준, 생활양식이나 가정 상황, 정서나 태도, 환자의 목표, 호소하는 내용, 치료에 대한 반응, 환자의 사례나 현 상태에서 관련된 다른 정보, 가족 구성원의 정보를 인용하는 것을 포함한다.

① 환자의 과거력

- 환자의 성별, 나이, 직업, 주소
- 진단명
- 환자의 주된 호소: 본인이 기술하는 현재 상태, 주요 문제점 등
- 현 병력(present illness): 통증의 위치, 강도, 양상, 시간, 통증을 악화시키는 행동
- 발병일, 환자의 주된 호소가 발생한 시점과 증상의 경과
- 병력 이전의 동일한 문제점, 가족력, 전반적인 건강상태, 복용하는 약물 등

② 환자의 통증 사정

③ 환자의 이전 치료에 대한 반응

④ 환자의 일상생활활동 항목 및 생활양식

⑤ 환자가 설정한 재활목표

⑥ 환자의 가정운동 프로그램에 대한 수용성 또는 애로사항

⑦ 병에 대한 환자의 태도

(2) 객관적 정보 Objective information

환자에 관한 검사와 측정 그리고 계통 재조명에 관찰정보를 치료내용과 이유를 작성하여 다른 치료사가 참고할 수 있도록 한다. 각 치료에 대한 환자의 반응을 관찰함으로써 가장 효과적인 치료내용과 임상적 문제점을 발견한다.

① 도수근력 평가, 관절가동범위, 균형검사, 신경학적 검사, 보행 평가

② 환자의 기능(매트활동, 이동 동작, 보행 등)에 대한 기술

③ 계통 재조명(심장혈관계, 피부계, 근육뼈대계, 신경근육계, 의사소통 능력, 감정, 인지 등)

(3) 평가 Assesment

환자의 주관적 · 객관적 정보 자료의 중요한 문제점을 파악하여 환자의 문제점을 분석, 통합, 해석하는 과정을 말한다.

① 물리적 진단 Diagnosis

수집된 주관적 정보와 객관적 정보를 참고하여 손상에 따른 기능적 결함과 관련하여 작성한다.

② 예후 Prognosis

수집된 주관적 정보와 객관적 정보를 참고하여 사회적 환경을 바탕으로 치료 계획을 통해 도달할 수 있는 기능적 수준을 예측한다.

(4) 계획 Plan

목표설정이나 기능적 제한점은 치료의 최종 결과를 명시하거나 치료 중재의 프로그램 이후에 해결되어야 할 각 기능적 제한점이나 환자 문제의 범위를 명시한다.

① 장기목표 Long term goal

치료에 대해 예상되는 결과를 명시하는 목록이다.

② 단기목표 Short term goal

장기목표가 설정된 후, 짧은 시간 내에 이루어질 수 있는 것을 명시하는 목록이다.

③ 중재 Intervention

단기목표와 장기목표를 설정한 후에 이를 달성하기 위해 치료 횟수, 치료 내용, 평가나 재평가에 대한 계획, 퇴원에 대한 계획 등의 치료계획을 작성하는 과정을 말한다.

3) 의료기록 작성

SOAP 노트는 약어와 의학용어를 사용하여 간결하고 정확하게 그리고 명확하게 작성되어야 한다.

(1) 정확성 Accuracy

SOAP 노트는 영구적인 법적 서류가 될 수 있으므로 평가결과를 정확하게 기록

해야 한다.

(2) 간결성Brevity

정보는 장황한 진술은 피하며 간결하게 명시하고, 짧고 명료한 문장을 사용하여 약어로 작성해야 한다.

(3) 명확성Clarity

SOAP 노트는 명확하게 전달되도록 작성되어야 한다.

6 의료보험수가

물리치료행위에 대한 의료보험수가는 건강보험심사평가원에서 이학요법료라고 하여 기본물리치료, 단순재활치료, 전문재활치료, 기타 이학요법료 등 4가지로 구분하여 코드 및 수가 관련 자료를 고시하였다(표 2-5).

2008년 이후부터 유형별 점수당 단가 적용으로 요양기관의 유형에 따라 금액이 다르게 된다. 요양급여비용에 관하여는 국민건강보험법 시행령 제24조 제2항에 의거 보건복지부장관이 정하여 고시하는 요양급여의 상대가치점수에 따라 점수당 단가로 책정하였다. 유형별 분류에 따른 점수당 단가표는 표 2-6과 같다.

표 2-5 의료보험수가표

제1절 기본물리치료			
분류번호	코드	분류	점수
		주: 1. 해당 항목의 물리치료를 실시할 수 있는 일정한 면적의 해당 치료실과 실제 사용할 수 있는 장비를 보유하고 있는 요양기관에서 의사의 처방에 따라 상근하는 물리치료사가 실시하고 그 결과를 진료 기록부에 기록한 경우에 산정한다. 2. 표층열치료, 한랭치료, 경피신경자극치료, 간섭파전류치료는 1일 2회 이상 실시한 경우에도 외래는 1일 1회, 입원은 1일 2회만 산정한다.	
사-101	M010	표층열치료(superficial heat therapy) 주: 1. 온습포, 적외선치료 등을 포함한다.	10.32
	MM015	2. 같은 날 「사-102」와 동시에 실시한 경우에는 소정 점수의 50%를 산정한다.	
사-101-1		한랭치료(cold therapy) 주: 1. 한랭치료와 온열치료를 동시에 실시한 경우에는 한 가지만 산정한다. 2. 장비에 불문하고 소정점수를 산정한다.	
	MM011	가. 콜드팩(cold pack)	10.32
	MM012	나. 냉동치료(cryotherapy)	15.11
사-102	MM020	심층열치료(deep heat therapy) [1일당] 주: 초음파치료, 극초단파치료, 초단파치료 등을 포함한다.	13.98
사-103	MM030	자외선치료(UV ray irradiation) [1일당]	5.83

표 2-5 의료보험수가표(계속)

사-104	MM070	경피적 전기신경자극치료(transcutaneous electrical nerve stimulation)	41.79
	MM080	주: 간섭파전류치료(interferential current therapy)를 실시한 경우에는 소정점수를 산정한다.	
사-105	MM090	마사지치료(massage therapy) (1일당) 주: 근 마비로 인한 물렁조직 위축, 감염 및 외상으로 인한 물렁조직 유착을 개선하기 위하여 수기로 20분 이상 실시한 경우에 산정한다.	51.40
사-106	MM101	단순운동치료(simple therapeutic exercise) (1일당) 주: 1. 근육기능장애와 관절기능장애에 대해 각종운동, 자세교정운동 등을 포함하여 10분 이상 실시한 경우에 산정한다. 2. 제2절에 분류된 운동치료 또는 제3절에 분류된 재활기능치료와 동시에 실시하는 경우에는 주된 항목의 소정점수만 산정한다.	55.57

제2절 단순재활치료

분류번호	코드	분류	점수
		주: 1. 해당 항목의 물리치료를 실시할 수 있는 일정한 면적의 해당 치료실과 실제 사용할 수 있는 장비를 보유하고 있는 요양기관에서 재활의학과, 정형외과, 신경외과, 신경과, 외과, 흉부외과 또는 마취통증의학과 전문의가 상근하여야 하며, 해당 전문의 또는 전공의의 처방에 따라 상근하는 물리치료사가 실시하고 그 결과를 진료기록부에 기록한 경우에 산정한다. 2. 간헐적 견인치료, 전기자극치료는 1일 2회 이상 실시한 경우에도 외래는 1일 1회, 입원은 1일 2회만 산정한다.	
사-110	MM042	파라핀욕(paraffin bath) (1일당) 주: 한센병전문요양기관에서 의사의 처방에 따라 물리치료사가 실시하고 그 결과를 진료기록부에 기록한 경우에도 산정한다.	34.40
사-111		수치료(hydrotherapy) (1일당)	
	MM041	가. 증기욕치료(steam bathing)	42.94
	MM043	나. 정규욕조치료(regular tub) 주: 20분 이상 전신욕을 실시한 경우에 산정한다.	79.19
	MM049	다. 대조욕치료(contrast bath) 라. 회전욕치료(whirl pool bath)	74.65
	MM044	(1) 수, 족, 지(extremities)	72.53
	MM045	(2) 전신(whole body)	91.37
	MM046	마. 하버드탱크 치료(hubbard tank)	121.66
사-111-1	MM170	유속치료(fluido therapy) (1일당)	39.69

표 2-5 의료보험수가표(계속)

사-112		간헐적 견인치료(intermittent traction therapy)	
	MM051	가. 경추견인(cervical)	75.45
	MM052	나. 골반견인(pelvic)	75.14
사-113	MM060	전기자극치료(electrical stimulation therapy) 주: 마비근 자극치료 목적으로 실시한 경우 산정한다.	66.23
사-115	MM085	재활저출력레이저치료(laser therapy) 〔1일당〕	67.47
사-116		운동치료(therapeutic exercise) 〔1일당〕 주: 「가」, 「나」 및 제1절에 분류된 단순운동치료, 제3절에 분류된 재활기능치료와 동시에 실시하는 경우에는 주된 항목의 소정점수만 산정한다.	
	MM102	가. 복합운동치료(complex) 주: 전산화된 등속성 운동기구를 제외한 기계(기구)를 실시한 경우에 산정한다.	94.56
	MM103	나. 등속성운동치료(isokinetic) 주: 전산화된 평가 및 치료가 가능한 등속성 운동기구를 사용하여 근력운동을 30분 이상 실시한 경우에 산정한다.	99.58
사-117	MM161	운동점차단술(motor point block) 〔근육당〕 주: 동시술 시 사용된 약제, 신경파괴제 등은 소정점수에 포함되어 있으므로 별도 산정하지 아니한다.	227.20
사-119	MM190	압박치료(pneumatic compression) 〔1일당〕	63.81
사-120	MM200	복합림프물리치료(complex decongestive physical therapy) 〔1일당〕 주: 제1절에 분류된 마사지치료, 단순운동치료 또는 제2절에 분류된 운동치료와 동시에 실시하는 경우에는 주된 항목의 소정점수만 산정한다.	103.02
사-121	MM121	이온삼투요법(iontophoresis) 〔1일당〕 주: 사용한 스테로이드 약제는 '약제 급여목록 및 급여상한금액표'에 따라 실사용량으로 산정하여, 사용된 재료대 등은 소정점수에 포함되므로 별도 산정하지 아니한다.	47.71

제3절 전문재활치료

분류번호	코드	분류	점수
		주: 1. 해당 항목의 물리치료를 실시할 수 있는 일정한 면적의 해당 치료실과 실제 사용할 수 있는 장비를 보유하고 있는 요양기관에서 재활의학과 전문의가 상근하고, 해당 전문의 또는 전공의의 처방에 따라 상근하는 물리치료사(작업치료, 일상생활동작 훈련치료, 재활사회사업, 연하장애 재활치료 제외) 또는 해당분야 전문치료사(작업치료사는 작업치료, 일상생활동작훈련치료, 연하장애 재활치료에 한하고, 사회복지사는 재활사회사업에 한함)가 실시하고 그 결과를 진료기록부에 기록한 경우에 산정한다.	

표 2-5 의료보험수가표(계속)

		2. 중추신경계발달재활치료, 작업치료, 신경인성 방광훈련치료, 기능적 전기자극치료, 재활기능치료는 1일 2회 이상 실시한 경우에도 외래는 1일 1회, 입원은 1일 2회만 산정한다. 3. 위 "1"의 규정에도 불구하고 단순작업치료와 복합작업치료는 정형외과 또는 신경외과 전문의가 상근하고, 해당 전문의 또는 전공의의 처방에 따라 작업치료사가 실시하고 그 결과를 진료기록부에 기록한 경우에도 산정할 수 있다. 4. 위 "1"의 규정에도 불구하고 근막동통유발점주사자극치료는 재활의학과 전문의 또는 동통재활분야 교육을 이수한 의사가 직접 실시한 경우에 산정한다.	
사-121		풀치료(pool therapy) [1일당]	
	MM047	가. 걷기풀치료(walking pool therapy) 주: 뇌졸중, 두부손상, 신경계의 이상 등으로 대기 중에서 체중부하가 불가능한 경우 보행 및 걷기에 필요한 다리근력을 강화시킬 목적으로 1인의 물리치료사가 1인의 환자를 1대 1로 중점적으로 30분 이상 튜브 등과 같은 기구를 이용하여 사지의 움직임을 이용한 여러 가지 동작훈련을 하는 경우에 산정한다.	201.87
	MM048	나. 전신풀치료(whole body pool therapy) 주: 근육, 신경계 이상 등으로 대기 중에서는 체중부하가 곤란하여 스스로 근력강화 및 유연성 등의 훈련이 불가능한 경우에 풀 내에서 1인의 환자를 1대 1로 중점적으로 30분 이상 튜브 등과 같은 기구를 이용하여 사지의 움직임을 이용한 여러 가지 동작훈련을 하는 경우에 산정한다.	274.38
사-122	MM105	중추신경계발달재활치료 (rehabilitative development therapy for disorder of central nervous system) 주: 중추신경계 장애로 인한 발달지연 및 근육마비와 경직의 치료를 목적으로 보이타 또는 보바스요법 등의 교육과정을 120시간 이상 이수한 재활의학과 전문의나 물리치료사가 1인의 환자를 1대 1로 중점 적으로 30분 이상 실시한 경우에 산정한다.	238.800
사-123		작업치료(occupational therapy)	
	MM111	가. 단순작업치료(simple occupational therapy) 주: 1인의 작업치료사가 2인 이상의 환자를 상대로 동시에 10분 이상의 훈련을 실시하는 경우에 산정한다.	68.52
	MM112	나. 복합작업치료(complex occupational therapy) 주: 1인의 작업치료사가 1인의 환자를 1대 1로 중점적으로 10분 이상~30분 정도 실시한 경우에 산정한다.	102.63
	MM113	다. 특수작업치료(special occupational therapy) 주: 1인의 작업치료사가 1인의 환자를 1대 1로 중점적으로 30분 이상 다양한 치료를 실시한 경우에 산정한다.	150.11

표 2-5 의료보험수가표(계속)

사-124	MM114	일상생활동작 훈련치료(activities of daily living training) (1일당) 주: 1인의 작업치료사가 1인의 환자를 1대 1로 중점적으로 식사, 옷 입고 벗기, 배변 및 위생훈련 등 일상생활동작 적응훈련을 최소 20분 이상 실시한 경우에 산정한다.	131.55
사-125	MM120	신경인성 방광훈련치료(neurogenic bladder training) 주: 척수손상, 뇌졸중, 두부손상, 말초신경손상 등으로 인해 스스로 배뇨를 하지 못하는 신경인성 방광환자에게 배뇨반사를 자극하고 방광내압의 증가, 요도괄약근 이완 등의 방법으로 배뇨를 유도하면서 간헐적으로 도뇨를 시행하는 경우에 산정한다. 이 경우 도뇨는 소정점수에 포함되므로 별도 산정하지 아니한다.	126.37
사-126	MM151	기능적 전기자극치료(functional electrical stimulation therapy) 주: 기능적 전기자극치료는 환자에게 최소 20분 이상 실시한 경우에 산정한다.	185.58
사-127	MM131	근막동통유발점 주사자극치료(myofascial trigger point injection therapy) (1일당) 주: 1. 근막내 동통유발점에 생리식염수나 국소마취제 등을 주사 후 스트레치운동을 실시한 경우에 산정한다.	73.93
	MM132	2. 동시에 2 이상의 동통유발점 부위에 각각 실시한 경우에는 실시 부위를 불문하고 110.91점을 산정한다.	
사-128		재활사회사업(rehabilitative social work) 주: 1. 재활의학적 치료목적으로 사회복지사가 직접 실시한 경우에 한하여 산정한다. 2. 「가」는 치료기간 중 1회만 산정한다. 3. 「나」, 「다」는 각각 주 1회 산정하되, 치료기간 중 2회 이내만 산정한다.	
	MM141	가. 개인력조사(individual history taking)	182.45
	MM142	나. 사회사업상담(social work counselling)	115.28
	MM143	다. 가정방문(home visiting)	378.40
사-129	MM290	호흡재활치료(rehabilitative breathing therapy) (1일당) 주: 유발성 흡기폐활량계 등 기구를 사용한 호흡운동, 체위배액치료 등 호흡재활치료를 30분 이상 실시한 경우에 산정한다.	82.32
사-130		재활기능치료(rehabilitative functional training) 주: 제1절에 분류된 단순운동치료, 제2절에 분류된 운동치료와 동시에 실시하는 경우에는 주된 항목의 소정점수만 산정한다.	
	MM301	가. 매트 및 이동치료(mattress or mobilization training) 주: 반신마비, 다리마비, 팔다리마비, 뇌성마비 등의 중추신경계 질환이나 팔다리 절단자 등 이동 동작에 제한이 있는 자에게 매트훈련, 이동훈련, 경사대훈련 및 의자차훈련 등을 30분 이상 실시한 경우에 산정한다.	176.02
	MM302	나. 보행치료(gait training) 주: 반신마비, 다리마비, 팔다리마비, 뇌성마비 등의 중추신경계 질환이나 팔다리 절단자 등 걸음동작에 제한이 있는 자에게 걸음훈련을 30분 이상 실시한 경우에 산정한다.	176.02

표 2-5 의료보험수가표(계속)

사-131	MZ008	연하재활 기능적 전기자극치료 (functional electrical stimulation for rehabilitative dysphagia therapy) 주: 1. 중추신경계 질환 등으로 인한 연하장애 환자에게 30분 이상 훈련을 실시한 경우에 산정한다. 2. 1일 2회 이상 실시한 경우에도 외래는 1일 1회, 입원은 1일 2회만 산정한다.	191.27
사-141	MX141	연하장애재활치료(rehabilitative dysphagia therapy) 주: 1. 중추신경계 질환, 식도 또는 기관의 질환 등으로 인한 연하장애 환자에게 1인의 작업치료사가 1대 1로 30분 이상 훈련을 실시한 경우에 산정한다. 2. 1인 2회 이상 실시한 경우에도 외래는 1일 1회, 입원은 1일 2회만 산정한다.	219.26

제4절 기타 이학요법료

분류번호	코드	분류	점수
사-30	MM300	적외선치료(infra red ray irradiation) (1일당)	8.48
사-30-1	MM303	상기도 증기흡입치료(humidification of upper airway) 주: 1. 급·만성 후두염에 한하여 산정하되, 적외선치료(사-30)와 동일 실시한 경우에는 상기도 증기흡입치료와 소정점수만을 산정한다. 2. 외래는 주 2회, 입원은 1일 1회에 한하여 산정한다. 3. Disposable Nebulizer Kit, Mask 재료대는 별도 산정하지 아니한다.	17.21
사-31	MM310	자외선치료(ultraviolet ray irradiation) (1일당)	6.58
사-32	MM320	약욕(drug bathing) (1일당) 주: 각종 약물을 혼합한 약수에 전신욕을 20~30분간 실시한 경우에 산정한다.	102.38
사-33		피부과적 자외선치료(dermatological ultraviolet Ray therapy) (1일당) 주: 피부과 전문의가 상근하는 요양기관에서 실시한 경우에 한하여 산정한다.	
	MM331	가. 팔(다리의 반) 대부분의 범위 또는 두부, 경부 및 안면 대부분의 범위(9%의 범위)	55.30
	MM332	나. 다리의 1지, 복부 또는 배부에 준하는 범위(18%의 범위)	60.24
	MM333	다. 양다리 또는 동체(복부 및 배부)에 준하는 범위(36%의 범위)	65.17
	MM334	라. 전신 대부분의 범위(37%의 범위)	71.98
사-34		피부광화학요법(PUVA, Goeckerman, Ingrm 등) (dermatologic photochemo-therpy) (1일당) 주: 1. 피부과 전문의가 상근하는 요양기관에서 실시한 경우에 한하여 산정한다. 2. 건선, 유건선, 균상식육종, 편평태선, 장미색 비강진 등에 실시한 경우에 산정한다.	
	MM341	가. 팔(다리의 반)의 대부분의 범위 또는 두부, 경부 및 안면의 대부분의 범위(9%의 범위)	109.97
	MM342	나. 다리의 1지, 복부 또는 배부에 준하는 범위(18%의 범위)	126.42

표 2-5 의료보험수가표(계속)

사-34	MM343	다. 양다리 또는 동체(복부 및 배부)에 준하는 범위(36%의 범위)	144.52
	MM344	라. 전신 대부분의 범위(37%의 범위)	205.64
사-35	MM350	고빌리루빈혈증에 대한 광선요법(phototherapy for hyperbilirubinemia) (1일당) 주: 신생이황달을 치료한 경우에 산정한다.	80.08
사-36	MM360	간헐적 호흡치료(양압호흡 또는 음압호흡) [intermittent(positive or negative) pressure breathing treatment] (1일당)	527.64
사-38	MM380	실리콘베드(air fluidized therapy) (1일당)	540.95
사-40	MM400	양위 양압호흡치료(BIPAP treatment) (1일당)	1,202.65
사-41	MM410	수압팽창술(hydraulic distention) 주: 1. 투시비용 및 치료과정 중의 스트레치운동 비용은 소정점수에 포함되므로 별도 산정하지 아니한다. 2. 사용된 국소마취제, 생리식염수를 제외한 스테로이드제, 조영제 등의 약제는 "약제급여목록 및 급여 상한금액표"에 따라 실사용량으로 산정한다.	271.54
사-42	MM420	신경인성 장훈련치료(neurogenic blower training) (1일당) 주: 척수손상, 뇌졸중, 두부손상, 말초신경손상 등으로 인해 스스로 배변을 하지 못하는 신경인성 장환자에게 손가락 자극, 손가락을 이용한 분변제거, 복부마사지 등의 방법으로 배변반사를 자극하고 분변제거술 및 직장마사지는 소정점수에 포함되므로 별도 산정하지 아니한다.	154.17
사-43	MM430	고빈도 흉벽진동요법(high frequency chest wall oscillation) (1일당) 주: 호흡재활치료와 동시에 실시하는 경우에는 주된 항목의 소정점수만 산정한다.	47.43
서-31	MX031	항문직장 및 골반근의 생체되먹이기치료 (anorectal and pelvic muscle biofeed-back) (1일당)	321.57
서-32	MX032	분사신장치료 (1일당) 주: 치과의사가 근막내 동통유발점에 기화성 냉각제 분사 후 스트레치운동을 시술한 경우에 산정하되 사용된 냉각제의 비용은 소정점수에 포함되므로 별도 산정하지 아니한다.	158.42
서-34	MX034	요실금 전기자극치료(electrical stimulation for urinary incontinence) (1일당)	93.38
서-35	MX035	체위성안진교정치료(canalith reposition therapy) (기기 사용료 포함) 주: 1. 양성 발작성체위성현기증 환자에게 관석정복술을 15분 이상 직접 실시한 경우에 산정한다. 2. 1일 2회 이상 실시한 경우에도 외래는 1일 1회, 입원은 1일 2회만 산정한다.	286.58
서-36	MX036	악관절고착해소술 (1일당) 주: 치과의사가 측두하악장애 환자의 급 · 만성 과두 걸림이 있는 경우 하악과두 운동을 도수적으로 실시한 경우에 산정한다.	173.49

출처: 건강보험공단(2016). 건강보험요양급여비용

표 2-6 유형별 분류에 따른 점수당 단가표

유형별 분류	점수당 단가
의료법 제3조 제2항 제3호에 따른 의료기관 중 병원, 요양병원 및 종합병원	71.0원
의료법 제3조 제2항 제1호에 따른 의료기관 중 의원	76.6원
의료법 제3조 제2항 제1호에 및 같은 항 제3호에 따른 의료기관 중 치과의원 및 치과병원	79.0원
의료법 제3조 제2항 제1호에 및 같은 항 제3호에 따른 의료기관 중 한의원 및 한방병원	77.7원
의료법 제3조 제2항 제2호에 따른 조산원	117.1원
약사법 제2조 제3호에 따른 약국 및 같은 법 제91조에 따른 한국희귀의약품센터	77.4원
지역보건법에 따른 보건소, 보건의료원 및 보건지소와 농어촌 등 보건의료를 위한 특별 조치법에 따라 설치된 보건진료소	74.9원

임상사례 무면허 물리치료사가 실시한 물리치료

사건내용

국민건강보험법상의 요양기관을 개설 · 운영하던 갑 등이 물리치료사 시험에 합격하였으나 면허증을 발급받지 않아 물리치료사 자격이 없는 을로 하여금 환자들에게 물리치료를 하도록 하고 국민건강보험공단으로부터 그 비용을 받은 사안에서, 을이 물리치료사 면허를 취득하기 전 기간의 물리치료비용을 청구한 것은 구 국민건강보험법 제5조 제1항, 제4항이 정한 '사위 기타 부당한 방법'으로 요양급여비용을 지급받은 때에 해당한다.

이유

원심은, 제1심판결 이유를 인용하여,

(1) ① 원고들은 물리치료사 시험에 합격하였으나 면허증을 발급받지 않아 물리치료사 자격이 없는 소외인에게 2008. 2. 16.부터 2008. 2. 26.까지 환자들에게 물리치료를 하도록 하고 이를 요양급여비용으로 청구하여 피고 공단으로부터 2,132,916원을 지급받은 사실,

② 의료기사 등에 관한 법률(이하 '의료기사법'이라 한다) 제4조 제1항은 '의료기사 등이 되고자 하는 자는 다음 각 호의 1에 해당하는 자로서 의료기사 등의 국가시험에 합격한 후 보건복지부장관의 면허를 받아야 한다'고 하면서 제4조 제1항 제1호 및 제4호에서 의료기사는 그 면허에 상응하는 보건의료에 관한 학문을 전공하는 대학 등을 졸업한 자 및 그에 준하는 자로 그 대상을 한정하고 있고, 제9조 제1항은 '의료기사 등이 아니면 의료기사 등의 업무를 행하지 못한다. 다만, 대학 · 산업대학 또는 전문대학에서 취득하려는 면허에 상응하는 교육과정을 이수하기 위하여 실습 중에 있는 사람의 실습에 필요한 경우에는 그러하지 아니하다'고 규정하고 있으며, 제30조 제1항은 '제9조 제1항의 본문의 규정에 위반하여 의료기사 등의 면허 없이 의료기사 등의 업무를 행한 자'를 처벌하는 벌칙규정을 두고 있는 사실 등을 인정한 다음,

(2) 의료기사법 제9조 제1항 단서에서 면허취득 전 해당 업무를 행할 수 있도록 예외 조항을 두고 있으나, 이는 대학에서 교육과정 이수의 일환으로 실습하는 경우에 한정되는 것이지 대학 졸업 전에 의료기관에 취업한 자가 그 업무를 수행하는 경우에까지 적용된다고 해석할 수는 없고, 소외인은 당시 물리치료사 시험에 합격하였어도 대학을 졸업하지 않은 상태에 있었기 때문에 합격 즉시 물리치료사 면허증을 발급받을 수도 없었다는 사정을 들어, 소외인이 물리치료사 면허를 취득하기 전의 기간 동안 행한 위 물리치료 행위는 의료기사법 제9조 제1항 본문에서 금지하는 무면허 의료기사가 수행한 업무이고, 위 기간 동안의 물리치료비용을 청구한 것은 구 국민건강보험법 제52조 제1항과 제4항이 정한 '사위 기타 부당한 방법'으로 요양급여비용을 지급받은 때에 해당한다고 판단하였다.

결론

피고 공단의 이 사건 요양급여비용 환수처분은 그 처분의 대상인 항목별로 일부 취소가 가능한 처분이므로, 나머지 상고이유에 대한 판단을 생략한 채, 원심판결 중 무면허 물리치료사가 실시한 물리치료비와 통증자가조절법료에 관한 요양급여비용 환수처분 부분을 제외한 나머지 부분을 파기하고, 이 부분 사건을 다시 심리 · 판단하게 하기 위하여 원심법원으로 환송하며, 원고들의 나머지 상고를 모두 기각하기로 하여, 관여 대법관의 일치된 의견으로 주문과 같이 판결한다.

출처: 한국의료분쟁조정중재원(2017)

참고문헌

- 김양호, 이인학 외(2010). 공중보건학. 현문사.
- 대한병원협회(2017). 건강보험요양급여비용.
- 물리치료학개론 편찬위원회(2014). 물리치료학 개론. 범문에듀케이션.
- 박지환 외(2014). 제2판 STANDARD 물리치료학개론. 현문사.
- 법제처(2006). 국민건강보험법.
- 신민선 외(2015). 사회복지현장실습. 양서원.
- 심재헌(2000). 외국의 의료보험과 의약분업에 관한 연구. 광주대학교 경상대학원.
- 안덕선 외(2005). 국가시험 합격선 설정방법 연구. 한국보건의료인 국가시험원.
- 안소윤 외(2008). 물리치료사 국가시험과목 개선 실행방안 연구. 한국보건의료인 국가시험원.
- 오삼일(2009). 미국의 건강보험 개혁 추진 내용과 전망. 해외경제정보 제2009-69호.
- 오영호 외(2010). 보건의료인력 중 · 장기 수급추계연구, 206.
- 이인학 외(2008). 물리치료학개론. 테라북스.
- 이인학 외(2009). 물리치료개론. 정담미디어.
- 이인학 외(2011). 물리치료학개론. 현문사.
- 정홍기, 조정찬(2003). 국민건강보험법. 한국법제연구원.
- 황수경(2004). WHO의 새로운 국제장애분류(ICF)에 대한 이해와 기능적 장애 개념의 필요성. 노동정책연구 4(2), 127-148.

참고사이트

- 건강보험심사평가원 http://www.hira.or.kr
- 국민건강보험공단 http://www.nhic.or.kr
- 근로복지공단 http://www.kcomwel.or.kr
- 대한물리치료사협회 http://www.kpta.co.kr
- 미국물리치료사협회 http://www.apta.org/
- 한국보건의료인국가시험원 http://www.kuksiwon.or.kr
- 호주물리치료사협회 http://www.physiocouncil.com.au

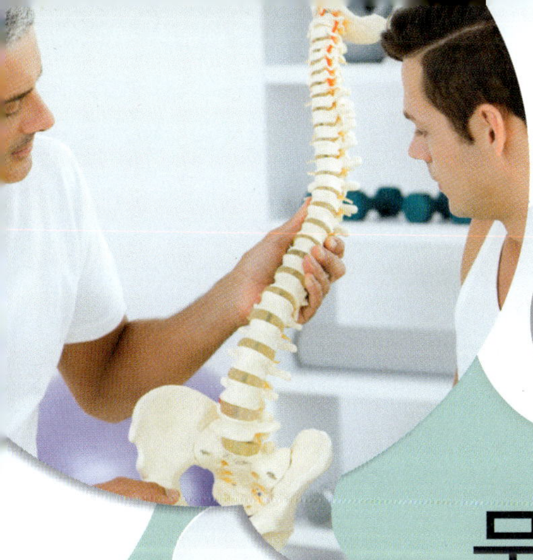

03 물리치료사의 직업윤리 및 직무수행

학습목표

1. 물리치료사의 직업윤리를 설명한다.
2. 의료기사 등에 관한 법률을 설명한다.
3. 물리치료사의 업무를 설명한다.

핵심용어

- 물리치료사 윤리
- 환자의 심리
- 의료기사 등에 관한 법률
- 물리치료사의 업무

1 물리치료사의 직업윤리

1) 환자의 권리 존중

(1) 환자의 권리

현대사회에서 과학과 의료의 발전, 지식의 증가 그리고 산업화는 인류에게 많은 물질적 혜택을 주었고 생활의 유용성을 제공하였지만, 그에 따른 물질만능주의의 만연과 가치관의 부재 그리고 인간의 존엄성 상실 등 많은 부작용 또한 발생시키고 있다.

특히 과학의 발전과 함께 의료기술의 눈부신 발전은 여러 가지 첨단장비의 개발로 정확한 진단과 효과적 치료를 가능하게 하였으며, 우리는 그 혜택을 향유하고 있지만, 반면에 환자의 인간성이 경시되는 현상이 늘어나고 있는 것도 사실이다. 즉 질병의 치료는 행해지고 있지만 인간으로서 환자를 치료하고, 환자의 권리를 존중하는 측면이 무시되고 있는 상황이며, 이로 인해 여러 가지 의료사고와 새로운 질병이 발생하기도 한다.

이러한 생명, 의료 문제와 관련된 딜레마적 상황에서 발생하는 많은 의료상의 문제는 의료계에 종사하는 당사자뿐만 아니라 환자와 가족 그리고 사회 모두의 문제로서, 국민들은 당면한 문제를 이해하고, 이에 대한 올바른 결정에 참여해야만 한다. 특히 복합조직체인 종합병원에 지나치게 많은 환자, 의료보건에 대한 환자의 무지, 의사의 시간부족, 병실의 기계화된 의료활동에 의해 무시되는 환자의 권리 등에 관해 많은 논란이 일어나고 있다.

환자의 권리에 대해 논하기에 앞서 의료 전문직으로서의 목적을 살펴보면, 의료 전문직은 환자를 돕기 위해 존재한다. 이는 의료진의 의무로서 환자의 조속한 쾌유를 도와주어야 하며, 따라서 환자에게 해가 되는 일을 해서는 안 된다는 것이다. 환자는 의료상황에 처한 사람으로, 환자가 병원에 오는 것은 의료인의 이익을 위해서가 아니며, 의료진의 존재목적은 환자의 필요에 따른 것이므로 환자는 그들의 도움을 받을 권리가 있다.

다음의 권리헌장은 환자가 일방적으로 의료인의 지시에 따라야 했던 과거의 구조에서 벗어나 의료 소비자로서 권리 회복을 주장한 사항들이다.

환자의 권리헌장(한국 의료사고가족협회, 1990년 9월)

1. 인간으로서 존엄과 가치, 생명, 신체, 인격을 존중받을 권리
2. 질병, 연령, 성별 또는 사회적 · 경제적 지위의 기타 어떠한 이유로도 차별받지 아니하고 평등한 의료를 받을 권리
3. 적법한 자격을 갖춘 의료종사자들로부터 최선의 의료를 받을 권리
4. 언제든지 의료인과 의료기관을 자유롭게 선택할 수 있는 권리
5. 자기 생명의 주인으로서 의료행위의 목적 · 방법 · 내용과 그 결과를 충분히 알 권리
6. 진료 기록을 열람하거나 기타 자료에 관한 정보의 제공을 요구할 권리
7. 자유로운 의사에 따라 검사, 치료 등 의료행위를 선택하고 수락 또는 거부할 권리
8. 자기의 의사에 의하지 아니하고는 연구나 자료 이외의 목적으로 이용되지 아니할 권리
9. 정당한 이유 없이 질병과 치료, 사생활에 관하여 모든 비밀을 침해받지 않을 권리
10. 의료사고로 인한 진료상의 악결과에 대해 그 원인 규명과 피해 보상을 요구할 권리

이처럼 환자의 권리 정당성과 중요성을 바탕으로 의료의 질이 개선되고 의료인과의 관계에서 인간성과 존엄성이 성립되는 가운데, 인간의 자율성을 보호받을 때 치료 효과는 증대된다. 또한 육체적 질병으로 환자가 된 인간은 정신적 고통도 수반되기에 상황에 맞는 정신적 치료를 받을 권리가 있다는 것을 명심해야 한다.

(2) 환자와의 관계

환자 한 사람 한 사람이 서로 다른 성격을 갖고 있는 상황에서 환자와 의료종사자 간의 신뢰관계를 만들어 내는 것은 쉬운 일이 아니다. 더구나 환자의 협력

없이 정확한 평가를 한다는 것은 어려운 일이다. 환자와 의료종사자 간에 신뢰를 높이는 몇 가지 기본자세를 살펴보면 다음과 같다.

① 환자의 입장에서 생각한다

의사나 간호사, 치료사 등은 환자의 마음에 감동을 줄 수 있는 친절을 베풀어야 한다. 한마디로 의료종사자는 환자와 마음의 문을 열고 대화를 할 수 있고, 환자의 진정한 고통이 무엇인지를 간파할 수 있어야 비로소 진정한 치료가 시작된다.

② 상황에 맞는 충분한 설명을 해야 한다

어떠한 일을 환자에게 제시할 때 환자가 충분히 이해하도록, 또는 환자가 스스로 하려는 마음이 생기도록 충분한 설명이 필요하다. 강압적이면 환자는 거부감을 느낀다. 한 번 설득이 실패하더라도 포기하지 말고 몇 번이고 성의 있게 설명하여 이해하도록 해야 할 것이다.

③ 원한만 인간관계(신뢰)를 이루도록 한다

환자와의 관계뿐만 아니라 다른 직종, 즉 재활전문의, 간호사, 작업치료사, 방사선사 등 다른 부서의 의료전문가들과 원활한 인간관계를 형성해야 한다. 병원의 구성원은 누구든 자신의 분야에는 능통한 사람이므로 서로 협력하고, 잘못은 인정하고 반성한다면 관계가 좋아지고 신뢰하게 된다. 결과적으로 환자의 치료를 효과적으로 할 수 있는 것이다.

④ 이해하기 쉬운 말과 친절한 태도로 대응해야 한다

말은 항상 공손하고 친절하게 하는 것이 모든 사람에게 좋은 인상을 주게 된다. 치료사는 환자 위에 군림하는 것이 아닌 환자를 보필하고 치료하여 육체적 · 정신적 고통을 덜어 주어야 한다.

환자에게 전문 용어를 사용하는 것보다 쉬운 단어를 선택하여 친절하게 알려주고 항상 이해가 되었는지 확인한다. 환자에게 가능한 한 쉽고 부드럽게 말하여 환자 스스로 안위를 찾고 치료를 받으면 나을 수 있다는 신뢰감을 얻도록 한다.

⑤ 단정한 용모와 올바른 행동을 보여준다

외모는 가능하면 화려함보다 청결함을 갖추는 것이 좋다. 특히 깔끔해야 환자에게 산뜻한 느낌과 신뢰감을 줄 수 있다. 가능하다면 깨끗한 유니폼을 입고 환자를 대하도록 한다.

올바른 행동은 지식수준보다 심성과 교양에 달려 있다. 치료사의 말투, 얼굴표정, 치료 시 몸가짐과 마음가짐 등 모든 것이 환자의 치료심리와 직결된다.

치료사는 치료 전 항상 기본 윤리를 생각해야 한다. 이것은 전문직의 권위(pride)라고 할 수 있다.

2) 환자와 물리치료사 자신의 안전관리

물리치료는 피부를 통해 물리적 자극을 생체조직에 주어 생리적인 잠재능력(자연치유력)을 이끌어 내는 치료이다. 물리적 자극의 강도는 환자 개개인의 피부나 결합조직의 허용 한계에 영향을 받는다. 특히 피부의 안전 영역은 좁기 때문에 피부 상태의 관찰이 중요하다. 만일 지각이상으로 자극강도의 검출기로서의 역할을 제대로 수행할 수 없다면, 그 치료가 금기되는 경우가 있다. 따라서 치료사는 늘 환자에게 주의를 기울여 자극조건의 적합성을 판단하는 것이 중요하다.

(1) 의료사고와 의료과오

의료사고란 치료와 관련된 장소에서의 사고 전반에 대한 것을 가리키고 과실이 없는 사고도 여기에 포함된다. 때로는 의료종사자 자신이 피해를 입는 경우도 있다. 의료과오란 과실이 있는 의료사고이며, 사고 발생시점에서 '의료 수준'과 대조하여 판단된다. 그러므로 의료과오의 판단기준은 학문의 발전과 더불어 수준이 높아지고, 환자에게 안전성 높은 최적의 의료를 제공하게 만든다.

법률상 '의료 수준'은 '의학 수준'에 도달한 특정 진료방법에 관한 지식과 기술의 보급 등을 종합적으로 고려하여 판단한다. 따라서 민간단체 등에서 학습한 치료기법을 환자에게 실시하여 상해 또는 병상을 악화시켰다면 민간요법으로 간주되어 과실을 피할 수 없게 된다. 종전의 물리치료 자극조건이 아닌 기법으로 환자를 치료하려 할 때는 의사, 물리치료실장, 동료 치료사에게 기법의 개요를 설명해야 한다. 이때 치료의 적응, 금기, 치료 효과나 위험성 등을 명확히 할 필요가 있다. 그런 다음 해당 환자 처방전을 의사에게 의뢰한다. 새로운 치료기법을 설명하고, 환자의 동의를 얻은 다음 물리치료를 실시한다. 치료 종료 후 상해나 병상이 악화되었는지 여부를 확인하고, 치료 상황이나 치료 후 증상을 진료기록에 기재하여 의사에게 전해준다.

(2) 위험관리의 개념과 사고 발생구조

위험관리(risk management)란 유사 의료사고나 중대한 사고가 다시 발생하지 않도록 대책을 수립하는 것과 의료사고 후 적절한 대응 조치를 취하여 손상을 최소화하는 과정이다. 사고란 사소한 문제가 어떤 타이밍과 연결되어 발생한다. 그러므로 사고분석 과정을 거치면 과오(error)가 겹쳐 쌓이는 것을 방지할 수 있다. 치료사의 과오는 사고를 구성하는 요인이자 결과이다. 이러한 관점에서 생각하지 않으면 해결방안을 모색하기 어렵고 효과적인 대책을 취할 수 없다. 사고는 치료사와 물리치료 기기 그리고 환자의 문제로 구성되며, 여러 조건이 서로 겹쳤을 때는 중대한 사고로 발전한다. 그래서 각각의 문제점이나 사고 발생요인을 분석하여 사전에 대책을 세우는 것으로 물리치료 사고를 미연에 방지할 수 있다.

사고방지와 함께 사고발생 시 환자에 대한 안전 대응도 중요하다. 위험관리로써 의료사고를 미연에 방지하고 쾌적한 치료환경에서 최적의 치료 체제를 정리하는 것이다. 한편, 다른 병원에서 일어난 의료사고의 방지나 위험관리에 적극적으로 참여하는 것도 치료사가 갖추어야 할 윤리로서 중요하다. 그리고 위험관리(위기관리)가 환자의 안전관리(patient safety)라는 관점에서 입원 · 외래 환자와 보호자의 심신 안전 확보도 병원의 책임과 의무라 할 수 있다.

(3) 물리치료사의 윤리

물리치료사는 박애와 봉사정신을 바탕으로 인간의 생명과 건강을 보살핌으로써 국민보건 향상에 기여하고자 한다. 이에 우리 물리치료사는 BOX 3-1과 같

BOX 3-1 10대 물리치료사 윤리

하나, 물리치료사는 민족, 지역, 인종, 종교, 성별, 신분의 차별없이 전 인류에게 봉사한다.
둘, 물리치료사는 지역사회 주민의 건강증진과 장애 예방을 위하여 항상 노력한다.
셋, 물리치료사는 환자에게 양질의 치료를 제공하기 위하여 산학연구활동에 앞장선다.
넷, 물리치료사는 고통받는 환자와 아픔을 함께 나누며 친절과 정성으로 책무를 다한다.
다섯, 물리치료사는 전문인이라는 자긍심과 사명의식을 갖고 타의 귀감이 된다.
여섯, 물리치료사는 직무상 알게 된 환자의 비밀을 임의로 타인에게 누설해서는 아니 된다.
일곱, 물리치료사는 그 개인의 권위나 이름이 상업적 광고에 이용됨을 허락하지 아니한다.
여덟, 물리치료사는 동료회원은 물론 타 유관단체와도 친목을 도모하여 협회를 유지한다.
아홉, 물리치료사는 회원공동체 바탕 위에 본 회의 무궁한 번영과 발전을 위하여 헌신한다.
열, 물리치료사는 물리의학 발전을 위하여 국제협력 아래 최신기술정보 교류에 동참한다.

출처: 대한물리치료사협회

은 강령을 성실히 준수할 것을 엄숙히 서약한다.

3) 물리치료사의 효율적인 환자관리

(1) 환자관리의 효율적 방안

- 까다로운 환자 빨리 파악하기
- 세심하고 포괄적인 관점에서 진단적으로 이해하기
- 환자와의 협력사항을 파악하기
- 도움을 받을 수 있는지 또는 현 상태를 지속하기를 기대하는지 판단하기
- 어떤 환자의 유형이 치료사를 어렵게 하는지 파악하기
- 환자나 치료사 모두 무력감에 빠지는 것은 나쁘다는 것을 명심하기

(2) 환자의 심리

① 초진

- 질병에 대한 불안함
- 중병을 우려하는 우울함
- 검사 결과와 의사의 능력에 대한 우려
- 앞으로의 진료 방향 예측 및 논의

② 재진

- 주된 관심사: 진료의 내용, 치료 경과, 치료 기간 등
- 진료비에 대한 부담
- 자기중심적 사고
- 불만과 짜증

(3) 치료사와 환자와의 관계

치료사와 환자와의 관계는 분노, 시기, 즐거움, 슬픔, 욕심, 돌봄, 지겨움 같은 여러 가지 정서적 문제를 갖고 있다. 이 중 몇 가지 정서는 자제할 수 있어야 좋은 관계를 맺을 수 있다.

치료에 도움이 되는 정서는 상호존경, 관심, 이해, 신뢰, 라포 형성 등이다. 라포(Rapport)란 '마음의 유대'라는 뜻으로 서로의 마음이 연결된 상태, 즉 서로 마음이 통하는 상태를 뜻한다. 라포가 형성되면 호감과 신뢰감이 생기면서 비로소 마음속의 깊은 이야기까지 할 수 있는 관계가 된다.

2 물리치료사의 직무수행

1) 법률적 지위

(1) 의료기사 등에 관한 법률

〔(타)일부개정 2010.1.18. 법률 제 9932호〕

제1조(목적) 이 법은 의사 또는 치과의사의 지도하에 진료 또는 의화학적 검사에 종사하는 자(이하 "의료기사"라 한다), 의무에 관한 기록을 주된 업무로 하는 자(이하 "의무기록사"라 한다), 시력보정용 안경의 조제 및 판매를 주된 업무로 하는 자(이하 "안경사"라 한다)의 자격 · 면허 등에 관하여 필요한 사항을 정함으로써 국민의 보건 및 의료향상에 이바지함을 목적으로 한다.

(2) 의료기사 등에 관한 법률 시행령

〔(타)일부개정 2010.3.15. 대통령령 제 22075호〕

물리치료사는 온열치료, 전기치료, 광선치료, 수치료, 기계 및 기구치료, 마사지 · 기능훈련 · 신체교정운동 및 재활훈련과 이에 필요한 기기 · 약품의 사용 · 관리, 기타 물리요법적 치료업무에 종사한다.

(3) 보건의료기본법

제3조(정의) 3. "보건의료인"이라 함은 보건의료 관계 법령이 정하는 바에 의하여 자격 · 면허 등을 취득하거나 보건의료서비스에 종사하는 것이 허용된 자를 말한다.

(4) 의료인의 결격사유

① 정신질환자(다만, 전문의가 의료인으로서 적합하다고 인정하는 사람은 그러하지 아니하다)

② 마약 · 대마 · 향정신의약품 중독자

③ 금치산자 · 한정치산자

ㄱ. 금치산자: 자기행위의 성질을 판단할 능력이 없는 정신상실자에 대하여 일정한 자의 청구에 의해 법원에서 재산처분을 금한 자

ㄴ. 한정치산자: 정신은 어느 정도 있으나 가치판단 등을 할 수 있는 능력이 없어 일정한 자의 청구에 의해 법원에서 재산처분을 금한 자

④ 의료법이나 형법 등 의료관련 법령을 위반하여 금고 이상의 형을 선고받고 그 형의 집행이 종료되지 아니하였거나 집행을 받지 아니하기로 확정되지 아니한 자(형법 중 의료관계법 또는 허위로 진료비를 청구하여 환자나 진료비를 지급하는 기관 또는 단체를 기만한 경우, 보건의료관계법령을 위반하여 금고 이상의 형을 선고받고 그 집행이 종료되지 아니하거나 집행을 받지 아니하기로 확정되지 아니한 자)

2) 물리치료사의 역할

치료사는 많은 기술 중에 고객과의 신뢰 형성이 가장 중요할 것으로 생각되며, 자신의 역할을 명확하게 설정하였을 때 적절한 중재행위를 실시할 수 있다. 역할의 설정이 부정확하면 무엇을 어떻게 하여 적절한 중재행위를 할 것인가가 분명하지 않게 되어 전문가로서의 역량이 떨어질 뿐만 아니라 나태해질 수 있다. 따라서 치료사의 정확한 역할을 설정하기 위해서는 물리치료가 무엇인지에 대한 정의를 올바르게 이해해야 한다.

호주 물리치료사협회 회장인 Peter Fazey(2006)가 "물리치료사, 우리는 의사가 되는 것을 원하지 않는다."라고 하였던 내용에 주목할 필요가 있다. 이는 우리가 물리치료의 개념 정의를 새롭게 할 필요가 있고 이에 따른 역할 설정을 정확하게 하여야 된다는 것을 의미한다.

물리치료사가 마사지를 하는 사람 또는 통증치료만을 하고 있는 것으로 알고 있는 경우가 있으나, 물리치료사는 기능적인 움직임을 중재하는 행위를 하는 사람이다. 따라서 통증으로 인한 기능적 움직임의 제한에 대한 치료는 물리치료사가 해야 할 일이며, 통증이 조금이라도 줄어들면 기능적인 움직임을 수행할 수 있게 된다. 이러한 것이 물리치료사의 역할이라고 할 수 있다.

3) 물리치료사의 업무

물리치료사의 업무는 크게 근육뼈대계와 신경계로 나눌 수 있으며, 의료서비스 체계와 사회복지서비스 체계, 스포츠서비스 체계로 분류한다. 의료서비스 체계는 종합병원, 대학병원, 전문병원, 병(의)원, 보건소 등으로 분류하며, 사회복지서비스 체계는 장애인복지관, 장애아동전담 어린이집, 특수학교, 장애인시설, 노인시설 등으로 분류하고, 그 외 스포츠서비스 체계는 여러 분야의 전문 트레이너로 분류할 수 있다.

물리치료사의 업무를 주요 근무지, 근무형태 및 세부업무로 구분하면 다음과 같다(표 3-1, 3-2, 3-3).

표 3-1 의료서비스 체계에서 물리치료사의 업무

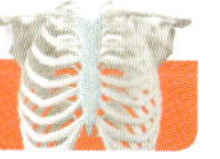

주요 근무지	근무형태	세부업무
2, 3차 의료기관 – 종합병원, 대학병원 (의료원)	물리치료실 업무	• 근육뼈대계 질환자 물리치료 중재 • 신경계 질환자 물리치료 중재 • 노인성 질환자 물리치료 중재 • 수중운동 물리치료 중재 • 각종 암과 치매관리 중재
2차 의료기관 – 전문병원 (정형계, 신경계)	물리치료실 업무	• 근육뼈대계 질환의 전문적인 물리치료 중재 • 신경계 질환의 전문적인 물리치료 중재
1, 2차 의료기관 – 병(의)원	물리치료실 업무	• 근육뼈대계 질환자 물리치료 중재 • 신경계 질환자 물리치료 중재 • 노인성 질환자 물리치료 중재 • 수중운동 물리치료 중재
보건소	재가치료 업무	• 근육뼈대계 질환자 물리치료 중재 • 신경계 질환자 물리치료 중재 • 노인성 질환자 물리치료 중재 • 분야별 예방교육 및 훈련 • 각종 암과 치매관리 예방교육

표 3-2 사회복지서비스 체계에서 물리치료사의 업무

주요 근무지	근무형태	세부업무
장애인복지관	재가치료 업무	• 장애아동 물리치료 중재 • 거동불편 노인환자 물리치료 중재
	물리치료실 업무	• 신경계 질환 소아환자 물리치료 중재 • 신경계 질환, 노인성 질환자 물리치료 중재 • 수중운동 물리치료 중재
장애아동전담 어린이집	치료교육 업무	• 장애아동 치료교육 • 장애아동 물리치료 중재
	물리치료 업무	• 신경계 질환 소아환자 물리치료 중재 • 장애아동 물리치료 중재
특수학교 치료교사	치료교육 업무	• 장애아동(시각, 청각, 지체, 언어) 치료교육
	물리치료 업무	• 장애아동 물리치료 중재
장애아동복지시설	물리치료 업무	• 장애아동 물리치료 중재
	주간보호센터 업무	• 장애아동 물리치료 중재
	재가치료 업무	• 장애아동 물리치료 중재 • 거동불편 장애인 물리치료 중재 • 거동불편 장애노인 물리치료 중재 • 거동불편 해소 내부구조 컨설팅
노인의료복지시설 (노인요양시설 · 노인전문요양시설 · 노인전문병원	물리치료 업무	• 근육뼈대계 질환자 물리치료 중재 • 신경계 질환자 물리치료 중재 • 노인성 질환자 물리치료 중재 • 각종 암과 치매 관리
노인여가복지시설 (노인복지관)	물리치료 업무	• 근육뼈대계 질환자 물리치료 중재 • 신경계 질환자 물리치료 중재 • 노인성 질환자 물리치료 중재
재가노인복지시설 (주간보호시설 · 단기보호시설)	물리치료 업무	• 근육뼈대계 질환자 물리치료 중재 • 신경계 질환자 물리치료 중재 • 노인성 질환자 물리치료 중재

표 3-3 스포츠서비스 체계에서 물리치료사의 업무

주요 근무지	근무형태	세부업무
스포츠 팀 전문 트레이너	선수 관리 업무	• 근육뼈대계의 상해예방과 문제해결을 위한 다양한 중재 • 피로회복을 위한 스포츠마사지 • 테이핑을 이용한 상해예방 및 중재 • 각 분야별 예방교육 및 훈련
운동센터 (필라테스 등)	운동치료 업무	• 운동위주의 치료를 통한 근육뼈대계 질환자의 중재 • 운동을 통한 근력강화 • 운동을 통한 기능회복

임상사례 재활치료 후 이송 중 휠체어 낙상사고

사례

오늘 살펴볼 의료사고 분쟁사례는 재활치료 후 이동 중 휠체어 낙상사고가 발생한 사례입니다. 이번 의료사고 사건의 신청인은 류마티스관절염 및 골연화증으로 약물 치료 중에 두개내출혈, 대동맥박리, 수두증으로 수술한 과거력이 있는 환자입니다. 재활치료를 위해 피신청인 병원에 입원하였으며 재활치료를 받은 후 요양보호사에 의해 병동으로 이송되는 과정에서 휠체어 낙상사고가 발생하였습니다. 환자는 사고 전에 인지기능 저하 및 항정신병제 주사를 맞은 상태였기 때문에 신청인 측은 의료기관 측의 부주의로 발생한 사고라고 주장하였습니다.

이번 의료사고 분쟁사례에 대해서 자세히 알아보도록 하겠습니다.

사건 개요

- 환자: 70대 여자
- 병력: 류마티스관절염 및 골연화증으로 약물치료 중 2013년 두개내출혈, 대동맥박리, 수두증[1]으로 수술

A 의료기관 입원

2013.08.06	• 재활 및 약물치료 위해 입원
2014.05.27	• 치매 등 검사 시행 - GDS[2]: 4점(중등도의 인지장애) - MBI[3]: 15점
2014.06.02	• 재활치료 후 요양보호사에 의해 엘리베이터를 이용하여 4층 병동으로 이송 과정 중 휠체어가 앞으로 넘어짐

B 의료기관 전원

2014.06.02~07.31	• 오른쪽 경막외출혈로 보존적 치료 시행

C 의료기관 전원

2014.07.31~	• 재활 및 약물치료 중 - MBI: 2점

1) 수두증: 뇌의 가운데에 있는 뇌실 안에 뇌척수액이 고여 뇌실이 커진 상태, 치매의 원인 중 하나임

2) 전반적 퇴보척도(Global Deterioration Scale, GDS): 치매가 의심되는 환자나 치매로 진단된 환자의 임상 양상 및 심각도를 7단계(1=인지장애 없음, 2=매우 경미한 인지장애, 3=경미한 인지장애, 4=중등도의 인지장애, 5=초기 중증의 인지장애, 6=중증의 인지장애, 7=후기 중증의 인지장애)로 기술

3) 수정바델지수(Modified Barthel Index, MBI): 뇌졸중 환자의 일상생활활동 평가를 위해 널리 사용되고 있는 도구, [참고] 뇌병변 장애등급 1급(32점 이하): 보행과 모든 일상생활동작의 수행에 전적으로 타인의 도움이 필요함

분쟁 쟁점

환자 측 주장

좌측 편마비 환자를 재활치료 후 엘리베이터로 이송하는 과정에서 환자에게 안전벨트를 착용시키지 않고 휠체어에 태웠으며, 엘리베이터에서 내린 후 다른 직원에게 인계하지 않고 환자를 밀어 낙상하게 함

A 의료기관 측 주장

낙상사고는 환자 이송 담당 직원이 환자를 이동시킨 후, 다른 환자를 이송하기 위해 환자에게서 몸을 돌린 잠깐 사이에 발생한 사고로 환자가 우측 발의 신발을 신으려고 시도하다가 발생한 사고

의학적 판단

가. 과실유무

1) 낙상사고 예방을 위한 안전관리의 적절성

2014년 6월 2일 낙상사고 전 환자는 인지기능 저하 및 항정신병제 주사를 맞은 상태였음. 또한 좌측 반신 부전마비로 인해 앉아있을 때 균형감이 저하되어 혼자 있는 경우 낙상의 위험이 높은 환자였음

따라서 이러한 환자를 휠체어를 통해 이동시키는 경우 혼자 두지 말아야 하고, 안전벨트 등과 같은 고정장치가 부착된 휠체어를 사용해야 하며, 환자 이송 중 멈추는 상태에서는 휠체어 잠금장치를 사용하여 휠체어를 고정해야 함

그러나 낙상사고 당시 환자가 타고 있던 휠체어에는 안전벨트 등과 같은 고정 장치가 없었고, 엘리베이터에서 내린 후 휠체어 잠금장치를 하지 않았으며, 다른 직원에게 인계하지 않고, 타 환자를 이동하기 위해 환자를 홀로 두고 이동하는 등 낙상사고 예방을 위한 안전관리가 적절하지 않은 것으로 검토됨

2) 낙상사고 발생 후 조치의 적절성

낙상사고가 발생된 후 의료진은 환자의 상태를 확인하고 두부 단순 방사선 검사 상 골절이 발생되지 않았음을 확인한 후 안면부 부종에 대한 찜질을 했고, 보호자와 의논 후 검사 소견에 따라 전원을 하였으므로 낙상사고 발생 후 일련의 조치는 적절하였음

나. 인과관계

낙상사고 전 환자는 우측 두개내출혈과 대동맥박리, 치매, 수두증 등과 같은 기존의 질환으로 인해 장애가 있었으며, 수정바델지수(MBI) 15점으로 전적인 간병이 필요한 상태였으나, 휠체어 보행은 가능하였음. 그러나 낙상사고 후 환자의 현재 상태는 수정바델지수가 2점으로 확인되고, 신경학적 상태가 더욱 악화되었음. 이러한 상태의 원인은 낙상사고와 관련되어 발생한 우측 경막외출혈과 관련 있음

현재 환자의 경막외출혈은 수술을 필요로 하는 상태는 아니나, 신경학적 상태를 고려해 볼 때 움직일 수 없는 상태로 스스로 독립적인 일상생활이 불가능해짐. 전신적인 합병증(흡인성 폐렴, 관절 구축, 근위축, 장마비, 욕창, 심부혈전 발생 등) 예방이 필요하며 환자의 상태는 호전되기는 힘들고 고착되거나 더 악화될 가능성이 있음

처리결과

- 손해배상 신청액: 환자 측은 80,000,000원을 손해배상 신청함
- 조정결과: 의료기관은 환자 측에게 28,932,387원을 지급하고, 환자 측은 이 사건과 나머지 청구를 포기하고 향후 민 · 형사상 이의를 제기하지 않기로 양 당사자 합의함

낙상 관련 사례

1) 낙상으로 인하여 대퇴경부 골절, 폐렴으로 사망

- 치매로 입원 중 침대에서 낙상하여 대퇴경부가 골절된 환자가 해당 고관절부위에 대한 인공관절 치환수술이 필요하였으나, 수술에 따른 위험성을 이유로 보호자가 수술을 원치 않아 보존요법을 받던 중 폐렴으로 사망한 사례
- 고령이거나 골다공증이 심한 환자는 외부의 작은 충격에도 대퇴경부 골절 발생 가능성이 커짐. 대퇴골절의 경우 고관절에 대한 인공관절 수술이 요구됨. 인공관절 치환술은 수술 후 통증 완화 및 거동을 가능케 하는 등 장점이 있으며, 보존요법의 경우는 욕창과 호흡기 감염(폐렴 등), 요로 감염 등의 합병증 발생 가능성이 있음. 본 건의 직접적인 사망 원인은 고령, 전반적인 컨디션 및 면역력 저하에 의한 폐렴으로 추정됨
- 환자는 치매로 인한 인지능력 저하 및 고령의 노쇠한 상태로 낙상 고위험군에 해당됨. 의료기관에서 망인의 낙상 예방을 위해 응급벨, 난간 설치, 일반 침상보다 낮은 높이의 침상을 사용하였음이 확인됨. 그러나 고위험 환자로 분류하고 침상에 낙상 주의 표지 및 침상 난간 올리기 등 적극적인 낙상 예방 활동이 없어 안전관리가 미흡하여 낙상사고에 있어 부분적인 책임이 있음

2) 침대 시트 교환 중 낙상으로 늑골 골절 발생, 폐렴으로 사망

- 우측 대퇴골절 및 심근경색증 병력이 있는 60대 남자 환자가 치매로 입원 중 침대 시트 교환 중 침상에서 내려오다가 낙상하여 늑골 골절이 발생하였고, 약 10개월 후 폐렴으로 사망한 사례
- 신청인은 낙상 후 늑골 골절을 진단하지 못하였고, 폐렴에 대한 진단도 늦어져 적절한 치료를 적기에 받지 못해 사망하였다고 주장
- 늑골 골절은 일반 방사선 촬영으로 진단이 어려운 경우였고, 치료방법에서도 통증 조절 외에 특별히 다른 처치가 필요하지는 않았으며 당시의 폐렴도 상급병원 치료로 호전되었으므로 늑골 골절 진단 지연이 폐렴 예후에 영향을 주지는 않았음. 약 10개월 후 발열과 폐렴 발병의 가능성이 있었으나 기본적인 흉부 방사선 촬영도 하지 않아 폐렴의 진단과 치료가 지연되었을 가능성은 있음. 다만 환자는 과거 심한 폐기종 소견(CT)이 있었고 심근경색 병력이 있어 적절한 항생제 투약에도 불구하고 예후가 호전되었으리라 예측되지는 않음(적절한 항생제 투약이 있었더라도 폐렴이 호전되었거나, 환자 사망을 피할 수 없었을 것으로 검토됨)

예방시사점

낙상을 비롯한 안전사고에 대한 각별한 주의의 중요성

- 노인 환자나 치매로 인하여 인지기능이 저하된 환자들의 경우, 낙상 위험도 평가와 함께 기록지에 환자의 낙상 위험도 사정 평가 및 이에 대한 대책을 기록하여야 하는 것이 필수적임
- 위험요인과 함께 잠재적 낙상 가능성에 대한 평가 및 계획을 입원 초기에 진행한다면 낙상으로 인한 사고는 충분히 예방가능함
- 인지기능과 더불어 운동능력이 통합적으로 떨어지는 치매 환자의 특성을 이해하여 환자의 특성에 맞춘 의료기관의 시설적인 뒷받침(낮은 침상 또는 온돌 병실, 문턱 없애기, 미끄럼 방지 시설 등)도 중요함을 일깨워 주는 사례임

출처: 한국의료분쟁조정중재원(2017)

참고문헌

- 물리치료학개론 편찬위원회(2016). 물리치료학개론. 범문에듀케이션.
- 강정일 외(2017). 물리의학개론. 대학서림.

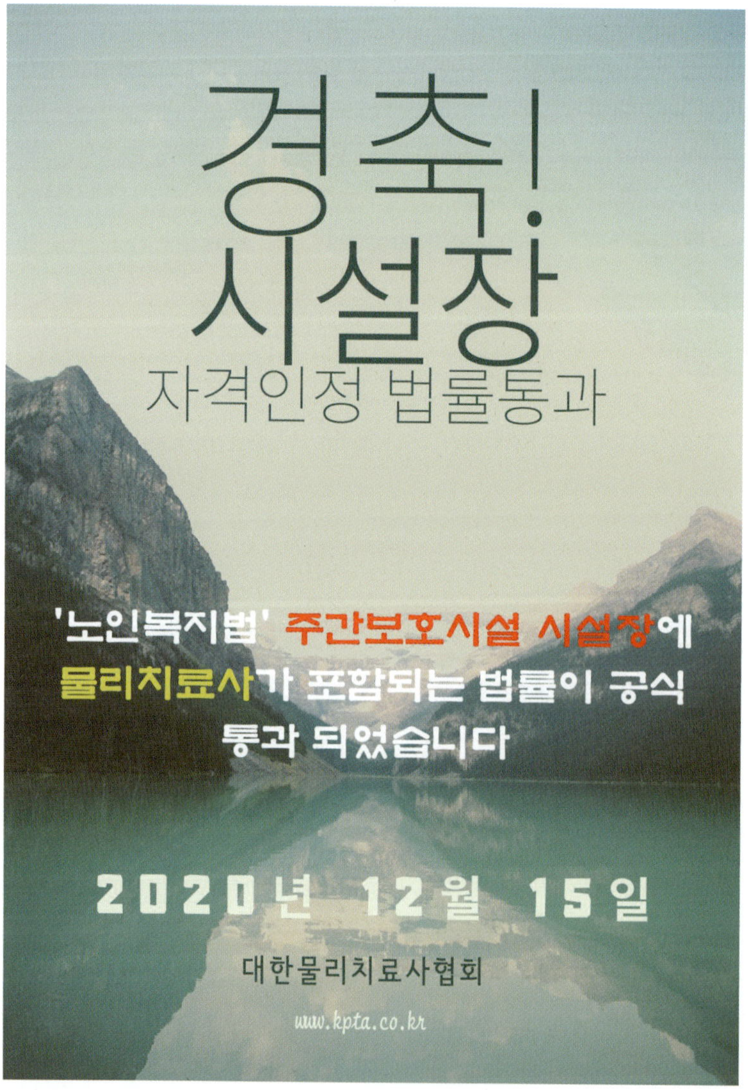

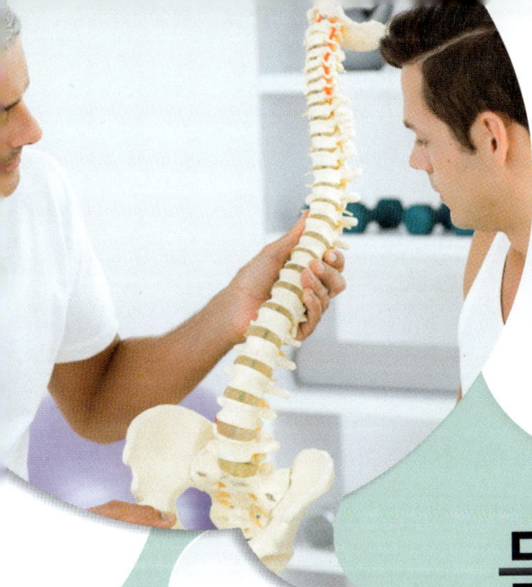

04 물리치료 교육과정

학습목표

1. 물리치료 교육과정을 설명한다.
2. 물리치료 기초의학과목을 설명한다.
3. 물리치료 전공과목을 설명한다.

핵심용어

- 기초의학
- 전공과목

1 기초의학

보건의료 분야에서 의학이나 물리치료학 또는 체육학, 스포츠의학을 전공하고 있는 학생들에게는 기초의학으로서 전반적인 해부학의 이해와 뼈대, 관절, 근육 그리고 신경과 같은 국소해부학의 심도 있는 학습이 반드시 필요하다.

생물을 대상으로 연구하는 학문을 생물과학(biological science) 또는 생물학(biology)이라고 한다. 이것은 다시 형태학(morphology)과 기능학(function)으로 양분하며, 형태학은 세포학(cytology), 조직학(histology) 및 해부학(anatomy)으로, 기능학은 생리학(physiology), 생화학(biochemistry), 약리학(pharmacology) 및 병리학(pathology)으로 세분화 된다.

1) 해부학

해부학(anatomy)은 생명체의 구조와 형태를 연구하는 학문으로 라틴어의 anatome이라는 말에서 유래되었다. 즉 anatomy의 ana–는 영어로 apart라는 뜻과 –tomy의 cutting이라는 뜻의 합성어로 '어느 한 부위를 자르다' 또는 '절개하다'라는 뜻이다.

사람해부학(human anatomy)은 목적에 따라 계통해부학, 병리해부학, 법의해부학으로 나뉘고, 연구방법에 따라 육안해부학, 현미해부학(조직학), 발생학(태생학)으로 나뉜다.

① 계통해부학(systemic anatomy): 사람의 정상적인 구조에 대해 계통별로 해부하는 가장 기초적인 학습방법이다.

② 병리해부학(pathological anatomy): 병의 원인이나 사인을 규명하기 위한 목적으로 해부하는 학습방법이다.

③ 법의해부학(forensic anatomy): 병리해부학의 일부이며, 사인을 법적으로 판정하기 위한 목적으로 해부하는 학습방법이다.

④ 육안해부학(gross anatomy): 메스나 핀셋, 가위, 루페, 실체현미경 등을 사

용하여 인체를 구성하는 장기의 위치, 형태, 구조를 육안으로 직접 확인하는 해부방법이다.

⑤ 현미해부학(microscopic anatomy): 광학현미경 또는 전자현미경을 사용하여 각종 장기의 조직이나 세포수준의 미세구조에 대해 학습하는 해부방법이다.

물리치료학에서 학습하는 해부학은 사람해부학이며, 사람해부학은 구조적 · 계통적으로 피부계, 뼈대계, 관절계, 근육계, 신경계, 감각계, 내분비계, 순환계, 호흡기계, 소화기계, 비뇨기계, 생식기계 등으로 나누어 학습한다.

2) 생리학

생리학(physiology)이라는 용어는 1542년 프랑스의 Fernel에 의해 처음으로 사용되었다. 생리학이란 물리적 · 화학적 방법으로 생명현상을 연구하는 학문이다. 생리학을 나타내는 physiology는 라틴어에서 유래된 것으로, physio–는 자연을, –logy는 학문을 의미한다. 따라서 생리학은 생물과학 분야의 한 분과로 생체(living organisms)의 기능과 현상을 연구하는 학문이다. 또한 생리학은 자연의 성질이나 그 기능을 연구하는 학문이며, 좀 더 구체적으로 설명하면 생체 내에서 일어나고 있는 여러 과정과 활동 및 기능현상을 관찰을 통하여 생물 개체의 부분 혹은 전체적 기능을 나타내는 기전에 대해 연구하는 학문이다.

생리학은 식물을 대상으로 하는 식물생리학(plant physiology), 동물을 대상으로 하는 동물생리학(animal physiology), 박테리아를 대상으로 하는 세균생리학(bacterial physiology), 세포만을 대상으로 하는 세포생리학(cell biology), 운동과 환경변화에 대하여 생리적 현상과 대상을 연구하는 운동생리학(physiology of exercise), 인체를 대상으로 하는 인체생리학(human physiology) 등으로 분류할 수 있다.

인체생리학 또는 의학생리학(medical physiology)은 크게 2가지로 분류할 수 있다. 우리 몸을 구성하고 있는 세포에는 여러 가지 종류가 있으며, 이러한 세포들은 제각기 고유한 특성과 기능을 가지고 있다. 이러한 세포의 특수기능 가운데 공통된 부분만을 엮어서 만든 생리학을 일반생리학(general physiology) 또는 세포생리학이라 하고, 개개의 기관별로 묶어 기능을 대상으로 만든 생리학을 기관생리학(organ physiology)이라고 한다. 이와 같이 생리학은 여러 분야로 나뉘는데, 물리치료학을 공부하는 학생은 주로 인체생리학 영역을 학습하고 다루게 된다.

3) 병리학

병리학(pathology)의 어원은 그리스어 pathos(질병)와 logos(학문)가 합해진 라틴어 pathologia이며 질병학 또는 질병의 과학이란 뜻을 가지고 있다.

병리학은 기초연구와 임상진료를 통하여 발전된 체계적 학문이므로 그 성과와 현황을 정확히 이해하는 것은 의학 및 물리치료를 전공하는 모든 사람에게 필수 불가결한 소양이라 할 수 있다.

병리학은 의학 및 간호 · 보건계열 분야에서 임상 또는 학생에게 필수적인 교과목이다. 병리학은 질병을 다루는 모든 분야의 기본이 되며, 실제업무와도 밀접한 관련이 있다. 질병을 예방하고 잘 치료하려면 먼저 질병의 본질을 파악하는 것이 가장 중요한데, 병리학은 이러한 본질을 연구하는 분야이며, 이와 같은 목적을 이루어 주는 기초의학이라 할 수 있다. 또한 병리학을 공부하기 위해서는 해부학 및 생리학의 선행지식 습득과 생화학 및 조직학에 관한 선행학습이 수반되어야 한다.

병리학 연구의 주요 내용은 질병 경과의 4가지 측면에서 볼 수 있다. 첫째, 질병의 발병 원인인 병원체는 무엇이며, 병원체가 어떻게 질병을 일으키는가에 대한 연구이다. 둘째, 발병기전, 즉 질병의 진행과정과 성립기전에 대한 연구이다. 셋째, 형태적 변화이다. 질병과정 중 형태학적인 변화를 관찰하여 질병에 대한 진단에 이용하는 것이다. 넷째, 기능장애이다. 형태적 변화와 관련된 기능장애에 대한 연구로, 질병에서 나타나는 기능장애가 어떤 형태적 변화와 연관이 있는지를 찾아내고, 그 질병의 본태를 추구하여 임상실제에 적용될 수 있도록 한다.

4) 약리학

약리학(pharmacology)이란 약(drug, medicine)이라는 용어인 그리스어의 pharmakon과 학문을 뜻하는 logia의 합성어로 약에 대하여 연구하는 생물과학의 한 분야이다. 즉 약리학은 약물(drug)의 생체(biosystem)에 대한 작용을 다각적으로 연구하는 학문을 말한다.

의료법규의 의료기사법에 따르면 물리치료사의 업무범위는 물리치료사가 온열치료, 전기치료, 광선치료, 수치료, 기계 및 기구치료, 마사지, 기능훈련, 신체교정운동 및 재활훈련과 이에 필요한 기기, 약품의 사용, 관리, 기타 물리요법적 치료업무에 종사한다고 법적으로 명시되어 있다. 따라서 물리치료학을 전공하는 학생은 약리학에 대한 학습이 반드시 필요하다. 또한, 약물에 관한 지식은 의료계에 종사하는 전문인이라면 반드시 습득해야 하는 필수 지식이다. 새로운 약물이 급속히 개발되고 있는 상황에서 약물에 관한 지식을 가지고 있는 것은 약물의 수요자를 충족시키기 위해 전문인이 지녀야 할 기본 요건이라고 할 수 있다.

약물은 질병의 진단 및 치료, 예방, 경감의 목적으로 쓰이는 화학적 물질을 말하며, 약리학은 이와 같은 화학물질의 생체에 대한 작용, 즉 작용기전(mechanism of action), 치료작용(therapeutic action), 부작용(side action), 독성(toxicity), 응용(uses) 등을 체계적으로 연구하는 학문이다. 또한, 약리학을 이해하기 위해서는 생화학, 약제학, 해부생리학, 병리학, 미생물학, 세균학, 면역학 등 기초과학 분야의 학습도 병행되어야 한다.

약리학은 실험약리학(experimental pharmacology), 치료약리학(pharmacotherapeutics), 약물동력학(pharmacokinetics), 독물학(toxicology), 분자약리학(molecular pharmacology), 약물유전학(pharmacogenetics), 비교약리학(comparative pharmacology) 등으로 분류된다.

2 전공과목

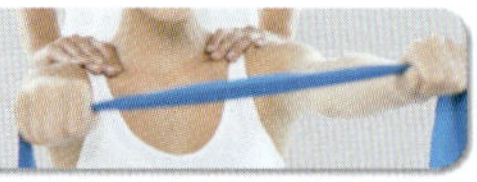

1) 근육검진학

근육검진학(manual muscle testing)은 도수근력검사라고도 하며, 물리치료사나 물리치료학을 전공하는 학생에게 물리치료 검사 및 평가 항목으로 필수적인 학문이다. 도수근력검사법은 Harvard 의과대학의 정형외과 교수인 Dr. Robert Lovett가 최초로 고안한 항중력검사법(gravity test)으로서, 1912년 Boston 소아병원 및 Harvard 소아마비협의회의 물리치료 실장이었던 Janet Merrill에 의해 운동치료실에서 처음으로 실시되었다. 그 후 이 방법은 Wihelmina Wright에 의해 체계화되고 문서화되어 외부의 힘을 이용한 근력검사법으로 자리 매김했다.

최근에는 손으로 검사하는 측정법이나 검사법에 좀 더 정확성을 기하기 위한 기계장치 및 전자식 측정기구, 장비 등이 많이 개발되어 실험 또는 논문작성에도 많이 활용되고 있다. 환자의 근력이나 근육질환의 평가에 많은 진보가 있었으나 도수근력검사법은 아직도 임상과 연구 분야에서 유용한 평가방법으로 인식되고 있으며, 임상에서 근무하는 모든 물리치료사나 물리치료학을 전공하는 학생들에게 매우 중요한 과목으로 자리잡고 있다.

2) 측정 및 평가(진단)

측정(measurement) 및 평가(evaluation) 과목은 환자의 기능과 장애 등을 평가하고, 그 평가를 통하여 작성된 치료계획에 따라 적절한 방법으로 치료를 수행할 수 있도록 도와주는 과목이다. 측정 및 평가는 환자에 대한 접근이 진단이나 평가를 통하여 시작되기 때문에 물리치료를 전공하는 학생이 반드시 이수해야 하는 전공필수 과목이다.

치료의학이나 예방의학 그리고 재활의학 등에서는 의학적 진단을 통해 환자의 질병을 규명한다면, 물리치료학에서는 세계보건기구(World Health Organization, WHO)에서 규정한 손상, 장애, 불구 등에 대한 기능적이고 포괄적인 사정체제를 필요로 한다.

측정(measurement)이란 특정 물질의 넓이나 양, 에너지, 시간 등을 수치로 나타내는 측정치를 뜻하는 것으로 수치화할 수 있는 여러 도구를 이용하여 환자의 현재 상태를 측정하는 것을 말한다. 예를 들어, 관절가동범위를 측정하기 위해 각도계를 이용하는 것이다.

평가(evaluation)란 일반적으로 의학적 소견 및 진단에 따라 환자의 포괄적인 기능을 평가하는 것이다. 즉 평가는 검사 · 측정 · 정보수집에 의한 환자의 장애 정도 및 문제점 파악이라는 제한된 뜻이 아니라 목표설정, 물리치료계획의 설정, 치료효과 및 종료판정 등 물리치료 전반에 걸쳐 의사결정의 요소를 포함하는 것이다. 물리치료의 목적수행을 위한 문제해결식 접근방법으로 물리치료사가 대상자의 신체적 · 사회적 · 심리적인 문제와 치료목표를 분명히 하고, 이를 목적으로 물리치료를 주체적으로 시행하며, 치료결과 및 물리치료 전체를 재확인하는 과정으로 이 과목의 중요성을 말할 수 있다.

3) 운동치료학

운동치료학(therapeutic exercise)은 인체에 장애나 결손이 있을 때, 근육을 운동수단으로 사용해 치료하고자 할 때 필요하며, 그 치료과정에서 분명해지는 자연의 법칙성과 그 역학을 연구대상으로 하는 과학이라고 정의할 수 있다.

운동치료란 근육의 운동으로, 정상적인 일상생활의 요소를 방해하는 조건을 파악하여 각종 질환에서 환자를 빨리 회복시키고자 하는 방법이다.

운동치료의 목적은 각 개인의 정상적인 기능을 회복 · 유지하며 더 나은 능력을 발휘할 수 있도록 촉진할 뿐만 아니라 환자의 초기손상을 예방하고 손상의 재발을 방지하는 방법, 즉 특정 근육 또는 근육군의 비효율성, 기능적인 운동 등의 방법을 교육하는 것이다. 따라서 특정 근육 또는 근육군의 비효율성, 기능적인 운동 등의 회복을 저해하는 일이 없도록 정상 관절가동범위를 유지하고 신체결함을 최소한으로 줄이기 위한 목적으로 운동을 촉진하는 것이라고 할 수 있다. 환자의 상태에 따라 운동치료의 목적이 달라지며, 그 목적에 따라 방법이 달라지고, 그 방법에 따라 사용되는 기구가 달라진다.

운동치료의 효과는 주로 신경계, 근육계, 심장혈관계에서 나타나고, 힘이 작용하는 위치와 스트레스에 의해 달라지며, 점진적인 운동 프로그램으로 자극을 줄 때 근력이나 지구력 증가와 같은 긍정적인 변화를 일으킨다.

운동치료기구는 목적에 따라 다르게 사용된다. 근력향상을 위해 탄력밴드(theraband), 프리웨이트(free weight), N-K 테이블, 위 · 아래 에르고미터(upper & lower ergometer) 등이 사용되고, 관절가동범위를 위해 지속수동운동기(continuous passive motion machine)를 비롯하여 도르래(pulley) 등의 기구가 사용되며 균형과 협응운동, 관절의 안정효과를 위해서 균형판(balance board), 밸런스공(balance ball) 등이 다양하게 이용된다. 또한, 신경계 질환자를 위한 경사침대(tilt table), 척추질환 환자를 위한 견인치료기, 걸음훈련을 위한 기구, 근육뼈대계 질환자의 훈련을 위한 트레이닝 장비와 슬링(sling) 등이 사용된다.

운동치료의 유형에는 관절가동범위운동(range of motion)으로 수동운동(passive exercise), 능동보조운동(active assistive exercise), 능동운동(active exercise) 등 보통 3가지 유형으로 나뉘며, 저항운동(resistive exercise), 뻗침운동(stretching exercise), 유산소운동(aerobics) 등이 있다. 치료적 운동(therapeutic exercise)으로는 윌리엄 운동(William exercise), 웸브라스 운동(Emblass exercise), 골즈웨이트 운동(Goldwaite exercise) 켈리에트 운동(Calliet's exercise), 봉운동, 코드만 운동(Cordman's exercise), 프렌켈 운동(Frenkel's exercise), 버거-알렌 운동(Burger-Allen exercise) 등이 있다.

4) 운동생리학

운동생리학(physiology of physical exercise)이란 각종 신체운동에 따른 생체 여러 기능의 변화 및 그 효과의 실태를 명확히 하여 그 기전(mechanism)을 해명하고, 인체가 운동에 대하여 어떻게 반응(responses)하고 적응(adaptation)해 나가는지에 대한 기전을 제시하고 연구하는 학문이다. 운동생리학의 범주에서 다루는 과제는 다음과 같다.

① 인체는 운동에 어떻게 반응하며, 이러한 반응은 어떻게 일어나는가?

② 운동이 간헐적이거나 지속적으로 반복될 경우에 인체에서 일어나는 반응은 무엇이며, 이러한 반응은 어떠한 기전에 의해서 일어나는가?

③ 운동에 의한 인체의 반응과 적응현상 등을 향상시키기 위한 방법은 무엇인가?

5) 임상운동학

운동학(kinesiology)이란 용어는 움직임의 의미를 지닌 그리스어 kinesis와 logus(학문)의 합성어로 1857년 Dally N.이 그의 저서에서 처음 사용한 것에서 유래되었다. 이 운동학은 넓은 의미에서는 움직이는 동작에 대해 연구하는 학문으로 정의할 수 있으며, 좁은 의미로는 인간운동에 대한 과학적인 연구라고 정의하기도 한다.

운동학은 동작과 기능에 대해 연구하는 학문적 특성상 수학이나 물리학, 통계학, 해부학, 생리학 등 다양한 영역의 기초지식을 필요로 하기 때문에 임상에서 근무하는 물리치료사나 학생들의 입장에서는 쉽지 않은 학문이다.

임상운동학(clinical kinesiology)은 물리치료나 작업치료 혹은 재활 분야, 체육 분야 등 인간의 움직임과 관계되는 영역을 다루는 학문분야에서 가장 중요한 기초학문으로 기능해부학(functional anatomy)과 생체역학(biomechanics)을 포함한다.

운동학은 운동형상학(kinematics)과 운동역학(kinetics)으로 분류한다. 운동형상학은 뼈의 운동을 연구하는 골형상학(osteokinematics)과 관절면 사이의 운동을 연구하는 관절운동형상학(arthrokincmatics)이 있다. 운동역학에는 정지 상태나 일정한 운동 상태에 있는 물체의 운동을 연구하는 정역학(statics)과 가속이나 감속 중에 있는 물체의 운동을 연구하는 동역학(dynamics)으로 분류된다.

6) 전기치료학

전기치료(electrotherapy)는 직류전류, 교류전류, 맥동전류 등과 같은 전기를 이용하여 질병을 진단하고 치료하는 의료과학 분야를 연구하는 학문이다. 이는 전기에너지를 이용하여 인체에 유용한 생리적 반응을 유발시켜 질병 및 손상을 진단하고 치료하는 기술 및 과학이라고 정의할 수 있다.

7) 수치료학

수치료학(hydrotherapy)이란 물의 여러 가지 성질을 이용하여 질병을 다스리고 치료에 대해 연구하는 물리치료 학문의 한 분야라고 정의할 수 있다. 물은 사용법에 따라 다양한 생리학적 반응을 보이며, 물의 온도에 따라 나타나는 반응도 달라진다. 이러한 반응은 체온의 변화, 혈관확장 및 축소를 통한 혈류량 변화를 감지하는 자율신경계의 반응을 유도하여 신체평형을 유지한다. 또한 중추신경계와 자율신경계를 통하여 조직과 기관에 여러 가지 자극이 전달되며, 이에 따라 생체조절 반응이 일어난다.

수치료는 열을 이용한 온열치료와 얼음이나 냉수 또는 드라이아이스를 이용한 냉치료 및 한랭치료로 분류된다. 수치료에서 온열 적용은 주로 표층열이 적용되며 조직온도 상승, 혈액순환, 통증, 근육경련 감소, 관절경화 감소의 생리적 반응 효과를 나타낼 수 있다. 온열효과를 위한 치료기에는 습기와 열기가 동시에 함유되어 있으며, 국소온열치료에 사용되는 온습포, 파라핀욕, 좌욕기, 증기욕기, 와류욕, 하버드탱크, 대조욕 등의 치료기가 있다.

냉의 적용은 주로 급성손상에 적용되나 일부 만성손상에도 사용할 수 있다. 냉의 인체에 적용되는 형태에 따른 생리적 반응은 세포 신진대사의 저하에서 비롯되는 부종감소, 통증 억제와 근 경련 감소, 조직경화, 염증억제 등의 효과가 있다. 냉을 적용하는 치료기에는 냉습포(cold pack), 냉치료기(cryotherapy), 지속적 냉각장치, 극저온치료기(ultra cold therapy) 등이 있다.

8) 광선치료학

광선치료학(phototherapy)이란 빛을 이용하여 의학적인 치료를 하고자 연구하는 학문의 분야를 말한다. 광선치료(light therapy)란 넓은 의미에서 인체에 대한 광선의 영향이나 물리치료 영역에서 취급하는 질환에 대한 광선의 영향 또는 효과를 이론적 배경으로 하여 질병을 치료하는 분야이다.

광선치료의 효과는 열 발생, 신진대사 증진, 혈관확장에 의한 순환증진, 색소침착 등이 있다. 치료에 사용되는 광선은 적외선(infra-red), 자외선(ultra-vio), 가시광선(visible-ray) 및 레이저(laser) 등이 있으며 그 외에도 특수 전자파, 뢴트겐 등이 다양하게 이용되고 있다.

현대에는 전자공학과 의용공학의 발달로 물리치료에 접근하여 다양한 물리치료기기가 개발되어 사용되고 있다.

9) 신경계 물리치료

신경계 물리치료(physiotherapy of nervous system)는 신경계 질환을 가지고 있는 환자의 증상에 따라 능력과 상태에 맞는 적절한 치료법을 선택하여 치료하도록 하는 학문과 치료기술을 말한다.

신경계 물리치료의 목표는 기능적 운동의 유지 및 향상 그리고 악화를 예방하는 것이다. 신경계 병변은 선천적 혹은 후천적으로 발생하며 어떠한 연령에서도 발생할 수 있다. 선천적 질환은 태어날 때부터 나타난다고 할 수 있으며, 후천적 병변은 외상, 질병, 다른 신체적 기전에 영향을 받은 이차적 병변 또는 정상적인 노령화 등의 일부에서 발생된다.

신경계 물리치료는 기능적 운동으로 일상생활활동이나 교육, 직업과 오락 등에 필요한 움직임, 정상적인 패턴의 운동이 일어나기 위해서 필요하다.

신경계 환자를 위한 운동치료는 환자가 능동적으로 참여하도록 해야 하며, 목표지향적이고, 의미있는 움직임으로 구성되어야 한다. 또한 생체역학적 기전과 신경학적 기전 간의 상호의존에도 중점을 두어야 한다. 이러한 운동치료에 대한 기본원칙과 운동조절의 신경학적 기전, 학습과 기억 등 신경생리학적 이론과 정상 운동발달학적 이론을 근거로 여러 가지 신경계 물리치료 방법이 발달했다.

일반적으로 신경계 물리치료 방법에는 루드(Rood), 브룬스트롬(Brunnstrom), 보이타(Vojta), 고유수용성신경근촉진법(proprioceptive neuromuscular facilitation, PNF) 등이 있다. 신경계 운동치료의 특징은 상호보완적인 측면을 가지고 있다. 즉, 신경계 물리치료법은 각각의 장단점과 특징을 가지고 있으므로 환자의 신경계 질환과 증상에 따라 능력과 상태에 맞는 적절한 치료법을 선택하여 치료하도록 하는 학문과 치료기술을 말한다.

신경계통의 질환에는 뇌졸중, 외상성 뇌손상, 척수손상, 뇌성마비, 다발성 경화증, 파킨슨병, 근위축성 가쪽경화증, 안뜰계 질환, 치매 등이 있고 주요 증상들의 진단과 평가를 요한다.

10) 근육뼈대계 물리치료

근육뼈대계 물리치료(physiotherapy of musculoskeletal system)는 질환별 물리치료의 영역으로 근육계와 뼈대계의 질환 위주로 물리치료의 특성과 기기를 이용하여 다루어지는 기술과 학문이다.

정형외과(orthopedic surgery) 영역과 물리치료(physical therapy) 영역으로 질환을 나누어 단계적 절차에 따라 치료하며, 정형외과적 영역의 치료는 다시 수술치료와 보존치료로 나눈다. 물리치료 영역에서 근육계는 질병의 특성에 따라 운동치료와 전문 물리치료를 위주로 치료하며, 뼈대계 질환은 고정 상태와 고정 상태 이후로 나누어 질환별로 단계적 치료를 하게 된다.

주로 다루는 근육계 질환은 근육질환(muscle disease), 진행성 근디스트로피(progressive muscular dystrophy), 중증근무력증(myasthenia gravis), 근긴장증(myotonia), 근긴장디스트로피(myotonic dystrophy), 선천성 근긴장증(myotonia congenital), 선천성 근무긴장(amyotonia congenital) 등이다. 뼈대계 질환은 골절(fracture), 어긋남(dislocation) 및 기형(deformity), 각종 관절염(various kinds of arthritis) 및 관절질환(joint disease), 물렁조직의 병변(soft tissue injury) 등이 다루어진다. 그밖에 근육뼈대계 기타질환으로는 화상(burn), 욕창(decubitus ulcer), 뼈속질염(골수염, osteomyelitis), 변형뼈염

(paget's disease, osteitis deformans), 척수결핵(pott's disease, spinal caries), 뼈엉성증(osteoporosis), 넙다리뼈머리무혈괴사[dry(avascular) necrosis of femoral head], 넙다리뼈머리뼈끝분리증(slipped capital femoral head epihysis) 등이 있다.

11) 심장허파계 물리치료

심장허파계 물리치료(cardiopulmonary physical therapy)는 심장혈관계 및 호흡기계의 기능을 높이기 위해 적용되는 물리치료 방법이다. 주로 심장허파기능의 문제나 질환 또는 재활이 필요한 모든 환자에게 적용된다.

여러 가지 심장혈관계 질환 및 호흡기계 질환은 검사를 통해 환자의 상태를 평가하는 것이 중요하다. 이러한 검사 중에는 물리치료의 영역을 넘어 실시되는 진단적 검사가 다양하므로 물리치료사가 병리적 심각성을 이해하고 적절한 치료계획을 수립하기 위해서는 진단적 검사의 결과를 이해하는 것은 필수적이다.

심장혈관계의 진단은 크게 침습적 방법(invasive procedure)과 비침습적 방법(noninvasive procedure)으로 나뉜다. 침습적 방법으로는 심장도관술(cardiac catheterization)이 대표적 진단방법이며, 비침습적 방법으로는 심장초음파(echocardiography) 검사, 심전도(electrocardiogram), 운동부하검사(exercise stress test) 등이 있다.

운동부하검사는 최근 물리치료사들의 진출영역으로 건강증진실, 산업체 등에서 심전도와 함께 필수적인 지식으로 자리잡고 있다. 운동부하검사의 목적은 심장호흡계의 이상과 질병을 적절한 운동부하로 발견해내고, 운동에 대한 적응력을 파악하여 적절한 운동강도를 처방하는 데 있다.

심장혈관계 물리치료는 수술 후 혹은 의료적 관리가 필요한 환자를 대상으로 심장혈관계의 기능을 증진시키기 위한 목적으로 행한다. 물리치료사는 심장혈관계 질환이 있는 환자에게 적절한 수준의 운동 강도, 시간, 빈도 그리고 정확한 운동 방법을 제시한다.

호흡기계 물리치료는 주로 폐의 기능을 높이고 건강하게 유지할 수 있는 방법이 이용된다. 환자의 폐 기능에 따라 운동처방이 정해지고 훈련프로그램을 통한 운동치료 방법과 호흡운동, 체위배출법 등이 주로 이용되는 호흡기계 물리치료이다. 이 외에도 효과적인 자세 취하기, 호흡근육훈련 및 에너지를 보존하는 방법 등이 있다.

호흡기계 물리치료의 목표는 호흡곤란을 감소시키고 근력과 지구력을 높이며, 폐의 건강상태에 대한 기초지식을 높여 스스로 대처하는 방법을 교육하는 것이다.

12) 정형도수물리치료

정형도수물리치료(orthopedic manual physical therapy)는 맨손치료라고도 하며, 해부생리학, 생체역학, 관절생리학, 신경근생리학, 운동형상학적 개념을 바탕으로 하여 인체조직의 병변을 치료하는 방법이다. 즉, 근육을 포함한 물렁조직 또는 관절의 비정상적인 움직임을 정상으로 회복시키고 생체 역학적 이상을 교정하여 생리적인 움직임이 일어나도록 하는 치료 방법이다. 주로 맨손을 이용하여 관절가동(joint mobilization), 도수교정(manipulation) 등의 관절에 적용하는 기술과 스트레칭(stretching), 마사지(massage) 등의 근육에 적용하는 기술이 사용된다.

정형도수물리치료 방법은 치료법을 개발한 사람에 따라 또는 관점과 기술에 따라 세분화되어 여러 가지 방법으로 발전하여 왔다. 대표적으로는 Cyriax, Kaltenborn–Evjenth, Maitland, Grimsby 등의 방법이 있다. 이 치료법은 서로 다른 이론적 배경이 있으며 각 치료법 간에 기술적인 차이가 크기 때문에 치료사는 적절한 정형도수물리치료를 선택하여 환자에게 적용해야 한다. 그 외에 정골요법(osteopathic), 카이로프랙틱(chiropractic), 근에너지기법(muscle energy technique), 근막이완기법(myofascial release technique) 등도 정형도수물리치료 방법에 해당한다.

정형도수물리치료는 사진, 신경검사, 신경의 운동성 검사, 혈관검사와 관절기능검사, 물렁조직 기능검사 등 정밀한 평가를 거쳐 문제를 찾아내고 다양한 정형도수물리치료 기술을 이용하여 치료한다.

정형도수물리치료의 효과는 결합조직을 뻗침시켜 관절가동범위를 넓히고, 신경구조의 활성화를 통해 통증을 치료하는 것이다. 또한 근육과 결합조직은 관절의 형태와 움직임, 섬유연골 조직에 영향을 미쳐 운동성을 결정하며, 뒤관절(facet joint)의 미끄러짐을 회복시키고, 비정상으로 뻗침되는 관절주머니를 정상회할 수 있다.

13) 통증물리치료

통증물리치료(physiotherapy of pain)는 통증을 일으키는 기전에 대해 학습하고, 통증개념을 바탕으로 통증감소를 목적으로 물리치료 전 분야에 걸쳐 인체 조직의 병변을 치료하는 방법이다.

통증분야에서 통증은 말초와 중추신경계의 생리학적 · 약리학적 · 형태학적 변화에 의한 것임이 밝혀지고 있다. 통증은 조직에 주어지는 유해자극에 대하여 자유신경종말(free nerve ending) 등의 통증수용기가 흥분을 일으킨 것이, 감각섬유를 타고 올라가 척수신경뒤뿌리로 전달되고 리사우어(Lissauer)의 전도로에 연접을 이루며, 시상(thalamus)으로 올라가 다시 시상에서 대뇌피질의 체성감각 영역으로 투사되면 대뇌피질이 그것을 인식하여 받아들임으로써 발생한다.

통증수용기의 흥분에 관여하는 주요 물질로는 브래디키닌(bradykinin), 세로토닌(serotonin), 히스타민(histamine), 칼륨이온(potassium ion), 프로스타글란딘(prostaglandin), 사이토카인(cytokine), substance P 등이 있다.

통증을 감소시키는 진통의 기전은 일반적으로 관문조절(gate control)의 작용과 베타엔도르핀(β-endorphin), 엔케팔린(enkephalin), 디놀핀(dynorphin) 등 내인성 진통물질의 작용 그리고 척수뒤뿔에서 신경전달물질 유리의 억제, 말초로부터 유해자극에 대한 척수뒤뿔신경의 반응, 억제 등 생리적 작용을 일으켜 통증이 위쪽(상행)으로 전달되는 과정을 저하시키는 아래쪽 통증 억제기구에 의한 작용 등이 논의되고 있다.

이러한 배경으로 통증감소를 목적으로 하는 전기치료, 광선치료, 온열 · 수치료, 정형도수물리치료 등 물리치료 전 분야에 걸쳐 다양한데, 약물투여나 수술과는 달리 부작용이 없는 효과적인 방법이라는 장점이 있다.

14) 스포츠물리치료학

스포츠물리치료학(physiotherapy of sports)은 물리치료사와 스포츠가 연계된 학문을 의미하며 해부학, 기능해부학, 생리학, 병리학, 인체역학, 운동학, 체육심리학, 체육학, 교정학 등을 대학교육과정을 통해서 학습하고 익힌다.

스포츠 팀의 팀 닥터를 맡고 있는 물리치료사는 경기 및 대회 중에는 경기현장에서 실제로 선수들의 부상문제를 해결하고, 평상시에는 간단한 의료문제와 경기력 향상을 위한 선수관리 차원에서 물렁조직의 통증이나 기능개선을 물리적으로 해결하기 위해 노력하는 사람을 말한다. 특히, 부상 시에 삠(염좌, sprain)이나 좌상(strain) 같은 간단한 문제는 드라이아이스나 얼음을 이용한 냉치료, 테이핑, 스포츠마사지 등을 실시하고 응급치료를 요할 경우에는 심폐소생술까지도 실시할 수 있는 기술을 익혀야 한다. 부상이 심할 경우에는 병원으로 후송하고 전문의와 상의한다. 팀 감독 및 팀 코치, 선수 등과 유대관계를 맺고 팀 활성화를 위하여 노력하며, 경기 전후에는 물리치료실에서 선수를 돌보고, 부상으로 인한 기능장애 시에는 훈련과 치료를 통해서 다음 경기 및 경기력 향상을 위해 최대한 회복하도록 한다. 따라서 스포츠 팀의 팀 닥터인 물리치료사는 일반적 물리치료 기술 외에도 선수들의 여러 가지 문제점에 대해 많은 것을 알고 있어야 한다.

15) 노인물리치료학

노인물리치료학(geriatric physical therapy)은 물리치료사가 노인에게 나타나는 노인성 질환을 관리하는 치료기술을 말하며, 노인물리치료학이란 치료기술 및 노인의 관리기능에 대해 연구하는 학문을 말한다.

일반적으로 노인이란 생물학적 · 사회적 · 심리적인 요인에 의하여 변화하는 과정에 있는 사람으로 사회변천에 따라 지역적 · 시대적인 영향을 받게 된다.

우리나라에서 노인으로 규정하는 연령은 종래 회갑의 관습에 따라 60세를 일반적으로 노인으로 인정하였다. 그러나 직장이나 직종에서의 은퇴시기 연장과 평균수명의 증가로 인해 최근 우리나라는 65세 이상을 노인으로 정의하고 있다. 또한 인구지표 및 국가 간의 통계자료나 비교에도 이를 기준으로 사용한다.

노인은 노화과정에서 발생하는 기능저하와 손상에 따라 일상생활에서 타인에게 의존하는 정도가 심화되며, 만성 및 퇴행성 질병으로 인해 건강이 악화될 위험에 노출되어 있다. 일반적으로 생활수준의 향상과 의료의 질적 향상으로 사망과 이환에서 급성 질환이 감소하고 반대로 만성 및 퇴행성 질환은 증가되는데, 이러한 노인성 질병양상은 장기적 요양과 함께 총괄적 관리차원에서 노인물리치료서비스를 요한다.

현재 노인의 특성을 고려했을 때 중풍, 만성 및 퇴행성 질환, 치매 노인에 대한 수발과 보호의 필요성이 높아지고 있으며, 기존의 노인은 가정에서 존경받는 어른의 자리였으나, 핵가족화가 되면서 지금은 부담스러운 존재로 가치 변화가 이루어져, 실제 부양을 받고 있는 노인은 감소하고 있으므로 사회적 차원에서의 지원이 필수적이다.

우리나라의 경우 노인복지시설은 주거기능을 수행하는 양로원이나 노인복지주택과 같은 노인주거복지시설과 치매, 중풍 등 질환을 앓고 있는 노인의 요양기관을 수행하는 노인요양시설, 노인여가복지시설, 재가복지시설로 구분된다. 인구 고령화에 따라 이러한 시설도 증가하고 있는 추세이다.

정부는 2008년 7월부터 재가서비스 위주의 노인장기요양 보험제도를 실시하여 2011년까지 단계적으로 시설서비스까지 확대하기로 계획하였고, 2013년부터 지역사회 중심의 노인물리치료 서비스는 다양한 영향력을 발휘하고 있다.

16) 아동(소아)물리치료학

아동물리치료(pediatric physical therapy)는 소아물리치료라고도 하며, 주로 아동 및 소아에 관한 치료원리와 치료기법을 전문적으로 학습하고 터득한 물리치료사에 의해 아이의 개별능력을 관찰하고, 기능적이고 질적인 발달과정을 촉진시키는 것이다. 또한 운동패턴과 변화과정 관찰을 통해 정상발달에 관한 지식을 습득함으로써 아동에게 나타나는 비정상적인 운동을 더 정확하게 진단할 수 있다.

아동물리치료는 아동발달에 관한 지식, 아동심리학, 운동학습 등 기초영역에 관한 전문적 지식을 학습을 통해 습득해야 한다. 또한 아동을 치료하는 물리치료사는 치료활동에 아이를 참여시키기 위해서 절충, 상황, 뛰기, 구르기, 텀블링 같은 치료적 놀이를 한다.

근본적인 치료목표는 아동 개개인의 학습형태, 나이, 문화, 사회, 물리적 환경과 부합되는 의미있는 활동을 결정하는 것이다. 물리치료사가 단순하게 아이의 운동능력과 요구에만 초점을 두고 아이에게 영향을 미치는 사회요인과 가족의 문화적 요인을 무시한다면 좋은 치료결과를 얻기 어렵고 물리치료가 적용되는 아동과 관련된 모든 질환을 밝히는 것도 불가능하다. 그러나 성인과 같이 아동의 질환도 전문영역의 기술이 요구되는 질환이다.

아동물리치료에 적용되는 질환은 크게 정형외과질환, 유전질환, 염색체질환, 환경관련 질환 등으로 분류된다. 주로 정형외과질환으로 물리치료를 받는 대표적인 질환은 유년성 류마티스관절염, 휜발(만곡족), 척추옆굽음증, 선천성엉덩관절 탈구, 뼈형성부전증 등이며, 대표적인 유전적 질환으로는 뒤시엔느근위축증, 척추근위축증, 척추갈림증, 숨은척추갈림증, 수막탈출증(수막류, meningocele), 척수수막탈출(척수수막류) 등이다. 염색체 질환은 낭성섬유증(cystic fibrosis), 다운증후군 등이며, 환경관련 질환은 뇌성마비, 태아알코올증후군, 태생 전 코카인노출 등이다.

신경발달학적 치료접근(neurodevelopmental treatment approach), 감각통합이론(sensory integration theory), 정상발달이론(normal development theory), 전이교육(conductive education), 고유수용성신경근촉진법(PNF) 등이 주로 아동물리치료에 적용되는 대표적인 치료원리와 기법이다.

17) 보조기 및 의지학

보조기(orthosis)를 알기 위해서는 보장구라는 말을 이해하여야 한다. 현재 임상에서 사용되는 용어는 보장구(orthosis), 보조기, 부목(splint) 등이 있다.

보장구는 신체적 결함이나 기형을 방지하고, 변형에 대한 보호 및 교정 또는 신체부위의 정렬을 증진하기 위하여 사용한다. 따라서 보장구는 관절의 가동범위, 즉 관절을 고정하기 위한 정형외과적 보조도구이며, 종합적인 보조장치라고 할 수 있다. 보조기는 정적이라는 의미를 포함하며, 정상적인 자세로 몸의 각 부분을 보호하고, 정렬하거나 잡아주기 위해서 사용하는 도구나 장치를 말한다. 부목은 고정해야 하거나 움직일 수 있는 부분에 사용되는 단단하거나 유연성 있는 도구를 말한다.

보조기는 골절, 선천성 기형 등의 정형외과질환이나 말초신경마비, 중추신경마비 등의 신경계 질환자의 기능불능이나 장애가 있을 때 사용되는 것으로, 장애요인을 최소화하여 정상에 가깝게 또는 정상적으로 불구의 기능이나 잔여기능을 극대화하여 사용할 수 있도록 인체 외부에 지지하는 기계적 또는 전기적 장치라고 할 수 있다.

보조기의 목적은 안정화 또는 고정, 변화의 예방, 교정, 손해예방, 치유촉진, 기능보조 등의 목적으로 신체의 어느 부위에서나 사용되는 기구이며, 급성 손상, 만성 외상, 질병, 수술, 선천성 기형, 변성 질환 등에 기능향상을 목적으로 사용한다.

보조기는 정형외과, 신경외과, 재활의학의 한 부분이며, 의사의 올바른 처방과 보조기 제작사의 정밀한 제작 기술 그리고 물리치료사 · 작업치료사의 과학적인 훈련교육, 특수교육자나 특수체육인의 지도 등이 잘 이루어져야 재활에 성공할 수 있다.

의지(prosthesis)는 팔다리가 신체적으로 절단이나 결손되었을 때 대처하는 인공팔다리(artificial limb)를 말한다. 의지학(prosthetics)이란 의지 및 기능과 대상에 대해 전체적으로 연구하는 학문으로 정의할 수 있다.

의지는 보통 절단부위에 따라 결정되는데 팔의 경우 팔의지(upper pros thesis), 다리의 경우 다리의지(lower limb prosthesis)로 총칭하며, 팔은 필꿉관절(elbow joint)을 기준으로 위팔의지(above elbow prosthesis, AEP), 아래팔의지(below elbow prosthesis, BEP), 다리의 경우 무릎관절(knee joint)을 중심으로 넙다리의지(above knee prothesis, AKP), 종아리의지(below knee prosthesis, BKP)로 구분한다.

그리고 관절을 절단했을 때, 이단의지(disarticulation prosthesis)라고 하며, 뼈의 중간에서 절단 시에는 절단(amputation)이라고 한다. 의지는 기간에 따라

임시의지와 영구의지로 구분된다.

18) 마사지학

마사지(massage)는 어원상 그리스어로 머리를 감는 동작처럼 주무르거나 누르는 의미가 있으나, 종합적으로 정의하면 신경, 근육, 혈관계통에 영향을 미치기 위하여 의학적인 방법으로 인체조직을 치료하는 것이라고 할 수 있다. 따라서 인체구조 및 해부학, 생리학, 질병과 손상에 대한 학습과 지식을 가진 전문인이 마사지에 대한 처방과 시술을 할 수 있다.

19) 피부계통 물리치료학

피부는 우리 인체의 가장 큰 비중을 차지하는 기관으로서 인체를 보호하고 물질의 배설이나 흡수, 감각담당, 비타민 D 생성, 체온조절, 재생 등 다양한 기능을 가지고 인체 내부의 항상성을 유지 및 지속하면서 각 세포를 정상적으로 활동할 수 있도록 하는 역할을 한다.

피부는 표피, 진피, 피하지방의 세 개의 층으로 이루어져 있다. 털이나 손·발톱 등 부속기관도 피부에 포함되며, 이 모두를 외피계통(integumentary system)이라 한다. 이러한 피부는 액을 분비하는 샘(grand)과 몸에서 나타나는 정보와 흥분(impulse)을 전달하는 신경 그리고 체온조절을 돕는 혈관이 포함되는 특수한 조직체계이다.

표피는 피부의 층 중에서 가장 얇은 층으로 외배엽에서 기원하며 각질층(stratum corneum), 투명층(stratum lucidum), 과립층(stratum granuosum), 가시층(stratum spinosum), 바닥층(stratum basale) 등 5개의 층으로 나뉜다. 각질형성세포(keratinocyte), 멜라닌세포(melanocyte), 랑게르한스세포(langerhans cell), 메르켈세포(merkel cell)로 구성되어 있다.

피부계통의 과민성 대표적 질환으로는 건선(psoriasis), 대상포진(herpes zoster), 욕창(decubitus ulcer)과 화상(burn), 건조증, 피부가려움증, 염증, 피부암 등이 있다.

피부계통의 물리치료 시 주의사항은 비누나 소독제 및 알코올 젤 등을 사용하여 감염예방과 감소를 위해 규칙적으로 손을 씻는다. 개인보호 장비를 착용하고 직업의 안정성과 건강안전 규정을 준수한다. 직접접촉으로 인해 피부감염이 전파되므로 일회용장갑의 착용 및 환부와 직접 닿지 않도록 주의하고, 환자가 사용했던 침상, 의료용품 및 기구는 반드시 소독 후에 멸균시켜 재사용한다.

20) 물리치료 윤리학

윤리(ethics)란 감별, 이해, 지향하는 정당화된 도덕적 가치를 적용하는 것을 목적으로 한 규범적 윤리를 의미한다. 도덕적 가치관은 무엇이 옳고, 의무적이고, 허용할 수 있는지를 도덕적으로 판단하는 것을 포함한다. 목적은 개인의 의사결정과 특징, 공공 정책과 법, 조직 절차와 구조에 정당한 도덕적 가치관을 이해하고 적용하는 것이다. 또한 치료사가 접하는 대상자는 사물이 아닌 사람임으로 도덕적 가치의 윤리가 상당히 필요하다.

21) 보건통계학

통계(statistics)란, 일상생활이나 여러 가지 현상에 대한 자료를 한눈에 알아보기 쉽게 숫자로 나타내는 것을 말한다. 각 학문분야의 관심 현상을 체계적으로 설명하기 위하여 이론을 정립하는 경험적 방법을 사용한다. 새로운 이론을 도출하거나 기존에 존재하는 이론을 지지, 거부, 수정하기 위하여 경험적 연구방법을 사용할 때 자료수집을 거쳐 모은 자료를 검정함으로써 결론에 도달하는 절차를 거치게 된다. 어떤 잠정석 가설을 수치로 표현한 통계적 가설과 실험연구나 조사, 관찰 혹은 면접을 통해 수집한 자료를 검정하는 과정을 위하여 통계학이 필요하다. 통계란, 이론을 도출, 지지, 거부, 수정하기 위하여 수집한 자료를 가지고 가설을 검정하는, 즉 확률적으로 판정하는 수리적 논리라 정의할 수 있다.

임상사례 추나치료 후 추간판탈출증의 악화

사례

오늘 살펴볼 의료사고 분쟁 사례는 추나치료 후 추간판탈출증이 악화된 사례입니다. 이번 의료사고 분쟁 사건의 신청인은 수영을 하던 중 발생한 좌측 허리 통증 및 허리 회전의 어려움이 있어 피신청인의 한의원에 방문하여 '요추의 염좌 및 긴장' 진단하에 약 한 달간 침, 부항, 온열요법 등의 치료를 받은 후 추나시술 치료를 진행하였습니다.

신청인은 추나시술 치료 후 좌측 엉덩이의 증상이 호전되었다고 하여 지속적으로 침 치료 등과 추나치료를 받았지만 추후 우측 엉덩이가 아프고 다리가 찌릿찌릿한 느낌과 우측 다리 힘이 풀리며 보행의 어려움을 겪게 되었습니다.

이번 의료사고 분쟁 사례에 대해서 자세히 알아보도록 하겠습니다.

사건 개요

가. 진료 과정과 의료사고의 발생 경위

피신청인 한의원 진료 경위

신청인(1951년생, 여)은 수영을 하던 중 발생한 좌측 허리 통증과 굴신 및 허리 회전의 어려움을 호소로 2013. 11. 22. 피신청인 한의원을 내원하여, '요추의 염좌 및 긴장' 진단하에 침, 부항 등의 치료를 받은 후 같은 해 11. 25., 11. 29., 12. 16., 12. 18. 피신청인 한의원에서 침, 온열요법 등의 지속적인 치료를 받았다.

신청인은 같은 해 12. 26. 피신청인으로부터 침, 부항, 온열요법, 추나시술 치료를 받았으며, 이후 2014. 1. 3. 추나치료를 받은 후 좌측 엉덩이의 증상이 호전되었다고 하여 침 치료 등과 함께 추나치료를 받았다(피신청인 진술: 골타요법 사용).

신청인은 같은 해 1. 8. 치료 시 '추나치료 후 우측 엉덩이가 아프고 다리까지 찌릿찌릿한 느낌이 있고, 우측 다리 힘이 풀려 보행이 어려움을 호소한 바 있고, 같은 해 1. 11. 치료를 받으면 하루 정도 괜찮다가 다시 통증이 생김을 호소하였으며, 같은 해 1. 15. 호전과 악화를 반복함을 호소하였다. 이후 시행된 추나시술은 무료로 시행한 것이라 진료기록에 기재하지 않았는바, 피신청인 진술에 따라 시술경위를 아래 표로 정리하면 다음과 같다.

날짜	시술 내용
2014. 01. 15	추나(근막이완요법)
01. 17	추나(근막이완요법)
01. 20	추나(골타요법)
01. 22	추나(근막이완요법)
01. 23	추나(골타요법)
01. 27	추나(골타요법)
01. 29	추나(근막이완요법)

부산 ○○○병원

1) 2014. 1. 14

요추부 MRI 검사 결과 요추 추간판탈출증, 요추 제4-5번간 및 요추 제5번-천추 제1번간, 전반적인 추간판의 저음영 소견이 관찰되었다.

서울 △△△병원

1) 2014. 2. 5

신청인은 허리 통증 및 우측 엉덩이부터 허벅지, 종아리(후방 외측), 발뒤꿈치까지의 통증을 호소로 내원하여 외래를 통해 입원하여, 요추 신전 장애 및 엄지발가락, 발목의 배측 굴곡 장애, 파행 보행이 관찰되었고, 요추부 MRI 상 요추 제4-5번 추간판의 좌측 중앙부로의 탈출 및 중등도의 척추관중심부협착증, 추간공협착증이 관찰되고, 요추 제5번-천추 제1번 추간판의 우측 중앙부로의 탈출 및 천추 제1번 우측 신경근압박 소견이 관찰되었다.

2) 같은 해 2. 6.

신청인은 양측 요추 제4-5번, 우측 요추 제5번-천추 제1번 개방 추간판절제술을 받았다.

3) 같은 해 2. 21.

신청인은 수술 전 증상이 전반적으로 호전되었으나 우측 종아리부터 발까지 저리고 무딤은 남아 있었고 우측 하지 위약감은 재활치료 후 점차 좋아져서 향후 6주간 보조기 착용 및 재활치료 등의 치료를 계획하고 퇴원하였다.

☆☆☆병원

우하지 방사통 등을 호소로 입원 치료를 받았다. [2014. 2. 21. ~ 3. 21.(30일간)]

환자의 현재 상태

1) ■■대학교 ■■■병원 신경외과 후유장해진단서(2014. 5. 27.자)

- 병명: 요추 추간판탈출증, 요추 제4-5번간 및 요추 제5번-천추 제1번간
- 후유장애 내용: 요통, 우하지 동통 등
- 요추 수핵증후군으로 맥브라이드식 장해평가상 5-A 50% 준용

나. 분쟁의 요지

신청인은 피신청인 한의원의 무리한 추나요법으로 통증이 급속도로 악화되고 추간판탈출증이 발생하는 등 합병증이 발생하여 요추 추간판탈출증 등과 관련된 디스크 절제술 등의 외과적 수술을 받게 되었다며 금 1,000만 원의 손해배상을 청구함에 대하여, 피신청인은 신청인이 피신청인 한의원 내원 전부터 추간판탈출증의 기왕증이 존재하였으나 피신청인의 추나시술 후 통증이 악화되고, 반대쪽으로 증상이 나타났다는 점에서 추나시술이 신청인의 추간판탈출증을 유발한 요인 중 하나라는 점은 인정한다고 하였다.

사안의 쟁점

- 추나치료 과정상의 과실 유무
- 인과관계 유무

분쟁해결의 방안

가. 감정결과의 요지

1) 추나시술의 적절성

추나시술 중 골타요법은 한의학 관련 척추진단교정학회에서 인정된 시술방법으로서, 시술 부작용에는 중증도의 골다공증 환자에게 시술하거나, 잘못된 방법으로 척추 극돌기에 대한 직접 타격을 가할 경우 극돌기 골절 등이 발생할 수 있는 시술이다.

신청인이 처음 내원 시 피신청인은 요추의 염좌 및 긴장으로 진단하고 치료하였으며, 이후 좌측 하지로 발생하는 통증과 저림에 대하여는 추간판탈출증으로 추정한 후 치료방법으로 추나시술을 추가하였다. 피신청인의 진술에 따르면, 피신청인은 추나요법 중 근막이완요법, 골타요법을 사용하였으며, 신청인의 증상에 대한 적절한 강도의 추나요법을 시행한 것으로 보인다.

2) 추나시술 후 통증악화에 대한 조치의 적절성

피신청인 진술에 따르면, 신청인에게 오래된 요통이 있었음을 인지하고 있었고, 2013. 12. 26. 추나요법을 최초 시행할 당시 전과 다르게 좌측 엉덩이부터 허벅지 뒤쪽으로 통증과 저림이 나타나는 등 단순 염좌가 아닌 추간판탈출증의 증상이 나타난 것으로 파악하고 있었던 것을 볼 때, 비록 통증 감소를 위해 완화된 추나요법을 시행했다 하더라도 호전과 악화가 반복되는 등 증상 개선이 분명하지 않았고, 타병원 진단에서 추간판탈출증, 척추관협착증 소견이 확인된 이상, 피신청인 의원에서 추나시술을 지속하기 보다는 증상 발현의 근원적인 원인을 찾아보다 적합한 치료를 위해 전원조치가 필요했다고 보이므로 추나시술 후 통증악화에 대한 조치는 다소 미흡했다고 사료된다.

3) 인과관계

타병원의 요추부 MRI를 확인하였을 때, 제 4-5부 요추의 퇴행성 변화, 후관절 비후, 척추관 협착 소견과 제5요추-제1천추간에서 후관절 비후, 척추관협착 소견이 관찰되며, 최근 급성으로 발생된 변화는 확인되지 않는다.

추간판탈출증은 만성 퇴행성 변화를 기본으로 하여, 일상의 외력(기침, 물건 들기, 오래 구부리고 앉기 등)에 의해 발생할 수 있는 질환이다. MRI 상 확인된 추간판의 후방 탈출에는 굴곡력 특히 체중이 부하된 상태에서의 굴곡력이 주로 관계되고 최근에 발생한 급성의 소견은 확인되지 않고, 신청인에게 시행된 골타요법의 술기 과정 등을 고려할 때 골타요법이 일상생활의 외력보다 통증악화의 원인으로 더 강하게 작용했을 것이라고 보기는 어렵다. 또한 이후 진료기록부상 추나치료 후 증상이 사라졌다가 하루 후에는 다시 통증이 재발하였다는 기록이 있고, 신청인의 증상이 설 연휴를 지나면서 더 악화되었다는 정황을 볼 때 추나시술과의 연관성은 더욱 희박하다고 사료되며, 오히려 신청인에게 기존에 있었던 척추의 만성적인 퇴행성 상태 및 일상생활에서의 역학적 스트레스가 통증악화에 미친 기여도가 더 클 것으로 추정된다.

따라서 추나시술 후 우측 엉덩이부터 다리까지의 통증 발생 원인은 추간판탈출증이라고 판단되고, 환자의 기왕력 및 최근의 영상검사 그리고 치료의 정황을 미루어 볼 때 추나시술로 인해 추간판탈출증이 악화되었다고 보기는 어렵다.

나. 손해배상책임의 유무 및 범위에 관한 의견

손해배상책임의 유무-추나치료상의 과실 유무

신청인의 경우 2013. 11. 22. 피신청인 한의원에 좌측 허리 통증 등으로 내원하여 요추 염좌 등의 진단으로 침, 부항 치료를 받은 점, 진료기록부상 기재는 없으나 피신청인의 진술을 참조할 때 같은 해 12. 26. 골타요법의 추나시술을 시행한 점, 이후 신청인의 증상은 호전과 악화를 반복하다가 2014. 1. 14. 신청외 부산 ○○○병원에 내원하여 요추부 MRI 검사를 시행한 결과 요추 추간판탈출증 등을 진단받고 수술을 권유받은 점, 신청인은 다음 날인 1. 15. 위 신청외 부산 ○○○병원 MRI 소견 및 수술을 권유받은 사실을 피신청인에게 고지한 점, 이후 같은 해 1. 15., 1. 17., 1. 20., 1. 22., 1. 23., 1. 27., 1. 29. 추나요법을 시행하였다고 피신청인이 진술한 점, 신청인은 2014. 2. 5. 신청외 서울 △△△병원을 내원하여 다음 날인 2. 6. 추간판탈출증 등을 개선하기 위한 추간판 절제술을 시행받은 점, 피신청인이 신청인에게 근막이완요법, 골타요법의 추나요법을 시행한 정도는 신청인의 증상에 대한 적절한 강도였다는 감정서의 기재 내용, 또한 골타요법은 한의학 관련 척추진단교정학회에서 인정된 시술방법이라는 점 등을 고려할 때 추나시술은 적절하였다고 사료된다.

신청인은 2013. 12. 26. 좌측 엉덩이부터 허벅지 뒤쪽으로 통증과 저림이 나타난다고 호소하였던바, 피신청인의 답변서 등의 기재내용을 참조할 때 피신청인은 신청인에게 오랜 요통이 있었음을 인지하고 있었고 위 증상이 단순 염좌가 아닌 추간판탈출증의 증상이 나타난 것으로 파악하고 있었던 점, 이후에도 신청인은 통증의 호전과 악화가 반복되는 등 증상의 개선이 명확히 확인되지 아니하였던 점, 타병원 진단 시 추간판탈출증, 척추관 협착증 등의 척추관련 질환이 확인되고 있었던 점 등을 모두 고려할 때 타 병원으로의 전원 조치가 다소 미흡하다고는 사료되나, 피신청인의 골타요법 등의 추나시술로 인하여 추간판탈출증이 악화되었다고 보기는 어렵다는 감정서 기재를 고려할 때 손해배상책임은 인정되지 아니한다.

처리결과

- 합의에 의한 조정 성립(조정조서)
- 당사자들은 조정부로부터 감정결과를 포함한 의료적 · 법리적 사항에 관한 설명을 듣고 피신청인은 도의적 책임으로 위로금을 지급하기를 원하였고 신청인도 이를 받아들여 다음과 같은 내용으로 합의하였다.
  - 피신청인은 신청인에게 금 1,800,000원을 지급하고, 신청인은 이 사건 진료행위에 관하여 향후 어떠한 이의도 제기하지 아니한다.

출처: 한국의료분쟁조정중재원(2017)

참고문헌

- 물리치료학개론 편찬위원회(2016). 물리치료학개론. 범문에듀케이션.
- 강정일 외(2017). 물리의학개론. 대학서림.

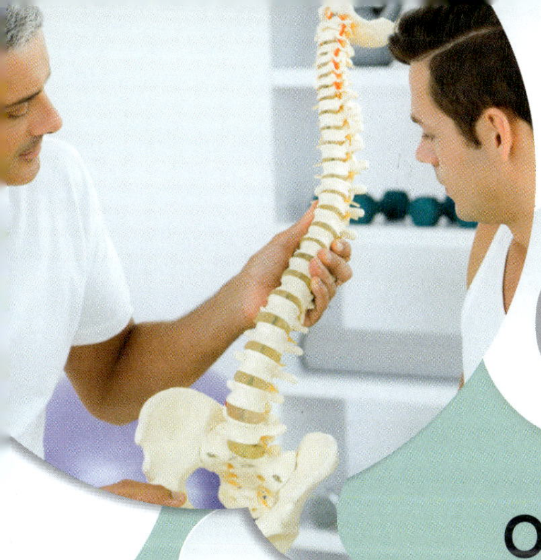

05 인체의 구성

학습목표

1. 인체의 구성을 설명한다.
2. 뼈대계의 개념을 설명한다.
3. 관절계의 개념을 설명한다.
4. 근육계의 개념을 설명한다.
5. 신경계의 개념을 설명한다.
6. 심장혈관계의 개념을 설명한다.
7. 호흡기계의 개념을 설명한다.

핵심용어

- 뼈대(skeleton)
- 관절(joint)
- 근육(muscle)
- 신경(nerve)
- 심장(heart)
- 혈관(blood vessel)
- 호흡(respiration)

1 인체의 구조적 구성 Structural configuration of body

인체는 복잡한 구조적 단계의 결합체라고 할 수 있는데, 물질의 기본단위가 되는 원자(atom), 몇 개의 원자가 모인 분자(molecule) 그리고 분자와 분자가 모여 거대한 분자를 이룬다. 이를 생체고분자(macromolecule)라 한다.

생체고분자가 모여서 세포의 대사와 합성 기능을 수행하는 독자적인 역할을 담당하는 소기관(organelle)을 이룬다. 이러한 소기관의 독특한 기능을 수행하는 인체의 현미경적 기본단위를 세포(cell)라고 한다.

공통의 기능을 수행하는 유사한 세포들의 집단을 조직(tissue)이라고 말하며, 특정한 기능이나 활동을 수행하기 위한 각 조직의 적절한 결합상태를 기관(organ)이라 한다. 몇 개의 기관이 모여 하나의 기능적 단위를 이루는 데 이것을 계통(system)이라 한다(그림 5-1).

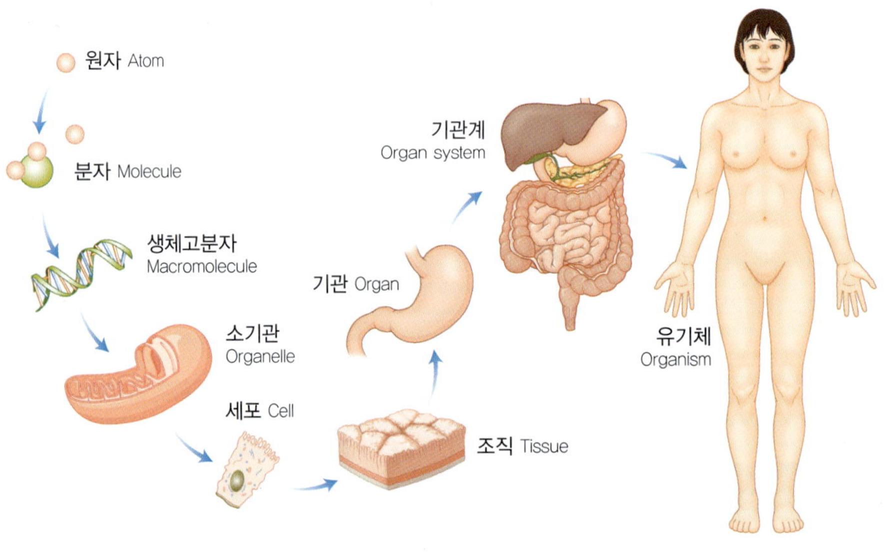

그림 5-1 인체의 구조적 구성 수준과 복잡성

1) 세포 수준

세포는 생명체의 구조적 · 기능적 기본단위이다. 사람은 60~100조 개의 세포로 이루어진 다세포 유기체이다. 위치에 따라 모양과 크기가 다르며 성장, 자극에 대한 반응, 회복, 대사작용 등 여러 생명현상을 나타내며 다양한 기능을 수행한다.

예를 들면, 뼈조직의 기본세포인 뼈세포, 근조직의 기본세포인 근육세포, 지방조직의 기본세포인 지방세포, 신경계를 이루는 구조적 · 기능적 기본단위인 신경세포 등이 있다. 이 세포들의 특이한 구조는 기능과 직접적인 관련이 있다.

2) 조직 수준

조직은 공통의 기능을 수행하는 유사한 세포의 집단이다. 상피조직(epithelial tissue), 결합조직(connective tissue), 근육조직(muscular tissue), 신경조직(nervous tissue)을 인체의 4대 기본조직이라 한다. 예를 들어, 신경세포로 이루어진 기본조직인 신경조직은 정보를 수신하고 전달하는 기능을 한다.

3) 기관 수준

기관은 특정한 기능이나 활동을 수행하기 위한 각 조직의 적절한 결합상태를 말한다. 심장이나 간과 같이 장기의 내부가 조직적으로 차 있는 실질기관(parenchymatous organ)과 위나 방광처럼 내부가 비어 있는 속빈장기(hollow organ)로 구분한다.

각 기관은 하나 이상의 실질조직과 몇몇의 간질조직으로 구성된다. 상피조직은 흡수와 분비의 기능을 수행하므로 실질조직이며 결합조직, 근육소직, 신경조직 등이 간질조직이 된다.

4) 계통 수준

계통은 몇 개의 기관이 모여서 하나의 기능적 단위를 이루는 것이다. 예를 들면, 뼈 · 연골 · 인대 · 관절로 구성되는 신체의 수동적 운동기관인 뼈대계(skeletal system), 뼈대근육 · 심장근 · 민무늬근 · 근막 등으로 구성되는 신체의 능동적 운동장치와 부속기관인 근육계(muscular system), 중추신경(뇌, 척수) 및 말초신경(뇌척수신경, 자율신경)으로 구성되며 신체의 감각과 운동 및 내외 환경에 대한 적응을 조절하는 신경계(nervous system), 눈 · 귀 · 코 등으로 구성되며 신체의 감각을 감수하는 장기인 감각계(sensory system) 등이 있다(그림 5-2).

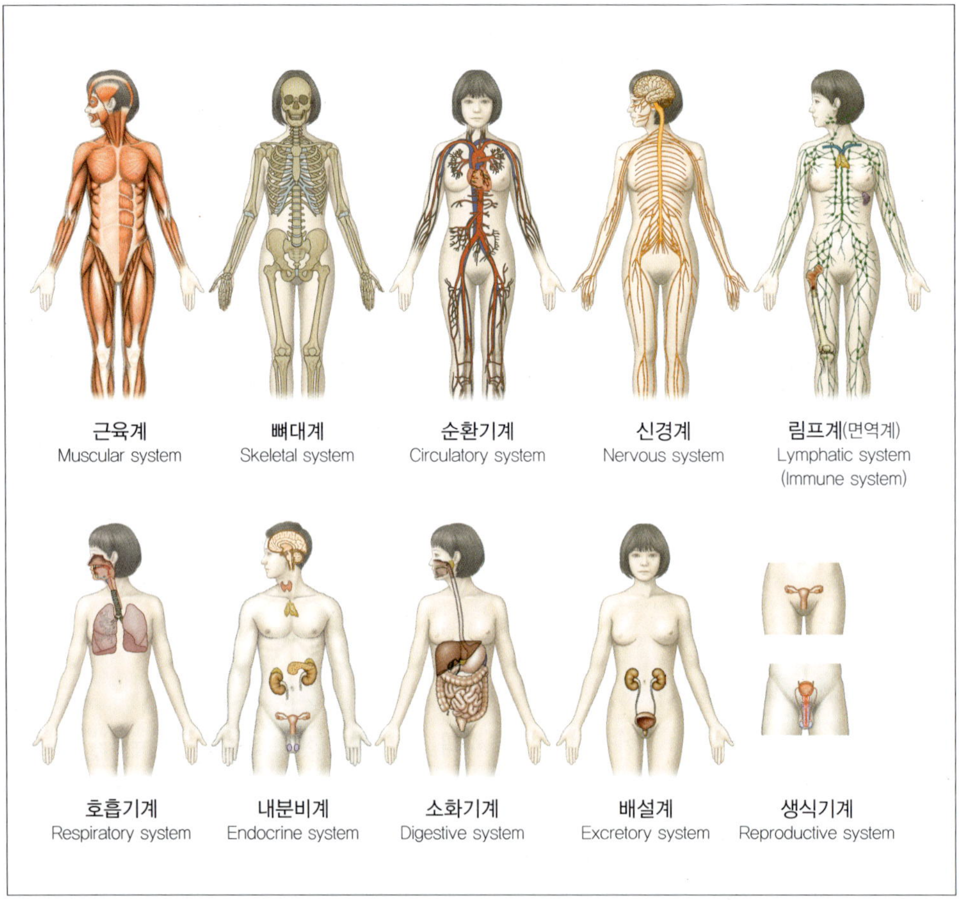

그림 5-2 인체의 기관계

2 뼈대계 Skeletal system

인체의 뼈대는 206개의 뼈로 구성되며, 신체의 중심축을 이루는 몸통뼈대(axial skeleton)와 여기에 결합되어 있는 팔다리뼈대(appendicular skeleton)로 구분된다.

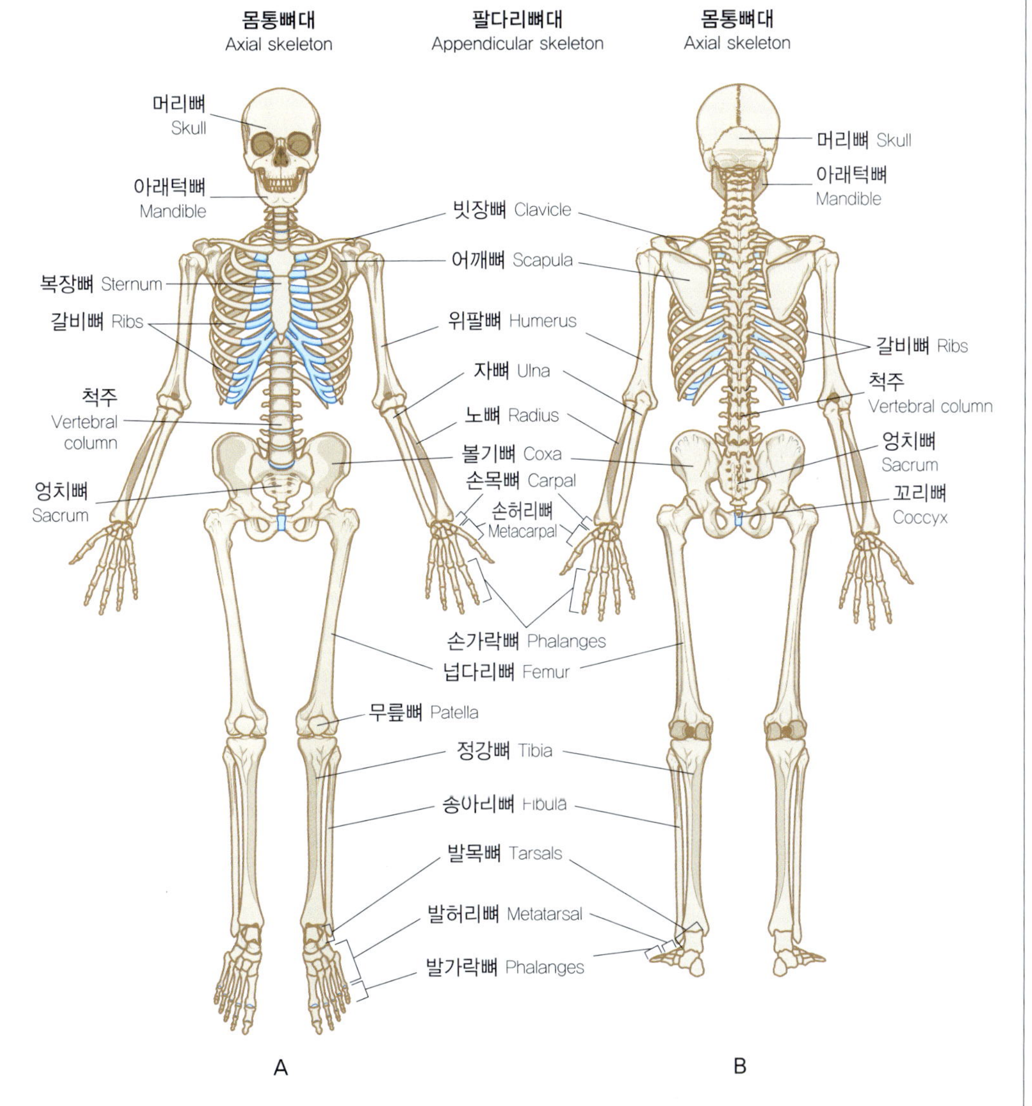

그림 5-3 인체의 뼈대. A: 앞면, B: 뒷면

몸통뼈대는 머리뼈, 척주 등이 있으며 뇌, 심장과 같은 내부장기를 보호하고 지지한다. 팔다리뼈대에는 팔과 다리가 있으며, 이들은 이동하거나 주위 환경에 적응하도록 돕는 역할을 한다.

뼈는 살아있는 조직이어서 무기질을 저장하기도 하며, 뼈 안쪽의 뼈속질(골수)에서는 혈구세포가 생성된다. 또한 관절을 넘어 뼈에 부착된 근육은 수축과 이완을 통해 관절에 운동이 일어나게 한다(그림 5-3).

3 관절계 Articular system

인체의 모든 뼈는 서로 연결되어 뼈대를 형성한다. 이와 같이 뼈와 뼈가 기능적으로 서로 연결된 부위를 관절(joint)이라 한다.

관절을 이루는 두 뼈 사이의 조직 종류에 따라 일반적으로 섬유관절(fibrous joint), 연골관절(cartilaginous joint), 윤활관절(synovial joint)로 분류한다.

1) 섬유관절

섬유관절은 수많은 교원섬유다발로 이루어진 치밀결합조직에 의해 뼈들이 단단히 결합되며 서로 가깝게 인접한 뼈 사이에 존재하여 운동성을 제한한다.

종류로는 두개골의 납작뼈 사이에만 존재하는 봉합(suture), 섬유성 결합조직인 뼈사이막에 의해 뼈들이 결합되는 인대결합(syndesmosis), 뾰족한 뼈돌기와 뼈 소켓이 결합하여 형성되는 못박이관절(gomphosis)이 있다.

2) 연골관절

연골관절은 뼈와 뼈가 연골조직에 의해 연결되는 것으로 초자연골결합과 섬유연골결합으로 분류한다.

초자연골결합은 뼈들이 초자연골(hyaline cartilage)에 의해 결합되며 성장하는 동안 사라지므로 성인에서 이 관절은 부동관절이다. 섬유연골결합은 섬유연골판이 부착되어 뼈들을 연결시키는 결합이며, 힘이 가해지면 섬유연골판이 압축되고 변형되어 제한된 움직임이 일어난다.

3) 윤활관절

인체 대부분의 관절은 윤활관절이며 움직임이 가능한 가동관절이다. 이 관절들은 다른 관절에 비해 구조적으로 복합하다.

관절면이 초자연골에 의해 덮여 있어 압력에 의한 마모를 방지하고 마찰을 최소화하는 관절연골(articular cartilage), 외측의 섬유막과 내측의 윤활막과 같이 두 겹으로 구성되어 있으며 관절의 뼈들을 고정시키는 관절주머니(articular capsule), 관절 내의 연골면을 촉촉하고 매끄럽게 해주는 윤활액(synovial fluid), 윤활액으로 채워져 있는 주머니인 윤활주머니(bursa) 등이 있다.

윤활관절은 관절면의 형태와 운동에 따라 다음과 같이 6가지로 분류한다.

(1) 평면관절

평면관절(plane joint)은 관절하는 면이 납작하거나 약간의 굴곡이 있으며 짧은 미끄럼(sliding)운동이나 짧은 전후(back and forth)운동이 일어난다. 예를 들면, 손목뼈사이관절, 발목뼈사이관절 등이 있다.

(2) 경첩관절

경첩관절(hinge joint)은 관절하는 뼈의 볼록한 면과 다른 뼈의 오목한 면이 만나 경첩과 같이 한 면에서의 운동만 가능하여 굽힘과 폄만 가능하다. 예를 들면, 위팔자관절, 손가락뼈사이관절 등이 있다.

(3) 중쇠관절

중쇠관절(pivot joint)은 둥근면이 다른 뼈와 고리모양의 인대에 의해 둘러싸여 하나의 긴축을 중심으로 회전하는 관절이다. 예를 들면, 몸쪽노자관절, 먼쪽노자관절이 있다.

(4) 융기관절

융기관절(condyloid joint)은 타원형의 관절머리와 관절오목이 만나서 관절하며 바깥돌림운동을 제외한 다양한 운동이 허용되는 관절이다. 정강넙다리관절이 그 예이다.

(5) 안정관절

안정관절(saddle joint)은 양쪽의 뼈가 말안장처럼 모두 볼록하고 오목한 관절면을 가지고 있어, 이 관절면이 서로 맞물려 관절한다. 엄지의 손목손허리관절이 그 예이다.

(6) 절구관절

절구관절(ball and socket joint)은 구형 혹은 반구형의 관절두와 소켓 모양의 관절오목이 만나 이루는 관절이다. 세 축과 모든 방향으로 운동이 가능하다. 어깨관절이 그 예이다.

4 근육계 Muscular system

인체의 40~50%를 차지할 정도로 부피가 가장 많은 근육계(muscular system)는 수축성이 강한 조직으로 인체의 모든 움직임을 담당하는 계통이다. 뼈대근육(skeletal muscle), 내장근육(visceral muscle), 심장근육(cardiac muscle)으로 분류할 수 있다(그림 5-4).

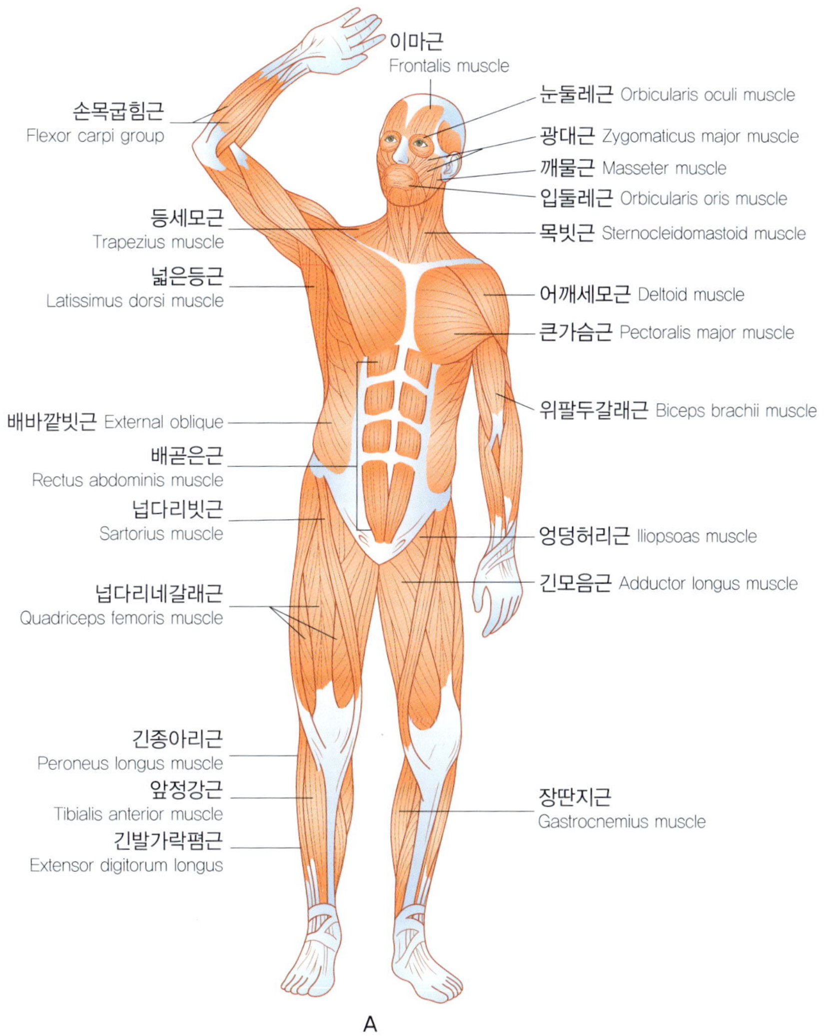

그림 5-4 인체의 근육. A: 앞면

뼈대근육은 힘줄과 널힘줄 또는 근막 등을 거쳐 뼈대나 피부에 부착하는 근육으로 운동신경의 지배를 받아 자신의 의지대로 움직일 수 있는 맘대로근(voluntary muscle)이며, 조직학적으로 매우 섬세한 섬유가 밝고 어두운 띠 형태로 번갈아가면서 가로로 배열되어 있어 가로무늬근육(striated muscle)이라고도 한다.

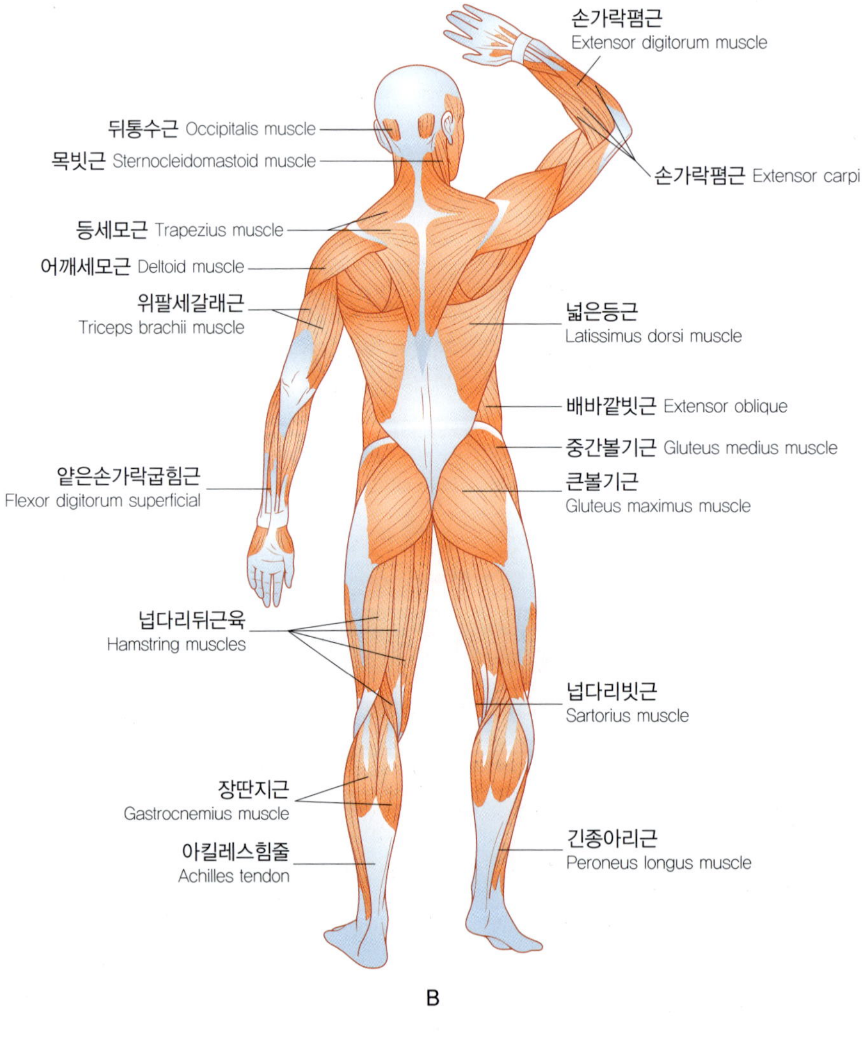

그림 5-4 인체의 근육. B: 뒷면

내장근육은 소화기관 및 내장의 불수의적 운동에 관여하는 근육의 총칭으로서 의지만으로 자유로이 움직일 수 없기 때문에 제대로근(involuntary muscle)이라고도 한다.

심장근육은 심장의 벽, 즉 중간층인 심장근육층(myocardium)을 구성하는 근육으로 뼈대근육과 비슷한 구조를 하고 있으나 우리의 의지대로 움직일 수 없는 제대로근이다.

5 신경계 Nervous system

신경계(nervous system)는 감각 · 운동 및 정신작용을 할 수 있는 특유의 계통이다. 체내 및 체외의 여러 자극을 수용하여 중추에 보내는 들신경세포(afferent neuron), 중추에서는 이를 통합 · 분석하여 적절한 흥분을 일으켜서 날신경세포(efferent neuron)를 통해 효과기(뼈대근육, 민무늬근육, 심장근육 등)로 내보낸다.

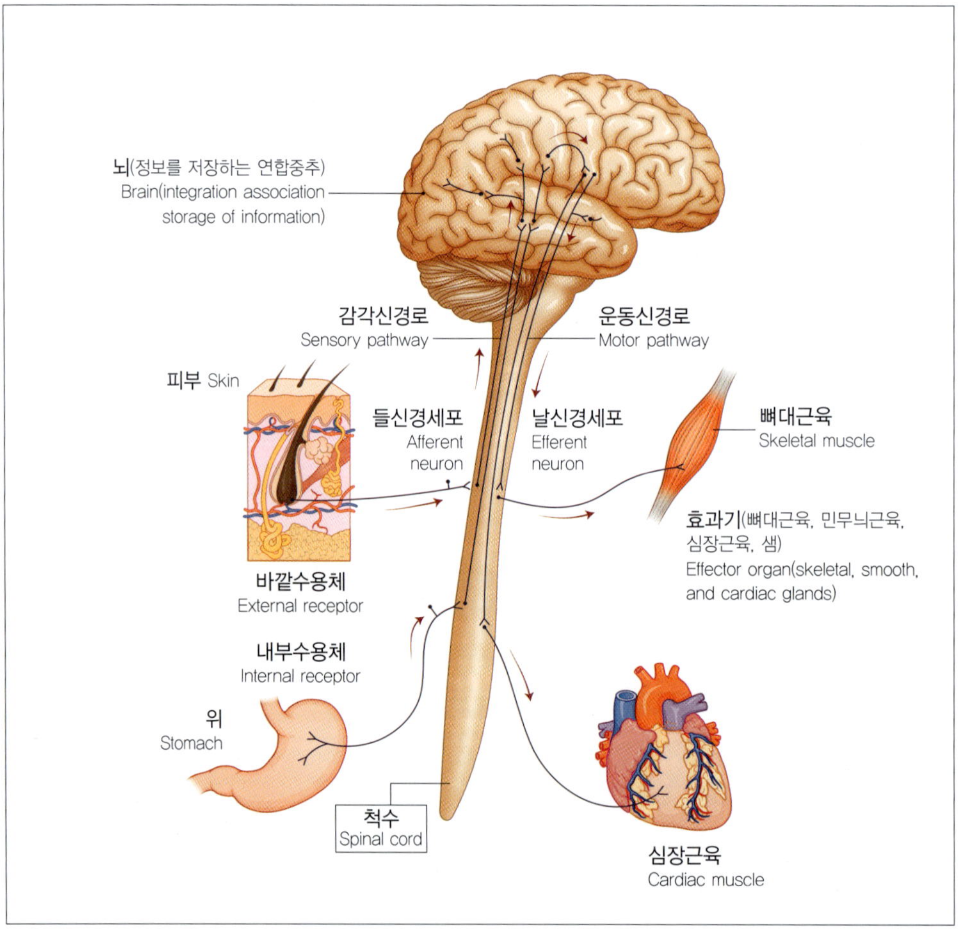

그림 5-5 신경계의 구성

해부학적으로 신경계는 중추신경계(central nervous system)와 말초신경계(peripheral nervous system)로 구분된다. 중추신경계는 뇌(brain)와 척수(spinal cord)로 이루어지며 신경계의 통합과 조절중추로서 말초신경계에서 들어오는 감각을 받아 이것에 대해 반응을 일으킨다. 말초신경계는 중추신경 밖에 있는 모든 신경구조로 이루어지며 12쌍의 뇌신경(cranial nerve)과 31쌍의 척수신경(spinal nerve)으로 구성된다(그림 5-5).

6 심장혈관계 Cardiovascular system

인체의 모든 장기와 조직은 항상 물질대사를 하고 있기 때문에 소화기관에서 흡수한 영양분과 호흡기관에서 교환된 산소를 신체 내의 조직에 공급하고, 각 조직에서 발생된 노폐물과 이산화탄소는 폐와 신장을 거친 후 체외로 내보내게 된다(그림 5-6).

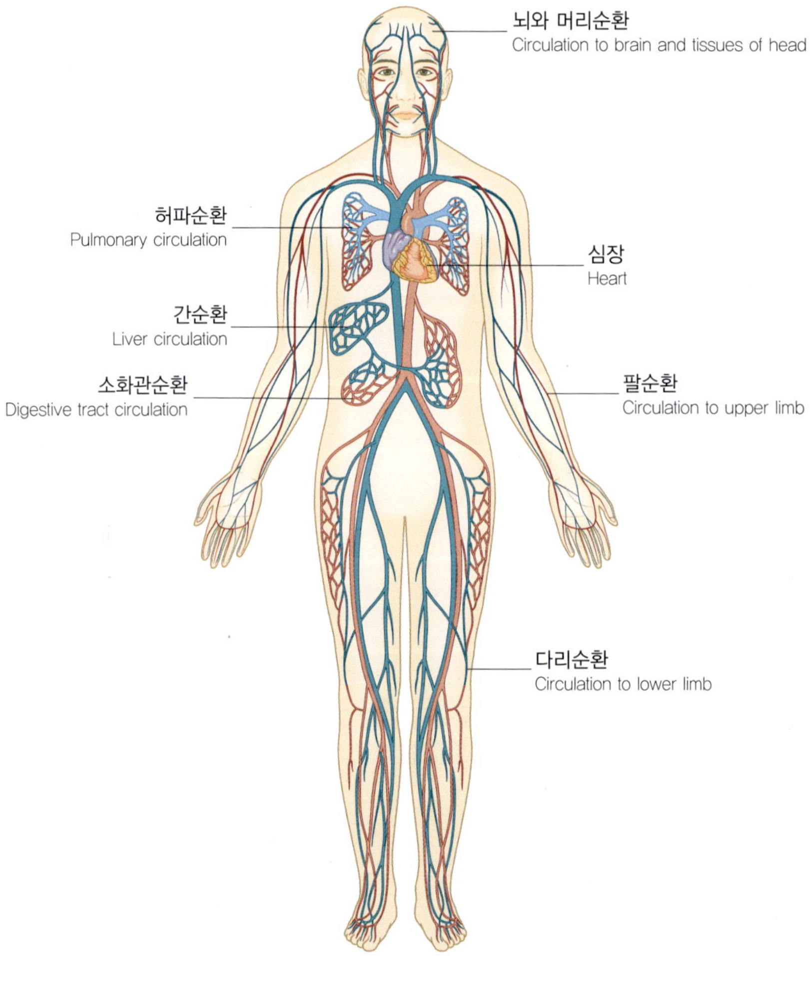

그림 5-6 순환기계

혈관계는 혈액순환의 펌프 역할을 하는 심장, 영양물과 산소를 신체 여러 곳에 운반하는 동맥, 노폐물과 이산화탄소를 체외로 운반하는 정맥으로 구성되며 동맥과 정맥은 모세혈관에 의해 연결되어 있다.

림프계는 림프모세관에서 시작하여 림프관, 림프절과 림프성 조직을 지나 정맥으로 유입되는 계통이다.

7 호흡기계 Respiratory system

세포들은 대사과정에서 끊임없이 산소를 요구하고 부산물로 이산화탄소가 발생한다. 이때 발생한 많은 이산화탄소는 체액을 산성 쪽으로 유도하여 세포에 독성을 일으키기 때문에 이산화탄소는 빠르고 효율적으로 제거되어야 한다. 산소를 공급하고 이산화탄소를 제거하는 일은 순환기계와 호흡기계가 서로 협력하여 조절한다.

이 중 공기의 통로 및 가스교환의 구조물을 호흡기계(respiratory system)라 하며 대기와 허파꽈리, 허파꽈리와 혈액, 혈액과 체세포 간의 가스교환 전 과정을 호흡(respiration)이라고 한다.

호흡기계는 구조적으로 상부호흡기계(upper respiratory system)와 하부호흡기계(lower respiratory system)로 나뉜다. 상부호흡기계에는 코, 인두 등이 있고 하부호흡기계에는 기관, 기관지, 허파 등이 있다(그림 5-7).

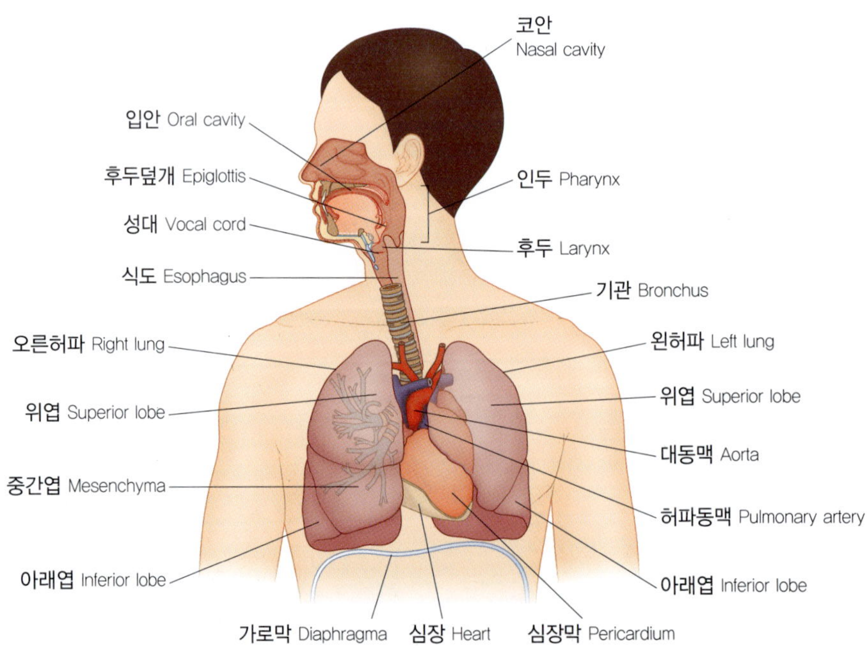

그림 5-7 호흡기계

임상사례 재활치료 중 낙상으로 인한 골절

사례

오늘 살펴볼 의료사고신고 사례는 뇌출혈로 인한 강직성 편마비 환자에 대한 재활치료 시 치료사의 부주의로 인해, 낙상 골절이 발생한 사례입니다. 이번 의료사고신고 신청인은 신체 우측이 약화되는 증상이 발생하여 개두술 및 혈종제거술을 받았던 과거력이 있는 사람이었습니다. 이후 피신청인 병원에 입원하여 재활치료를 진행하던 중 발목이 안쪽으로 꺾이면서 주저앉아, 낙상으로 인한 골절 소견을 받게 되었습니다.
이번 의료사고신고 사례에 대해서 자세히 알아보도록 하겠습니다.

사건 개요

가. 진료 과정과 의료사고의 발생 경위

의료사고신고 신청인(1962년생, 여)은 의식변화 및 신체 우측이 약화되는 증상이 발생하여 2011. 4. 30. ○○병원에 내원하여 진료를 받은 결과, 좌측 피핵 뇌내출혈 진단을 받고 같은 해 5. 1. 개두술 및 혈종제거술(조직검사상 동정맥기형에 의한 출혈 소견)을 받았으며, 이후 피신청인 병원에서 입원 치료를 받고 다른 병원에서 재활치료를 받았으나, 혼자 지내며 일상생활을 하기 어려워 2014. 12. 22. 피신청인 병원에 재입원하였다.

피신청인 병원 재입원 당시, 고혈압 병력 및 우측 편마비, 감각감퇴, 우측 팔다리강직, 우측 감각장애, 전실어증 등의 증상 및 근력정도(어깨 GⅢ, 손목 및 손 GⅡ, 고관절 GⅣ, 발목 GⅢ)에 대한 기록이 있고, 재활치료 및 타병원 약물치료를 받아오던 중이었다.

○○병원 소속 의사 ○○○가 2012. 6. 21 발행한 후유장해진단서의 내용

- 상병명: 뇌내출혈, 고혈압
- 주요치료 내용 및 경과, 각종 검사 소견
  상기환자 4월 30일에 발생한 우측편마비와 의식저하로 ○○병원에 내원하여 뇌출혈 진단받음. 2011년 5월 1일에 두개골절제술을 실시하였으며, 2011년 6월 1일부터 본원 입원 치료중임. 현재 우측편마비로 인하여 기능적이지는 않지만 quadricana를 잡고 도움 하에 보행은 가능한 상태이며 언어장애, 인지장애 등이 있어 타인의 도움이 지속적으로 필요한 상태임
- 상하지, 수, 족, 척추관절의 후유장애내용(A.M.A 방법)
  약관상 신경계 정신행동 장해 1)항에 해당되며 신경계에 장해가 남아 일상생활 기본동작에 제한을 남김. 일상생활 기본동작 제한 장해평가표상 이동동작(20%), 음식물 섭취(10%), 배변 · 배뇨(15%), 목욕(10%). 옷 입고 벗기(5%) 등에 해당되며, 이는 영구장해일 것으로 사료됨

○○병원 소속 의사 ○○○가 2013. 5. 13 발행한 후유장해진단서의 내용

- 진단: 1. 기타 뇌내출혈, 2. 강직성 편마비, 오른쪽 우세 쪽

• 소견

상기환자 2011. 4. 30.에 발생한 뇌출혈 이후, 2011. 8. 1.부터 본원에서 재활치료 유지하였으며 현재 우측편마비 upper/lower GⅢ/GⅣ로 측정되며, 말 어둔함, 인지기능 저하가 관찰되어 지속적인 재활치료가 필요한 상태입니다.

의료사고신고 신청인은 2015. 2. 16. 피신청인 병원에서 재활치료(계단오르기)를 받던 중 왼손으로 계단난간을 짚고 2계단씩 올라서는 순간 오른쪽 다리에 힘이 빠져 오른쪽으로 기울며 발목이 안쪽으로 꺾이면서 주저앉았는데, 족부 및 무릎 방사선검사 결과, 우측 비골 외복사뼈 골절 소견으로 OO병원으로 후송되어 우측 단하지 부목(Rt. short leg splint)을 적용받고 피신청인 병원으로 돌아왔다.

신청인은 2015. 2. 21. OO병원에서 진료 받으면서 부종이 확인되어 같은 달 24. 재외진하여 우측 단하지 석고붕대(Rt. short leg cast)를 적용받았으나, 2015. 3. 27. OO병원에서 족부단순방사선촬영 검사를 받은 결과, 골절 후 불유합 소견이 있어 같은 달 29. OO병원에 입원하여 같은 달 30. 우측 외복사뼈, 발목 골절 진단 하에 관혈적 정복술 및 금속내고정술 받은 뒤에 같은 해 4. 8. 퇴원하였고, 같은 날 피신청인 병원에 재입원하여 치료 중이다.

나. 분쟁의 요지

피신청인 병원은 의료사고신고 신청인이 비록 재활치료 과정에서 오른쪽 발목이 안쪽으로 꺾이는 사고를 당하였으나, 당시 피신청인 병원 의료진은 선량한 관리자로서 주의를 다하여 재활치료를 하고 있었기에 의료상 과실은 아니라고 주장함에 대하여, 신청인은 피신청인 병원이 신청인의 상태를 제대로 파악하지 않고 무리하게 재활치료를 시행하였고, 재활치료 중 환자관리를 소홀히 하여 위 사고가 일어났다고 주장한다.

사안의 쟁점

• 진료의 적절성 및 진료상의 과실 유무
• 인과관계 유무

분쟁해결의 방안

가. 감정결과의 요지

의료사고신고 신청인은 2011. 4. 30. 뇌출혈 병력으로 강직성 편마비, 인지기능 저하 등의 후유증을 가지고 있는 상태로, 적극적 재활치료가 필요한 상황이며, 계단 오르내리기 재활치료는 하지의 대부분의 근육을 사용해야 하는 균형적인 재활치료로 강직성 편마비를 동반한 경우에 적절한 재활치료라고 판단된다.

이 사건 의료사고 발생 당시 신청인은 우측 하지편마비가 있어 낙상 사고 가능성이 있는 상태였는바, 당시 계단 오르기 재활치료가 처음 시도되는 것이었다면 재활치료사의 보다 세심한 주의가 필요했을 것이지만, 수개월 혹은 수십 번의 치료 후에 발생한 것이었다면 재활치료사 1인의 계속적인 보호 감독 및 관리로 충분하였다고 판단되며, 따라서 위 사고 당시 재활치료가 처음인지 혹은 과거에 여러 번 시행되었는지 여부에 따라 재활치료사의 주의의무의 정도에 차이가 있을 것이라고 판단된다.

피신청인 병원 의료진이 위 사고 직후 신청인의 상태를 확인하고 이학적 검사 및 영상학적 검사를 시행하고, 골절 부위에 부목 고정조치를 한 다음, 피신청외 병원으로 후송한 조치는 적절하였으며, 다만 계단에서의 낙상으로 인하여 골절이 발생한 것이기는 하나, 편마비에 따른 골다공증도 골절에 어느 정도 기여하였을 것으로 보인다.

나. 손해배상책임의 유무 및 범위에 관한 의견

1) 손해배상책임의 유무-과실 유무

신청인이 뇌출혈에 따른 우측 편마비 상태로 재활치료가 반드시 필요한 상황이므로 피신청인 병원이 그 재활치료의 일환으로 계단오르내리기 치료를 시행한 점과 신청인이 계단오르기 치료를 받던 중 주저앉자 담당 물리치료사들이 신청인을 바로 일으켜 세우고 신청인의 상태를 확인한 후, 이학적 검사 및 영상 검사를 시행하고 외복사뼈 골절 진단 하에 부목 고정 조치를 하여 피신청외 병원으로 후송, 치료를 받을 수 있도록 한 조치는 모두 적절하다는 위 감정결과는 기록에 비추어 보면 모두 수긍이 간다.

다만 기록에 의하면 신청인이 2015. 2. 16. 계단오르내리기 재활치료를 받을 당시, 담당 물리치료사는 처음에는 신청인 가까이에서 신청인을 주의 깊게 관찰하고 있었으나, 이후 한걸음 물러서서 잠시 주의를 게을리하면서 한눈을 파는 사이 신청인이 혼자 힘겹게 오른 다리를 들어올려 계단을 디디다가 힘에 부쳐 중심을 잃고 앞으로 쓰러졌던 사정을 엿볼 수 있는바, 비록 위 감정결과와 같이 위 사고 당시의 재활치료가 처음인지 혹은 과거에도 여러 번 시행된 것인지 여부에 따라 담당 재활치료사의 주의 의무의 정도에 차이가 있을 수 있다는 점을 감안하더라도, 위 낙상사고는 결국 담당 재활치료사가 신청인에 대한 보호, 관찰 의무를 제대로 이행하지 않아 야기되었다고 봄이 상당하므로, 피신청인 병원은 위 재활치료사의 사용자로서 신청인이 위 사고로 말미암아 입게 된 손해를 배상할 책임이 있다고 할 것이다.

다만 위 감정결과에도 나와 있다시피 신청인이 위 사고로 말미암아 입게 된 골절상은 신청인이 기왕 병력의 후유 장애인 우측 편마비에 따른 골다공증 등 그 체질적 소인에도 상당 부분 기인하였을 것이라는 점 등을 감안하면 피신청인의 위 배상 책임은 공평의 원칙 상 일정한 한도로 제한함이 상당하다 할 것이다.

2) 손해배상책임의 유무-인과관계

피신청인 병원의 진료상 과실과 신청인의 악결과 사이에 상당한 인과관계가 인정된다.

손해배상책임의 범위

가) 석극적 손해

- OO병원 치료비: 피신청인이 OO병원에 지급한 진료비는 총 1,340,223원이다(피신청인은 2015. 2. 16 이후의 모든 외래진료비를 손해액으로 주장하나, 신장내과, 내분비내과, 신경외과 관련 진료비는 이 사건 의료사고와 관련된 비용으로 보기 어려워 제외함).
- 개호비: 피신청인은 2015. 2. 23.부터 같은 해 4. 19.까지의 간병인 사용비용으로 금 3,640,000원 상당의 금원을 요구하나, 피신청인의 경우 사고 전에 이미 기왕병력의 후유증으로 우측 반신마비 상태에 있었으므로, 설사 주장과 같이 위 간병비를 지출하였다 하더라도 그 지출비용 전부가 위 사고로 인한 손해라고 보기 어렵고, 그 중 기왕의 위 후유장애로 인한 부분은 공제하고 난 나머지 부분만 손해로 평가된다는 점 등을 고려한다.

나) 소극적 손해

발생하였다고 보기 어렵다.

다) 책임제한의 정도

신청인의 손해배상책임 범위를 일정 부분 제한한다.

라) 위자료

피신청인의 나이, 이 사건 진료의 전 과정과 결과, 신청인 병원의 과실 정도, 신청인이 겪은 육체적 · 정신적 고통의 정도, 재산상 손해액, 통상 의료소송에서 인정되는 위자료의 산정기준, 이 사건 분쟁이 현재 조정단계에 있는 점 등 조정절차에 나타난 모든 사정을 종합하여 산정한다.

처리결과

- 조정결정에 의한 조정 성립

  당사자들은 감정결과를 확인하고 조정부의 쟁점에 관한 설명을 들었는바, 결국 당사자 사이에 적정한 선에서 합의의 의사가 있음을 확인하고 조정부는 다음과 같이 조정결정을 하였고, 쌍방 당사자가 동의하여 조정이 성립하였다.

  - 피신청인 병원은 신청인에게 금 3,000,000원을 지급하고, 동 금원 이외에는 채무가 없음을 확인한다.
  - 신청인은 이 사건 진료행위에 관하여 향후 어떠한 이의도 제기하지 아니한다.

출처: 한국의료분쟁조정중재원(2017)

참고문헌

- 대한해부학회(2012). 해부학용어. 도서출판 아카데미아.
- 이원택 외(2005). 인체해부생리학. 정담미디어.
- 한국해부생리학교수협의회(2003). 인체해부학. 현문사.
- Williams, P.L. and Warwick, R(2002). Gray's anatomy. saunders.

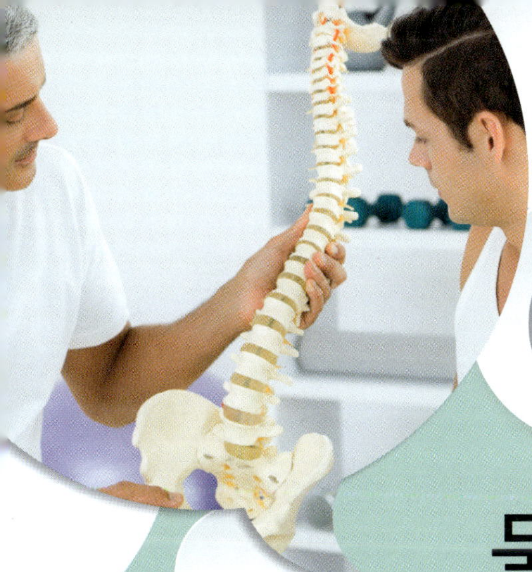

06 물리치료 주요질환

학습목표

1. 근육뼈대계 질환을 설명한다.
2. 신경계 질환을 설명한다.
3. 심장혈관계 질환을 설명한다.
4. 호흡기계 질환을 설명한다.
5. 피부계 질환을 설명한다.
6. 노인성 질환인 균형과 낙상에 대해 설명한다.
7. 당뇨에 대해 설명한다.
8. 뼈엉성증에 대해 설명한다.
9. 요실금에 대해 설명한다.
10. 인지증(치매)에 대해 설명한다.

핵심용어

- 근육뼈대계 질환(musculoskeletal disease)
- 신경계 질환(neurological disease)
- 협심증(angina)
- 심근경색증(myocardial infarction)
- 심장기능상실(cardiac failure)
- 무기폐(atelectasis)
- 만성폐쇄폐질환(chronic obstructive pulmonary disease, COPD)
- 균형과 낙상(balance and fall)
- 당뇨(diabetes)
- 뼈엉성증(osteoporosis)
- 요실금(urinary incontinence)
- 인지증(치매)(dementia)

1 근육뼈대계 질환

1) 골절

골절(fracture)은 일반적으로 강한 외력에 의해 뼈나 골단판 또는 관절면의 연속성이 완전 또는 불완전하게 상해를 받아 변형을 일으킨 상태를 의미한다. 또한 뼈 주변에 있는 물렁조직이나 장기의 손상도 동반된다.

골절의 일반적인 증상은 골절 부위 주변으로 통증과 압통을 느끼며, 통증은 미미하기도 하지만 골절 부위를 움직이면 더욱 심해진다. 골절 부위에 출혈로 인해 부종과 종창이 나타나고, 골절된 부위를 보호하려고 자세의 변화가 일어난다. 신경의 손상이 동반될 경우 감각이상과 저린 느낌이 발생하며, 심한 외상인 경우 장기손상, 기능상실 및 쇼크 등이 동반될 수 있다.

골절선의 방향에 따라 가로(transverse) · 빗(경사, oblique) · 나선형(spiral) · 세로(longitudinal) 골절 등으로 나눌 수 있으며(그림 6-1), 골절편 수에 따라 3개 미만인 단순골절(simple fracture)과 3개 이상인 분쇄골절(comminuted fracture)로 나눌 수 있다.

골절편 전위에 의해 생성된 변형에 따라 각형성전위(angulation displace-

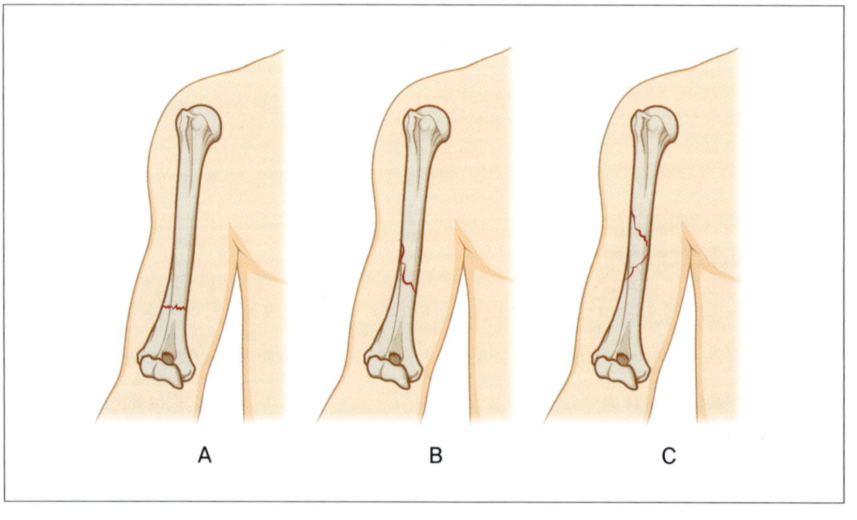

그림 6-1 골절선 형태에 의한 분류. A: 가로골절, B: 빗골절, C: 나선형골절

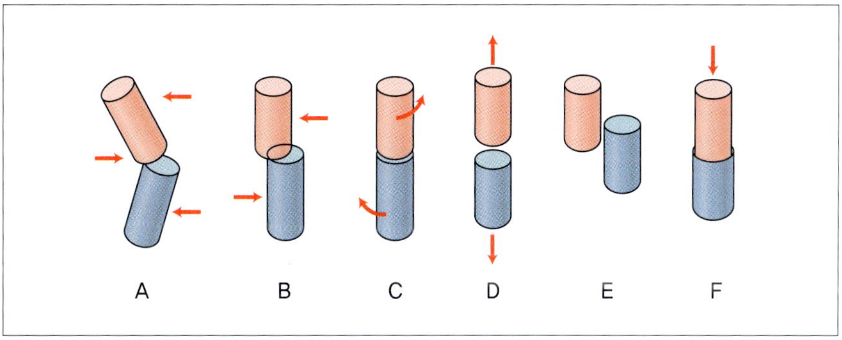

그림 6-2 골절편 전위에 따른 분류. A: 각형성전위, B: 엇갈림전위, C: 돌림전위, D: 신연전위, E: 겹침전위, F: 끼임전위

ment), 엇갈림전위(shearing displacement), 돌림전위(rotation displacement), 신연전위(distraction displacement), 겹침전위(overriding displacement), 끼임전위(impaction displacement) 등으로 나눌 수 있다(그림 6-2).

2) 탈구

탈구(dislocation)는 선천성, 외상성, 습관성 등과 같은 원인에 의해 관절에 완전 파열이나 붕괴가 일어나 서로 접촉해 있던 두 관절면의 접촉이 완전히 소실되어 운동이 불가능한 상태를 말한다. 아탈구(subluxation)는 경한 파열이나 두 관절면의 일부분이 접촉되어 있는 상태를 말한다(그림 6-3).

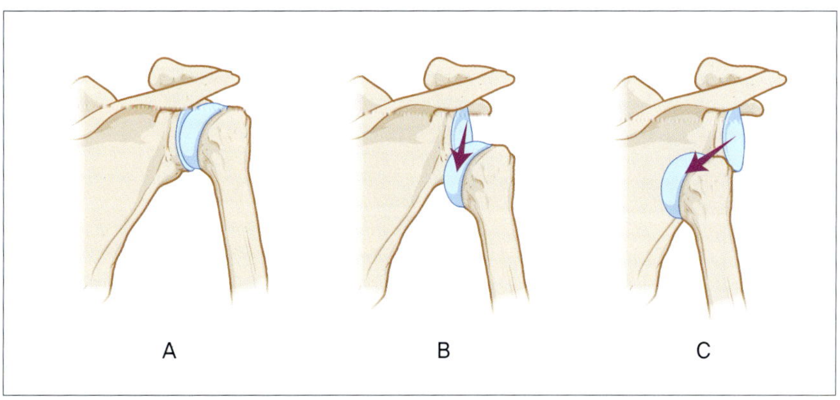

그림 6-3 어깨관절에서의 아탈구와 탈구. A: 정상, B: 아탈구, C: 탈구

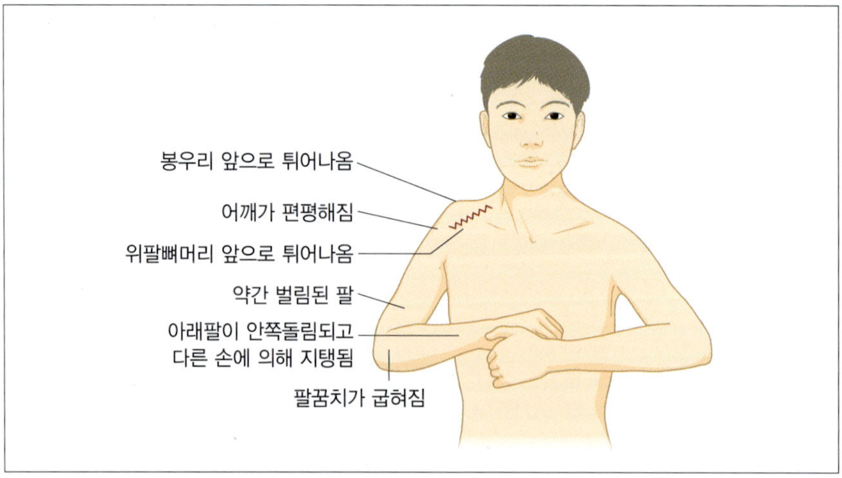

그림 6-4 부리돌기아래 탈구 변형

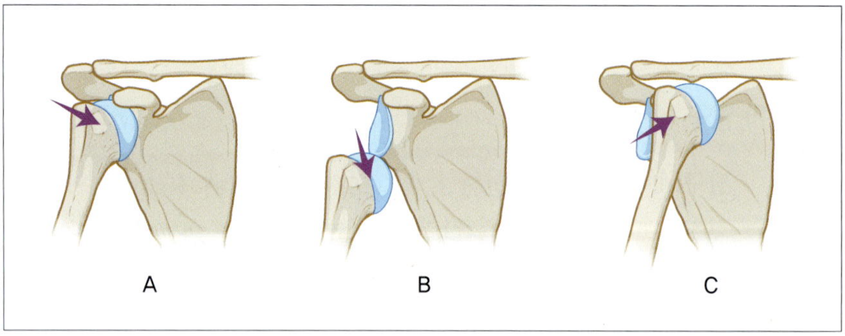

그림 6-5 어깨관절 탈구의 종류. **A:** 부리돌기아래 탈구, **B:** 오목관절아래 탈구, **C:** 빗장뼈아래 탈구

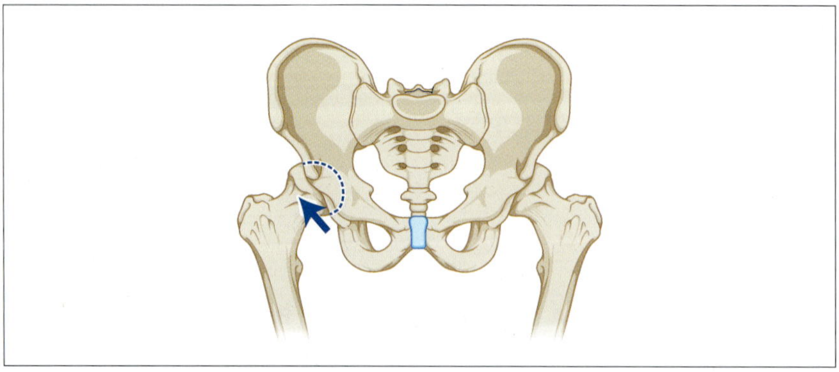

그림 6-6 엉덩관절 뒤쪽 탈구

탈구와 아탈구의 주요 원인은 외상이며, 일반적으로 탈구관절 주위의 신경, 혈관 및 연부조직의 손상을 동반하게 된다.

탈구의 임상적 증상은 탈구된 관절에 매우 심한 통증을 호소하며, 탈구된 관절의 모양이 변하고 관련 팔다리의 변형이 나타난다(그림 6-4, 6-5, 6-6). 결과적으로 손상 정도의 차이는 있지만 어느 정도의 기능상실이 일어난다. 도수정복 후 오랜 기간 동안의 고정은 유착, 강직(stiffness) 및 근육의 위축(muscle weakness)을 가져온다.

3) 기형

선천성 기형(congenital anomaly)이란 출생 전에 발생하는 태아 자체의 문제 또는 외부요인의 문제로 발생하는 신체적 발달이상을 말한다. 선천성 기형의 원인으로는 염색체나 유전자이상인 유전적 요인(genetic factor)과 약물, 알코올, 흡연 및 감염 등의 환경적 요인(environmental factor) 그리고 두 요인의 상호작용으로 발생하는 복합적 이상인 혼합적 요인이 있다.

후천성 기형은 출생 후 자라면서 뼈, 관절, 신경 및 근육 등의 질병 또는 외상, 스트레스, 비정상적인 자세나 습관, 내분비 및 대사장애 등에 의한 것을 말한다.

기형의 정도에 따른 분류 및 내용은 표 6-1과 같으며, 기형의 종류도 다양하다(그림 6-7, 6-8, 6-9, 6-10, 6-11).

표 6-1 기형의 정도에 따른 분류 및 내용

분류	내용
1도	• 뼈에 변화 없음 • 물렁조직에 기계적인 스트레스로 인하여 근장력에 변화가 발생함 • 환자 자신의 노력으로 교정이 가능함
2도	• 뼈의 변화가 나타나기 시작함 • 물렁조직에 구축과 단축이 확실히 발생하며, 신체정렬에 변화가 뚜렷하게 나타남 • 물리치료 등의 중재로 어느 정도까지는 교정이 가능함
3도	• 뼈의 변화가 심하게 나타남 • 수술을 통한 교정이 필요함

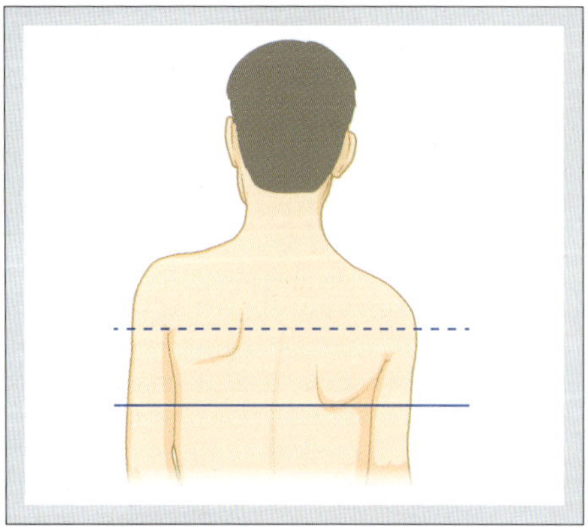

그림 6-7 선천성 위쪽 어깨뼈

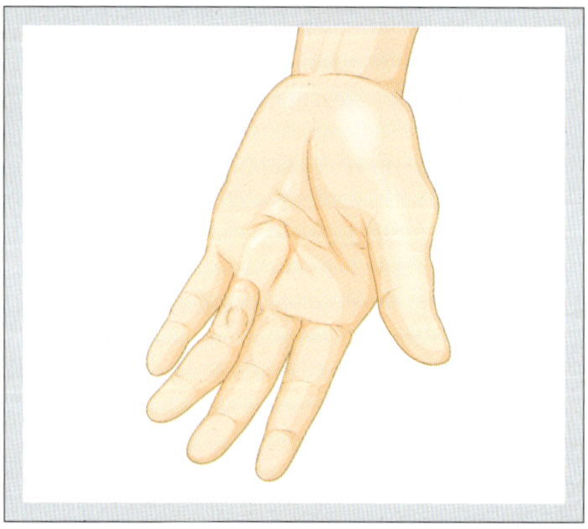

그림 6-8 제4~5번째 손가락의 뒤피트랑 구축

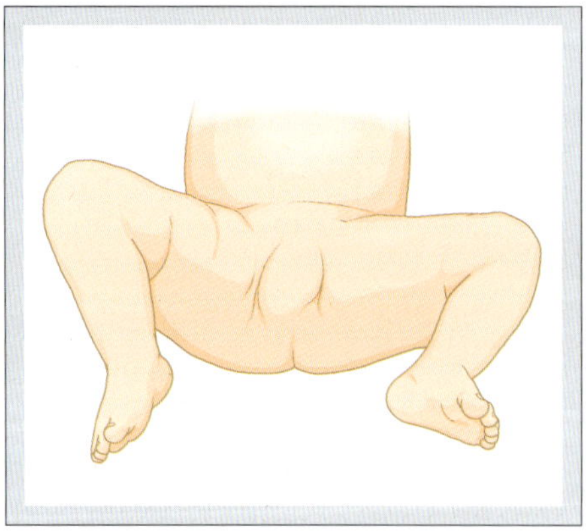

그림 6-9 오른쪽 엉덩관절의 탈구 및 벌림 제한과 궁둥뼈볼기 피부주름의 비대칭

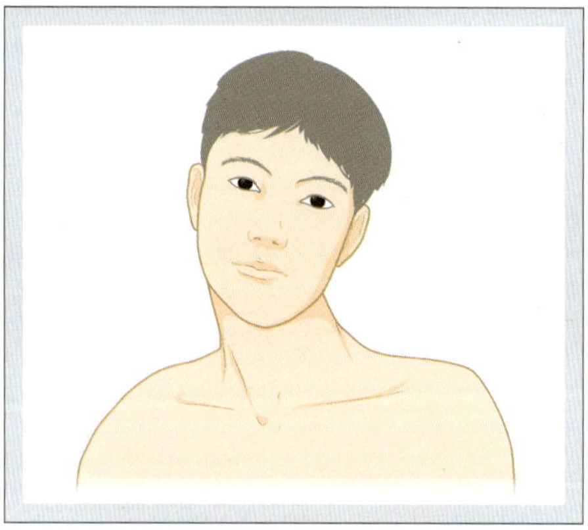

그림 6-10 왼쪽 기운목 형태

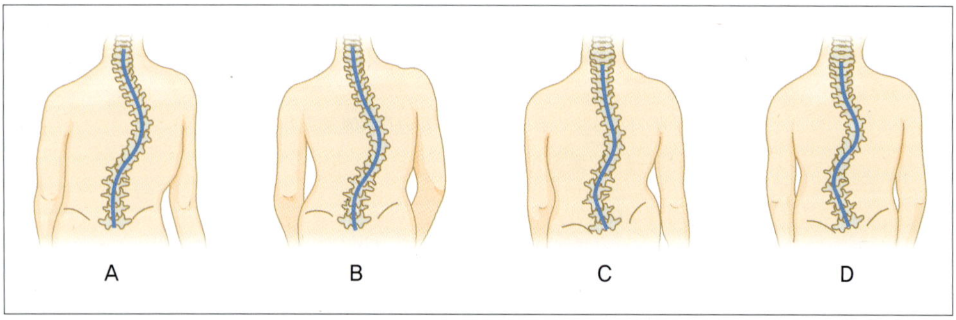

그림 6-11 S형과 C형의 척주옆굽음증

A: 오른쪽 등뼈의 곡선, B: 오른쪽 등허리뼈 부위의 곡선, C: 왼쪽 허리뼈의 곡선, D: 오른쪽 등뼈 부위와 왼쪽 허리뼈 부위의 곡선(곡선이 크게 양측으로 나타남)

4) 물렁조직 손상

물렁조직(soft tissue)은 수축성 조직(contractile tissue)인 근육(muscle)과 비수축성 조직(noncontractile tissue)인 힘줄(tendon), 인대(ligament), 관절주머니(articular capsule), 연골(cartilage) 및 근막(myofascia) 등으로 구성된다.

일반적으로 섬유가 모여 다발이 되고 여러 다발이 모여 근육을 이루는데, 근육의 역할은 뼈의 움직임과 관절의 안정성 및 몸의 보호 등 다양하다. 기능으로 보면 수의적으로 움직이는 골격근과 불수의적으로 움직이는 내장근으로 구분되며, 대부분의 골격근은 질긴 섬유막인 근막으로 싸여진다.

인대는 뼈와 뼈 사이를 연결하며, 관절의 인정성과 운동성에 적절하게 대응할 수 있는 구조적 특징을 가진다. 또한 신경섬유가 많아 긴장 및 손상 시 통증에 민감하게 반응하며, 혈액공급 및 회복관련 세포가 적으므로 치유속도가 매우 느리다.

힘줄은 한쪽 끝이 근육, 다른 한쪽 끝은 뼈 또는 뼈를 싸고 있는 뼈막에 부착되어 있으며, 근육에서 발생된 힘을 뼈에 전달하는 역할을 한다. 손상은 주로 반복적인 외력에 의해서 일어나며, 대부분은 뼈 또는 뼈막 부착부에서 발생한다. 물렁조직 질환은 표 6-2와 같다.

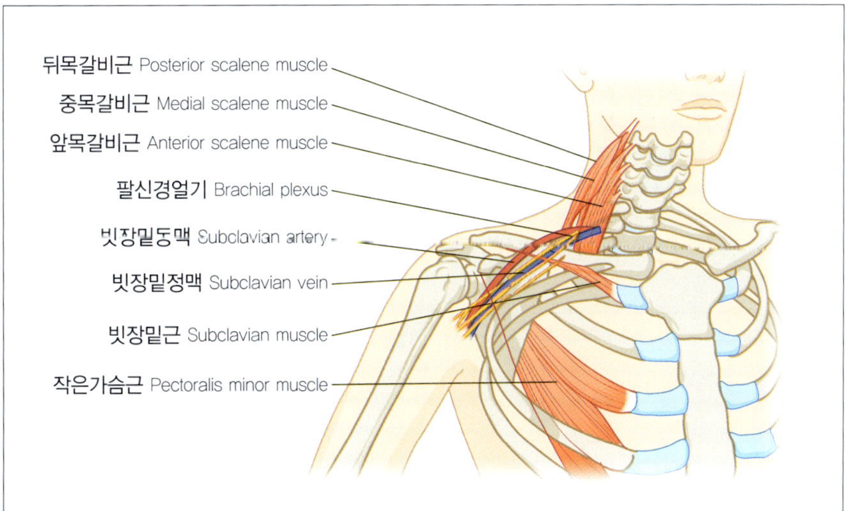

그림 6-12 가슴문부의 해부

표 6-2 물렁조직의 질환 및 내용

<table>
<tr><th colspan="2">질환</th><th>내용</th></tr>
<tr><td colspan="2">가슴문증후군
(thoracic outlet syndrome)</td><td>• 목에 위치한 앞목갈비근, 중간목갈비근, 뒤목갈비근, 제1갈비뼈 및 작은가슴근 등 사이를 통과하는 팔신경얼기, 빗장밑동 · 정맥 및 겨드랑혈관이 선천성 기형, 외상, 근비후 등의 원인으로 압박을 받아 팔에 신경이나 혈액순환장애를 일으킨다(그림 6-12).</td></tr>
<tr><td colspan="2">채찍질손상
(whiplash injury)</td><td>• 교통사고 시 물리적 외력의 원인으로 관성에 의한 목뼈부손상을 의미한다.
• 목뼈부에서 일차적으로 과굽힘 이후 곧바로 젖힘(hyperextension)이 일어나는 경우와 일차적으로 젖힘 이후 과굽힘이 일어나는 경우가 있다(그림 6-13).</td></tr>
<tr><td colspan="2">굳은어깨
(frozen shoulder)</td><td>• 유착성 관절주머니염, 관절 내 · 외 관절주머니 유착, 팔이음뼈 근육 구축과 강직 등 용어로 사용된다.
• 어깨관절에서 통증, 운동 제한 및 근육에 위축(weakness)을 동반한다.</td></tr>
<tr><td colspan="2">테니스팔꿉증
(lateral epicondylitis, tennis elbow)</td><td>• 운동선수, 근로자 또는 가정주부 등이 손목관절에서 많은 폄 움직임 시 발생한다.
• 위팔노근, 긴노쪽손목폄근 및 짧은노쪽손목폄근의 이는곳인 위팔뼈가쪽위관절융기 부위에 염증, 찢김, 파열 등을 동반하며, 최근에는 가쪽위관절융기염 또는 통증성 팔꿉관절증후군 등의 용어로 사용된다.</td></tr>
<tr><td colspan="2">골퍼팔꿉증
(golfer's elbows)</td><td>• 골프, 투수 등이 손목관절에서 많은 굽힘 움직임 시 발생한다.
• 원엎침근, 노쪽손목굽힘근, 자쪽손목굽힘근 및 긴손바닥근의 이는곳인 위팔뼈 안쪽위관절융기 부위에 손상이 나타난다.</td></tr>
<tr><td rowspan="3">무릎관절</td><td>십자인대손상</td><td>• 앞십자인대는 무릎관절의 과다굽힘, 젖힘, 정강뼈안쪽돌림 때 긴장되며, 정강뼈가 앞쪽어긋남(전방전위) 또는 돌림을 방지한다.
• 뒤십자인대는 무릎관절의 굽힘 또는 폄 때 모두 긴장되며, 정강뼈가 뒤쪽어긋남(후방전위)을 방지한다(그림 6-14).</td></tr>
<tr><td>곁인대손상</td><td>• 안쪽곁인대는 무릎관절 가쪽에 바깥굽은력, 가쪽돌림과 벌림에 의해 손상이 나타나며, 가쪽곁인대는 무릎관절 안쪽에 모음과 안쪽돌림력에 의해 손상이 나타난다.</td></tr>
<tr><td>반달연골손상</td><td>• 안쪽반달연골은 바닥에 고정된 다리에 대해 넙다리의 안쪽돌림력에 의해 손상이 나타나며, 가쪽반달연골은 넙다리의 가쪽돌림력에 의해 손상이 나타난다(그림 6-15).</td></tr>
<tr><td colspan="2">아킬레스힘줄손상</td><td>• 아킬레스힘줄은 제일 크고 강한 힘줄이며, 발목관절의 과도한 발등굽힘, 외상 등에 의해 손상이 나타난다.</td></tr>
</table>

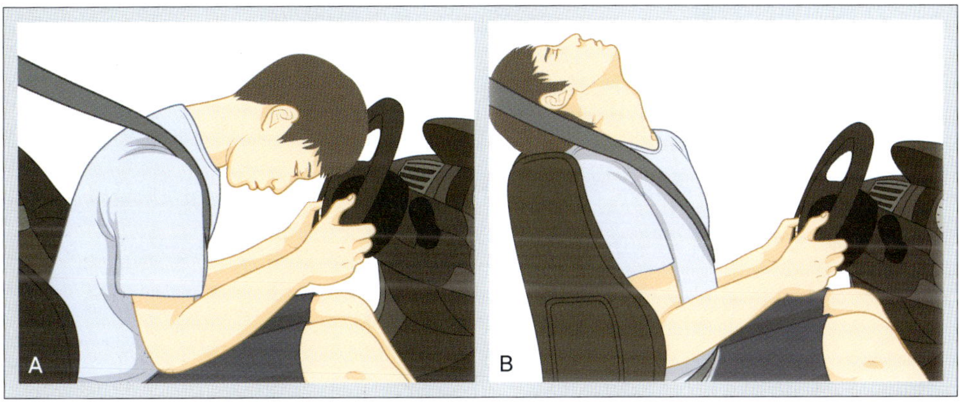

그림 6-13 채찍질손상 기전. A: 과다굽힘 손상, B: 젖힘 손상

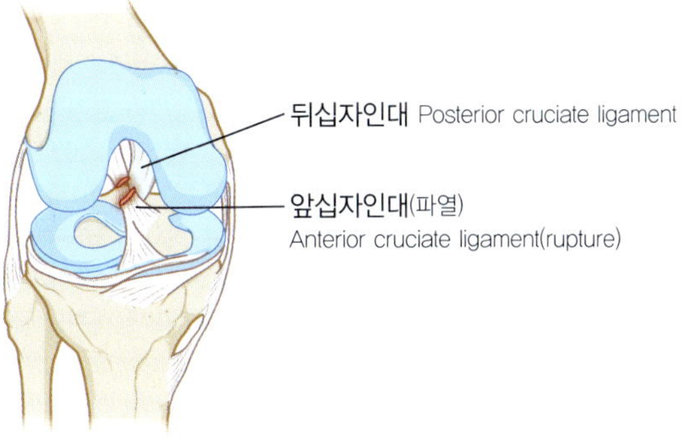

그림 6-14 십자인대손상

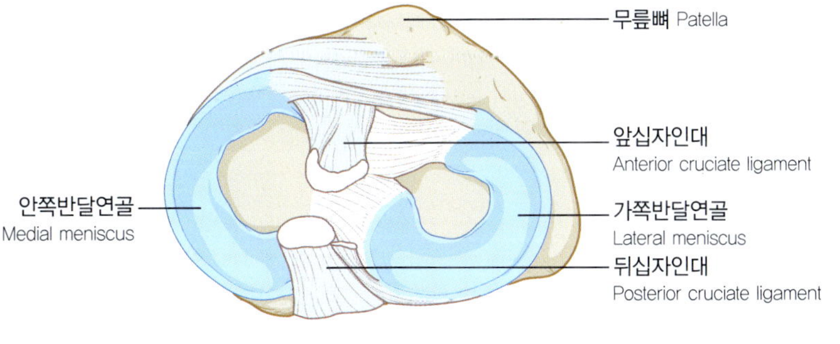

그림 6-15 반달연골의 해부도

5) 허리통증 질환

대부분의 사람들은 일생을 살아가면서 허리통증(low back pain)을 경험하게 된다. 인체에서 허리부분은 팔과 체중의 지지 및 체중의 무게를 골반과 다리에 전달하는 매우 중요한 생체적 역할을 담당한다. 허리통증은 허리뼈들의 항중력에 대한 정렬과 물렁조직들의 문제로 나타나게 된다. 허리통증 질환은 다음과 같다(표 6-3).

표 6-3 허리통증 질환과 내용

질환	내용
추간판탈출증 (herniated intervertebral disc, HIVD)	• 보통 디스크라는 용어로 사용된다. • 불량한 자세, 퇴행성 변화 및 외상에 의해 수핵의 일부가 탈출하여 신경이 눌리면 허리부터 볼기와 다리를 따라 관련통이 나타난다(그림 6-16).
척추관협착증 (spinal stenosis)	• 퇴행성 질환으로 나이가 들면서 허리뼈의 추간공이 좁아져 간헐파행(간헐절뚝거림, intermittent claudication)이 나타난다. • 야간에 통증이 더 심하며 엉덩이, 다리 또는 발의 저림 증상이 나타난다. 특히 허리나 무릎을 펴하면 증상이 심해지고 굽힘하면 감소된다(그림 6-17).
강직성 척추염 (ankylosing spondylitis)	• 만성 진행성 염증성 척추질환으로 15세 이후에 엉덩관절, 추체의 인대, 관절부위 등에 관절경화(joint sclerosis)와 석회화(ossification)가 특징이며, 대나무척추(boomb spine)라 한다(그림 6-18).
척추분리증 (spondylolysis)	• 체중부하가 많은 운동이나, 무거운 물건을 드는 직업 등에서 반복적인 부하인 몸통폄, 몸통돌림 등에 의한 외상이나 스트레스 골절로 관절간부(pars interarticularis)에 'Scottie dog의 목걸이'라는 결손이 나타난다.
척추전방전위증 (spondylolisthesis)	• 안정된 아래척추에 대해서 위쪽척추몸통이 앞쪽방향으로 미끄러져 나간 상태로, 척추신경이 지나는 신경관이 좁아져 허리통증, 궁둥신경통 및 신경근 압박 증상이 동시에 나타나며, 허리를 뒤로 펴하거나, 오래 서 있거나 많이 걸으면 증상이 악화된다(그림 6-19).

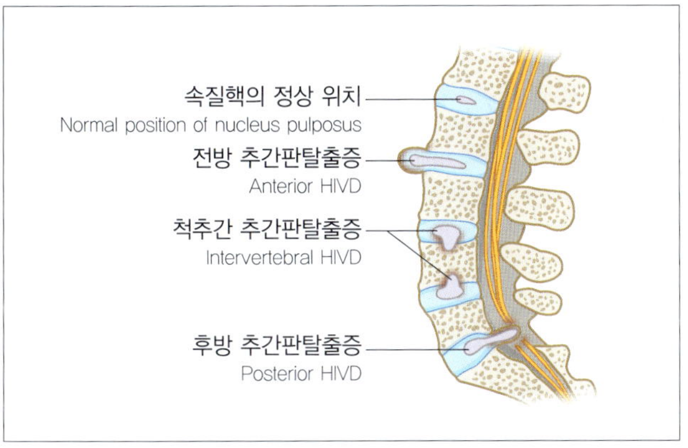

그림 6-16 추간판탈출증의 분류

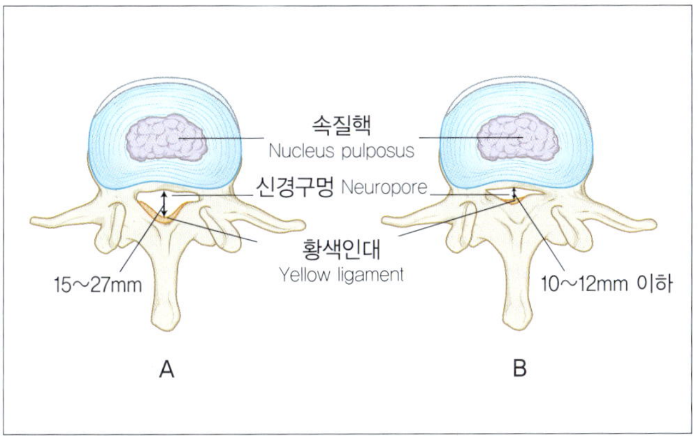

그림 6-17 척추관협착증. A: 정상, B: 비정상

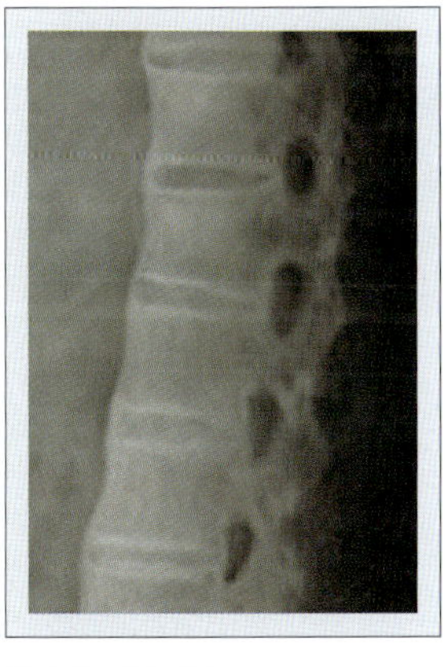

그림 6-18 강직성 척추염

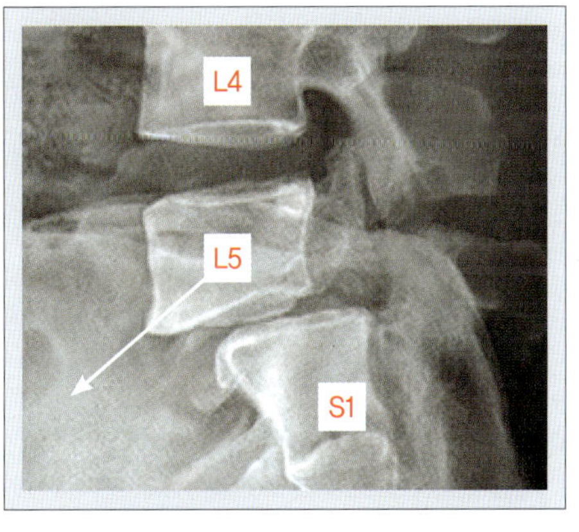

그림 6-19 척추전방전위증

6) 뼈관절염

류마티스관절염(rheumatoid arthritis, RA)은 자가면역조절의 이상으로 초기 관절 윤활막에 염증이 나타나고 점차 관절을 중심으로 확산되어 연골(cartilage)과 뼈까지 침범하게 된다(그림 6-20). 결과적으로 관절간격이 좁아지고, 뼈의 강직(bony ankylosis)이 나타난다.

뼈관절염(osteoarthritis, OA)은 나이가 들면서 진행되는 퇴행관절병(degenerative joint disease, DJD)으로 체중부하관절(weight bearing joint)에 주로 나타나며, 초기 연골연화(chondromalacia)로 인해 연골파괴, 윤활막(synovial membrane)의 비대(hypertrophy), 관절간격이 좁아지며, 뼈곁돌기(osteophyte, spur) 형성 및 관절공간(articular cavity)의 섬유화로 인해 관절기능이 소실된다(그림 6-21).

류마티스관절염과 뼈관절염을 비교하면 표 6-4와 같다.

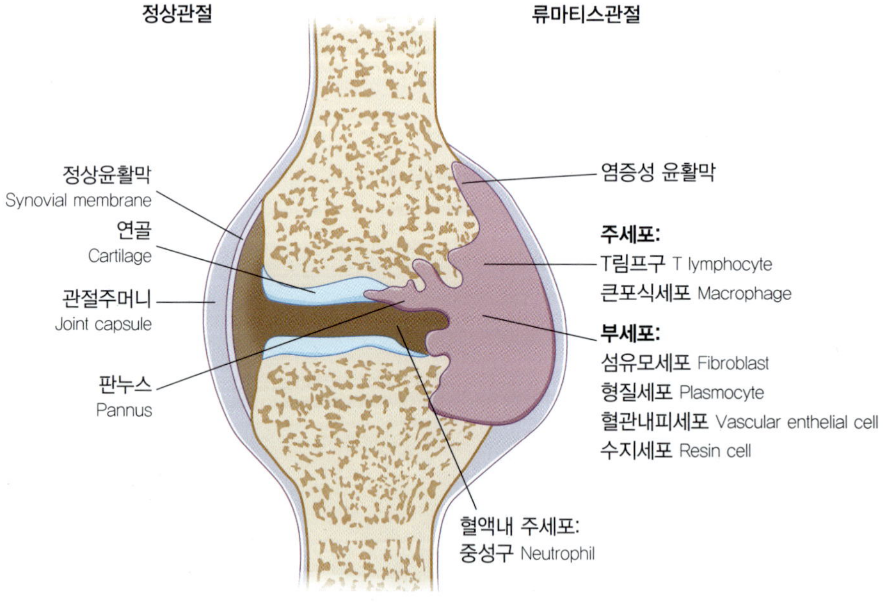

그림 6-20 정상관절과 류마티스관절염의 관절 모식도

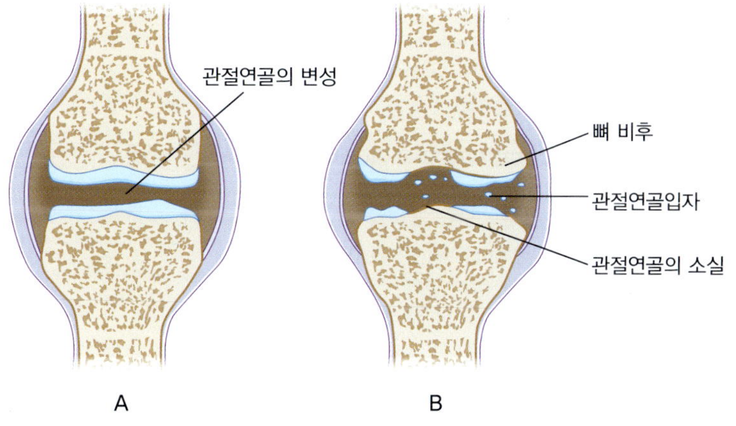

그림 6-21 뼈관절염의 관절 내 변화. A: 초기, B: 후기

표 6-4 류마티스관절염과 뼈관절염의 특징 비교

	류마티스관절염(RA)	뼈관절염(OA)
초기 침범부위	윤활막(synovial membrane)	관절연골(articular cartilage)
초기 침범관절	손허리손가락관절 (metacarpophalangeal joint, MCP joint) 몸쪽손가락뼈사이관절 (proximal interphalangeal joint, PIP joint)	먼쪽손가락뼈사이관절 (distal interphalangeal joint, DIP joint) 손목손허리관절 (carpometacarpal joint, CMC joint)
발병연령	모든 연령에서 발병	주로 중년 이후에 발병
침범관절	비교적 작은 관절에 대칭적으로 동시 발병	주로 체중부하 관절이나 큰 관절의 한쪽에서 발생 후 반대편까지 발병
무릎관절 변형	주로 밖굽이무릎 변형	주로 안굽이무릎 변형
강직	휴식 후 악화(아침강직, morning stiffness)	활동 후 악화(오후강직, evening stiffness)
헤버딘 결절	나타나지 않음	흔히 나타남
침범관절의 특징	부드러움	딱딱함
피부아래 결절	15~20%에서 나타남	나타나지 않음
검사 소견	• 류마티스인자(RF) 양성 • 적혈구침강속도(ESR) 증가 • C-반응성 단백(CRP) 증가	• 류마티스인자(RF) 음성 • 적혈구침강속도(ESR) 정상 • C-반응성 단백(CRP) 정상

RF, rheumatoid factor; ESR, erythrocyte sedimentation rate; CRP, C-reative protein

2 신경계 질환

1) 뇌혈관 질환

뇌혈관 질환(cerebral vascular accident, CVA)은 뇌에 흐르는 혈관계의 문제로 뇌혈류이상이 나타나는 뇌의 손상을 말하며, 이 결과로 인해 갑작스럽게 유발된 국소적인 신경학적 결손 증상을 통칭하여 뇌졸중(stroke)이라 한다(그림 6-22).

뇌졸중은 크게 뇌출혈(hemorrhagic)과 뇌경색(infarction)으로 분류되며, 혈액순환에 문제가 나타나는 증상이다. 뇌출혈은 경질막바깥출혈(epidural hemorrhage, EDH), 뇌속출혈(intracerebral hemorrhage, ICH), 그리고 뇌실출혈(intraventricular hemorrhage, IVH)로 구분하며, 뇌경색은 색전증(embolism)과 혈전증(thrombosis)으로 구분된다.

뇌졸중의 임상적 증상은 BOX 6-1과 같다.

BOX 6-1 뇌졸중의 임상적 증상

- 왼쪽 대뇌반구에서 일어난 뇌졸중은 오른쪽 반신에서 운동 및 감각장애가 나타남
- 주작용근(주동근, prime mover)과 폄근(extensor)에서 과긴장인 경직(spasticity)이 나타남
- 수동 신장 운동 시 굽힘근과 폄근에서 과긴장 형태의 저항인 강직(rigidity)이 나타남
- 무릎뼈 및 발목관절 관련 근육에서 조절되지 않은 간대성 경직(clonus)인 진동(oscillation)이 나타남
- 협응운동장애, 평형장애, 걸음장애 등 운동손상인 실조(ataxia)가 나타남
- 운동, 감각 및 의식수준에 장애가 없음에도 불구하고, 이미 학습되어 할 수 있는 운동이나 몸짓을 못하는 행위상실증(apraxia)이 나타남
- 장기간 침상생활을 한 경우 뇌의 혈류공급 반사의 이상으로 기립성 저혈압(orthostatic hypotension)이 나타남
- 지각장애(perception deficit), 인지장애(cognitive disorder), 인식불능증(agnosia) 및 심리적인 장애(emotional instability)가 나타남
- 의사전달장애(communication disorder), 시야결손(visual field defect) 및 무시(neglect)가 나타남
- 삼킴장애(dysphagia), 방광 및 배변장애(bladder and bowel dysfunction), 욕창(decubitus ulcer, bed sore), 통증(pain) 및 발작(seizures)이 나타남

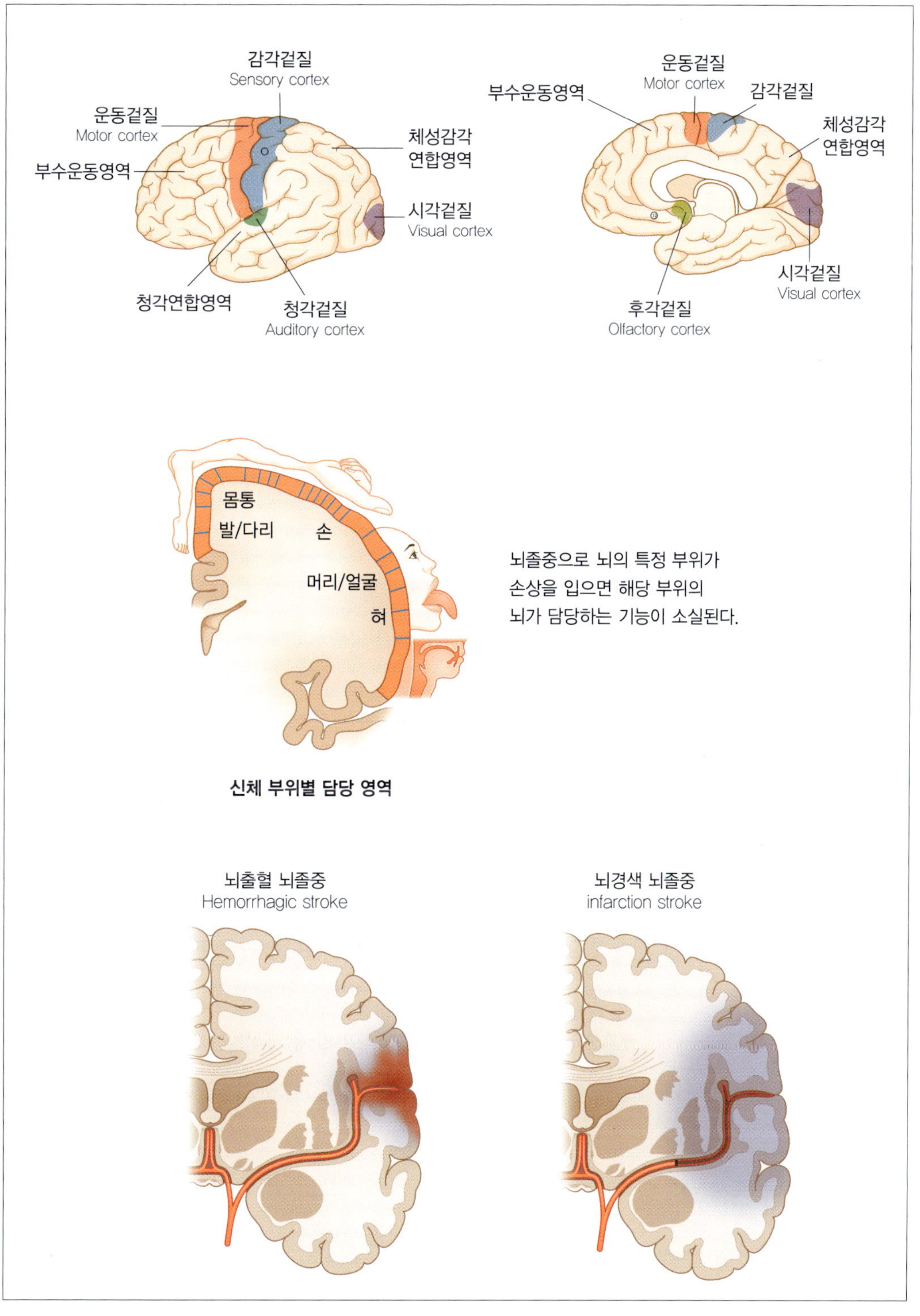

그림 6-22 뇌의 영역별 기능

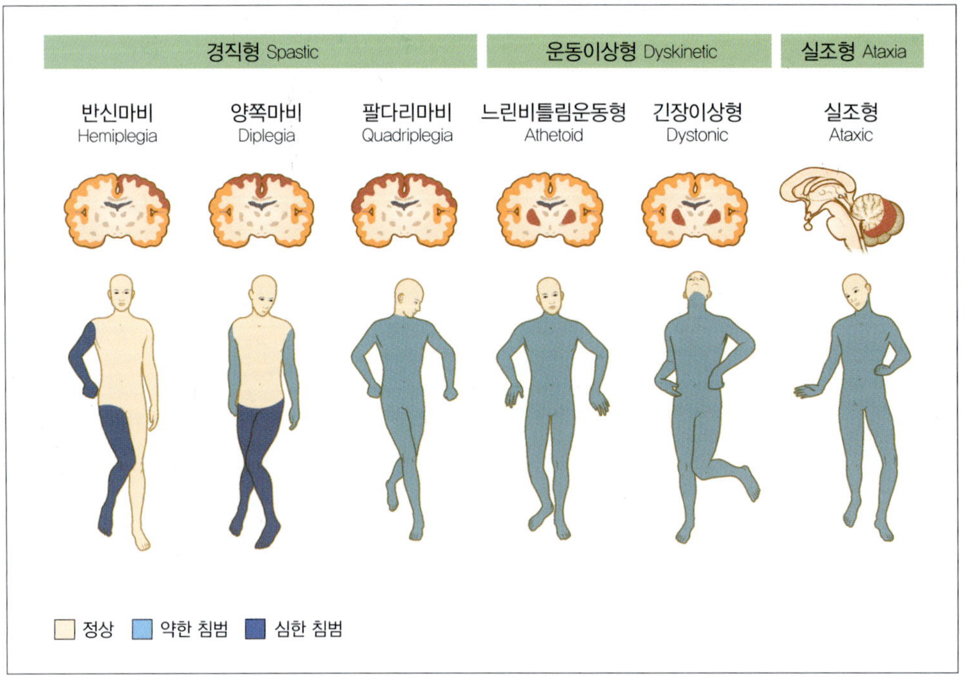

그림 6-23 신경운동장애 유형에 따른 뇌성마비의 분류

2) 뇌성마비

뇌성마비(cerebral palsy)는 출생 전, 출생 시 그리고 출생 후에 다양한 원인에 의해 뇌가 손상되고 비정상적인 근긴장도(abnormal muscle tone)가 발생한다. 동반되는 손상으로는 근긴장도(muscle tone) 및 반사항진이 나타나며, 근육의 활동에서 선택적 조절의 어려움이 나타난다. 또한 관련 장애로는 정신지체장애, 감각통합장애, 정서 및 행동장애, 시각장애, 언어장애, 성장장애, 청각장애, 구강장애, 호흡장애, 간질발작장애 및 학습장애 등이 동반된다. 뇌성마비를 근긴장도의 유형에 따라 분류하면 다음과 같다(그림 6-23, 표 6-5).

3) 척수손상

척수손상(spinal cord injury, SCI)은 교통사고, 추락 등 외상성 척수손상(traumatic spinal cord injury)과 기형, 질환 등 비외상성 척수손상(non-traumatic spinal cord injury)으로 구분한다. 척수손상에서 신경학적 분류로 완전손상

표 6-5 근긴장도의 유형에 따른 분류

분류	증상
경직형(spastic)	• 근긴장도가 매우 높으며, 정형화된 운동패턴을 보임 • 자세조절 능력이 부족하며, 관절의 구축 및 변형이 나타남
느린비틀림운동형(athetoid)	• 근긴장도의 변화가 심하고 과도한 움직임을 보임 • 공동운동패턴, 비대칭적 자세패턴 및 자세유지에 어려움이 나타남
실조형(ataxic)	• 근긴장도가 낮고 동시 수축에서 결함을 보임 • 균형잡기가 어렵고, 움직임의 협응이 잘 안되며, 운동거리조절 이상이 나타남
이완형(flaccid)	• 근긴장도가 매우 낮으며, 괴도한 관절가동범위를 보임 • 개구리 자세가 나타나며, 동기에 대한 결여가 나타남
과운동형(hyperkinetic)	• 전신지체를 동반하며, 주의가 산만하고 움직임에서 왕성함을 보임 • 몸통 돌림운동에 대해 어려움이 나타남

(complete injury)은 척수충격기간(spinal shock duration) 이후에 손상의 신경학적 수준 이하에서 감각과 운동기능의 회복이 완전히 없으며, 불완전 손상(incomplete injury)은 척수충격기간 이후에 손상수준 이하에서 점진적으로 감각이나 운동기능의 회복이 이루어진다. 불완전 손상증후군에 대한 분류는 그림 6-24와 같다.

일반적으로 척수손상 부위는 움직임이 많은 목뼈 C5~C7, 등허리뼈 T12~L2 사이에서 매우 많이 발생한다.

임상증상으로는 손상 직후 일시적으로 생리적 기능이 정지된 척수충격기간이 있으며, 방광에서 생리적 기전의 이상으로 신경인성 방광(neurogenic bladder)이 나타난다. 또한 경직(spasticity), 호흡장애(respiratory impairment), 장기능장애(bowel dysfunction), 성기능장애(sexual dysfunction) 및 심리직 문제(psychological problem)가 나타난다.

BOX 6-2 척수손상수준에 대한 표기 예제

C6 spine quadriplegia(제6 경추 팔다리마비)
- C6 신경학적 수준(neurological level)의 기능은 정상
- C7 이하의 신경학적 수준의 기능은 마비

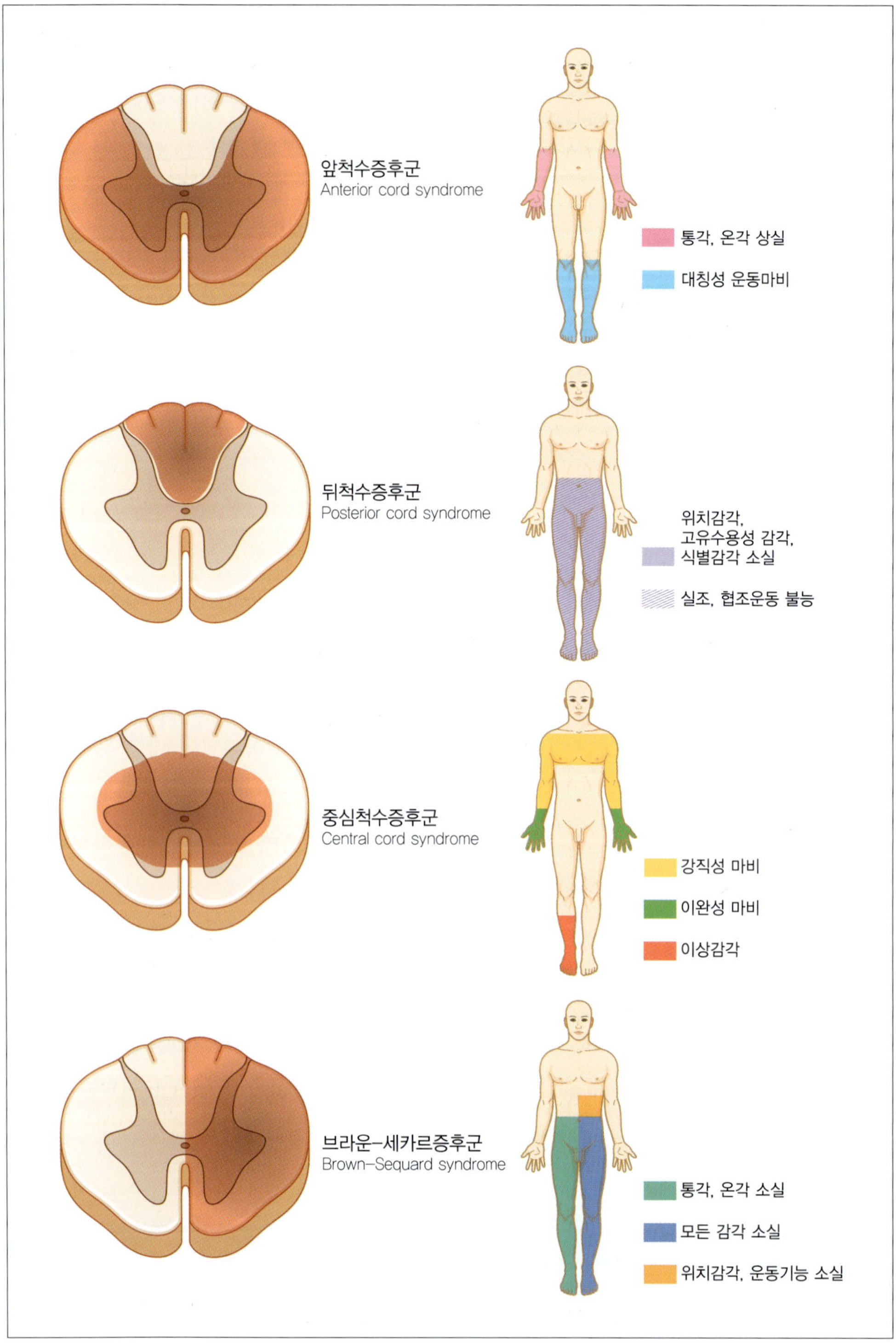

그림 6-24 불완전 손상증후군의 분류

4) 말초신경 질환

말초신경계는 뇌(brain)와 척수(spinal cord)인 중추신경계를 제외한 말단까지 연결된 운동신경(motor nerve)과 감각신경(sensory nerve) 섬유다발을 의미한다.

말초신경 질환은 말이집(myelin)과 축삭(axon)에 외상, 염증 등 손상을 받아 감각이나 운동기능에 다양한 문제를 일으키며, 일반적으로 말초신경병증(neuropathy)이라는 용어로 사용된다. 임상증상으로는 운동기능장애(impairment of motor function), 감각기능장애(sensory loss), 힘줄반사감소(decrease tendon reflex), 감각성실조(sensory ataxia) 및 변형(deformity)이 나타난다. 말초신경 손상에 따른 분류는 표 6-6과 같다.

표 6-6 말초신경 손상에 따른 분류

분류	증상
에르브마비 (Erb's paralysis)	• C5와 C6 신경뿌리나 위줄기(upper trunk) 손상 • 웨이터팁 자세(그림 6-25)
크룸프케마비 (Klumpke's paralysis)	• C8과 T1 신경뿌리나 아래줄기(lower trunk) 손상 • 자신경과 정중신경 마비변형과 비슷함
긴가슴신경병증 (long thoracic neuropathy)	• C5, C6, C7 신경뿌리 손상 • 어깨뼈가 뒤로 밀려지는 날개어깨뼈(winging scapula) 변형(그림 6-26)
근육피부신경병증 (musculocutaneous neuropathy)	• C5와 C6 신경뿌리 손상 • 어깨관절의 굽힘, 가쪽돌림(external rotation)의 약화(weakness)
노신경병증 (radial neuropathy)	• C5, C6, C7, C8, T1 신경뿌리 손상 • 손목처짐(wrist drop) 변형(그림 6-27), 목발(crutch) 압박, 토요일밤마비(saturday night palsy), 신혼밤마비(honeymoon palsy)
정중신경병증 (median neuropathy)	• C6, C7, C8, T1 신경뿌리 손상 • 원숭이손(ape hand) 변형(그림 6-28)
자신경병증 (ulnar neuropathy)	• C8, T1 신경뿌리 손상 • 갈퀴손[비숍손(Bishop's hand), 축복의 손(benediction hand)] 변형(그림 6-29)
넙다리신경병증 (femoral neuropathy)	• L2-L4 허리신경얼기(lumbar plexus)의 뒤가지(posterior rami)에서 시작함 • 보행 시 입각기에서 무릎관절 뒤로 젖히는 현상(hyperextension)과 젖힌 무릎(genu recurvatum)이 나타남(그림 6-30)
폐쇄신경병증 (obturator neuropathy)	• 허리신경얼기 L2-L4 사이의 척수신경 앞가지(anterior rami)로부터 시작함 • 엉덩관절의 가쪽돌림과 모음(adduction) 동작의 약화로 인해 보행 시 벌림이 나타남(그림 6-31)

표 6-6 말초신경 손상에 따른 분류(계속)

분류	증상
궁둥신경병증 (sciatic neuropathy)	• L4–L5, S1–S3 사이의 척수신경으로부터 분지함 • 궁둥구멍증후군(piriformis syndrome)이 흔히 나타나며, 발처짐걸음(계상보행, steppage gait)과 발처짐(foot drop) 현상이 나타나고 발가락떼기(toe off)의 감소로 보행장애가 일어남(그림 6–32)
종아리신경병증 (peroneal neuropathy)	• 궁둥신경의 한 분지(division)로서 종아리뼈머리(fibular head)를 휘감아 주행함 • 발처짐걸음과 발처짐(foot drop) 현상
정강신경병증 (tibial neuropathy)	• 온종아리신경과 궁둥신경의 한 분지로 다리오금(popliteal fossa)에서 분리되어 정강이뼈의 뒤쪽으로 주행 • 발끝(heel off) 및 발가락떼기(toe off)의 약화로 보행 시 어려움
얼굴신경마비 (facial nerve palsy)	• 제Ⅶ 뇌신경인 얼굴신경의 손상 • 얼굴표정근의 마비와 감각이상 및 상실이 나타나고 통증이 발생함

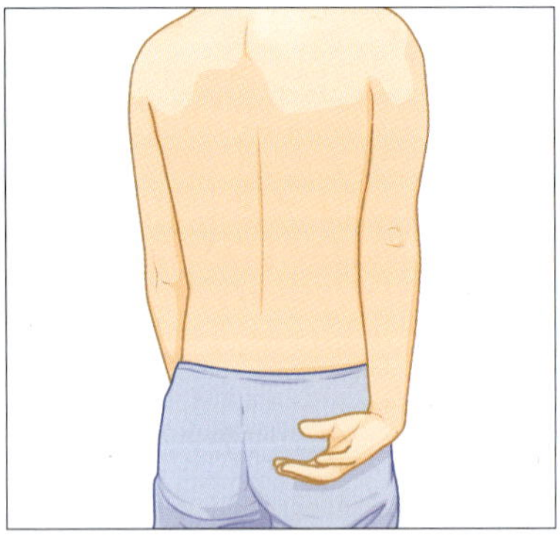

그림 6-25 웨이터팁 자세

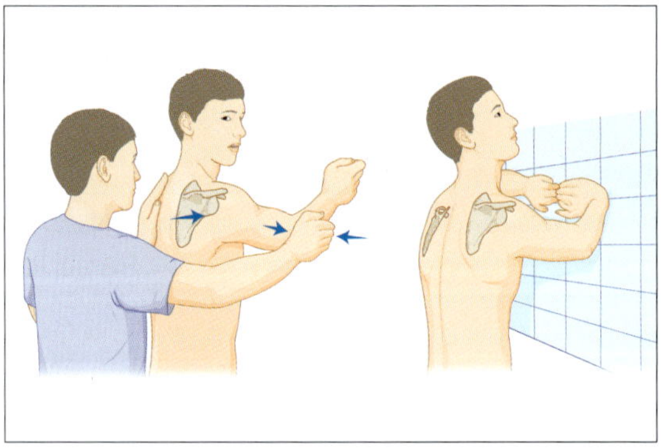

그림 6-26 날개어깨뼈

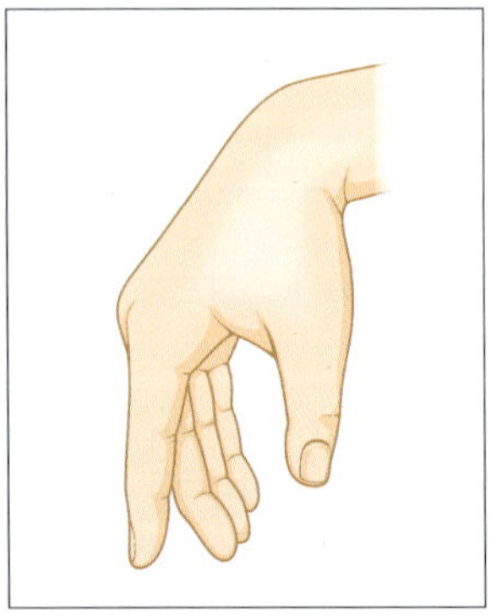

그림 6-27 손목처짐

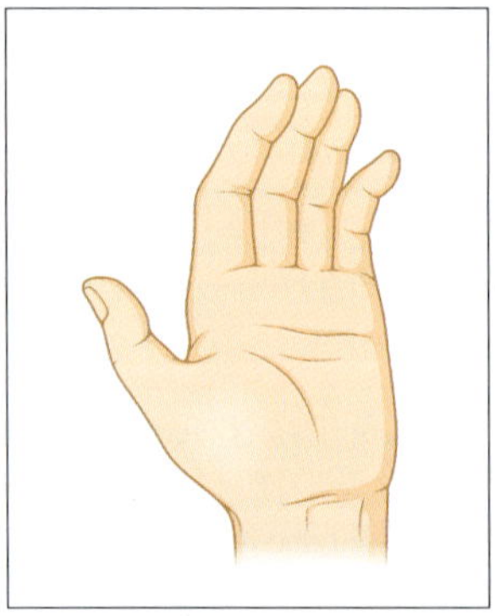

그림 6-28 원숭이손

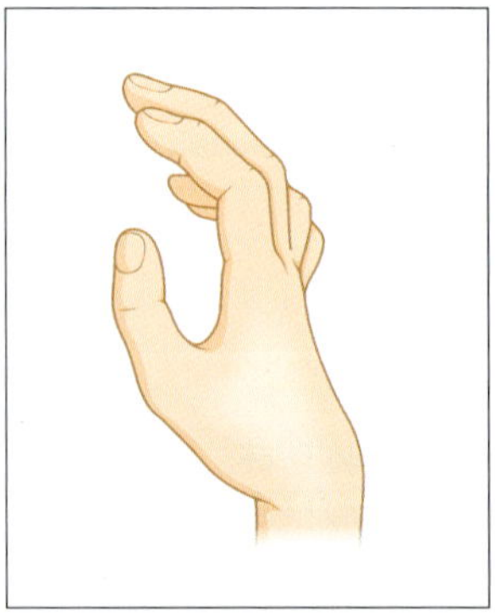

그림 6-29 갈퀴손

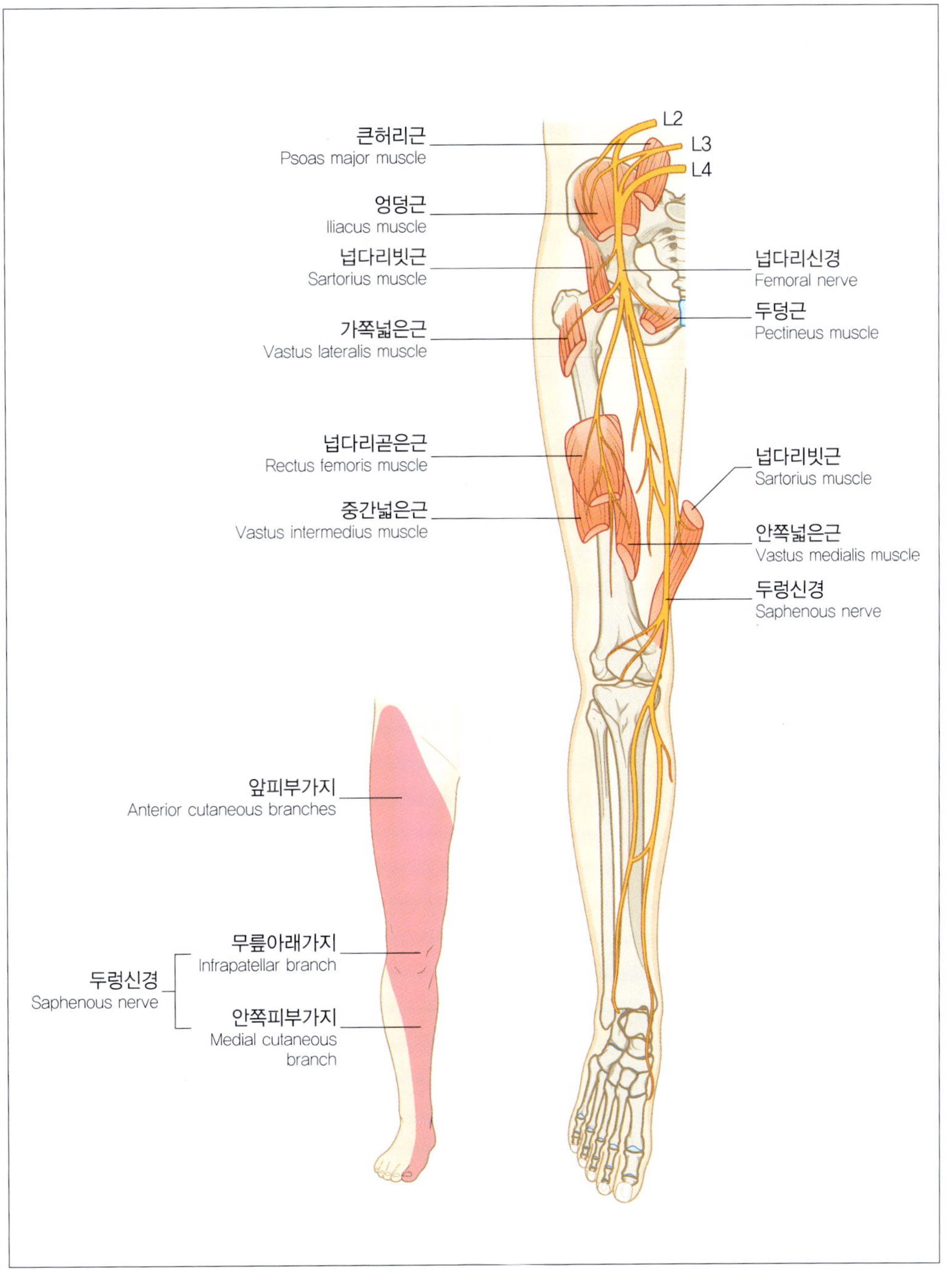

그림 6-30 넙다리신경의 주행경로와 감각지배 영역

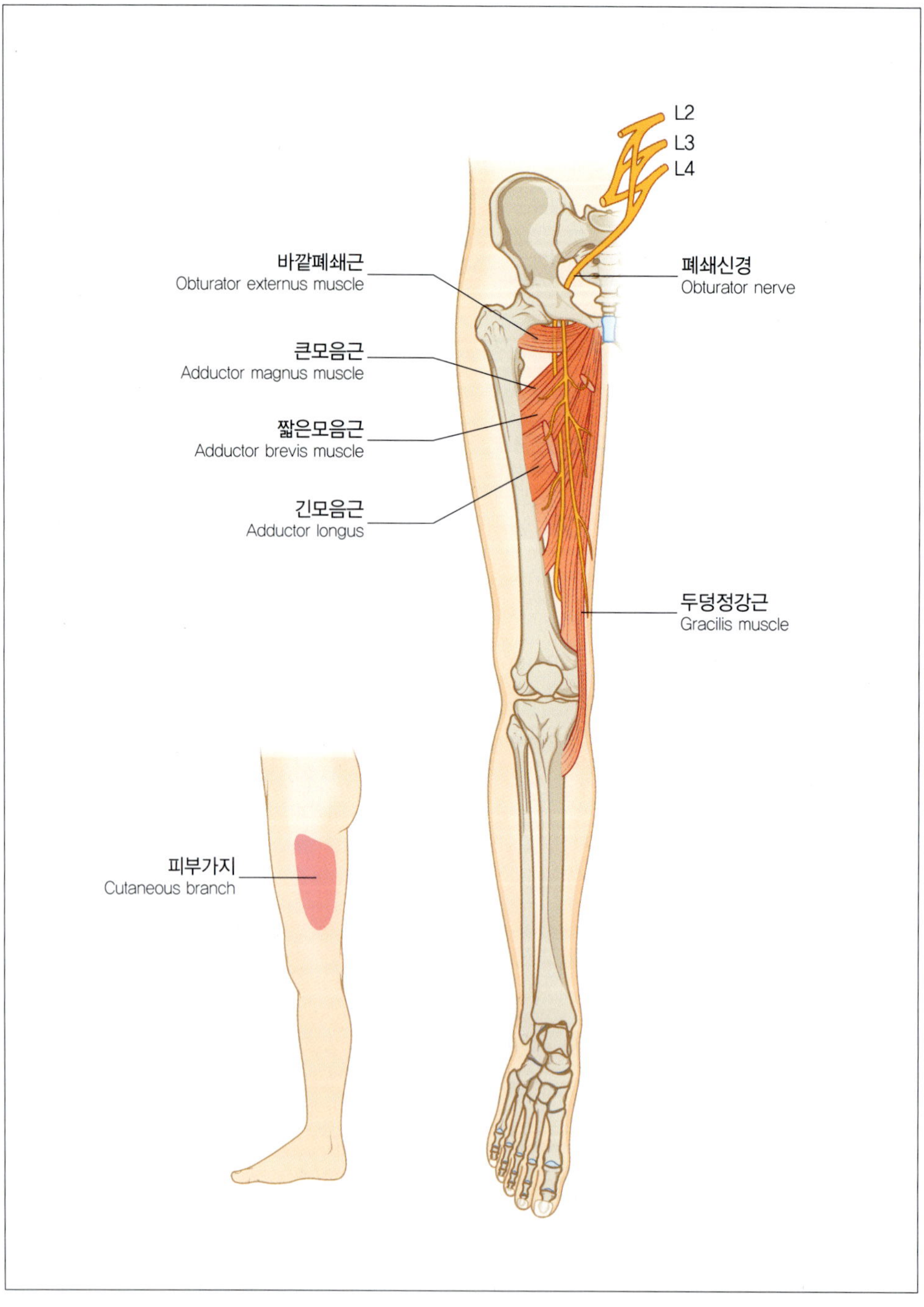

그림 6-31 폐쇄신경의 주행경로와 감각지배 영역

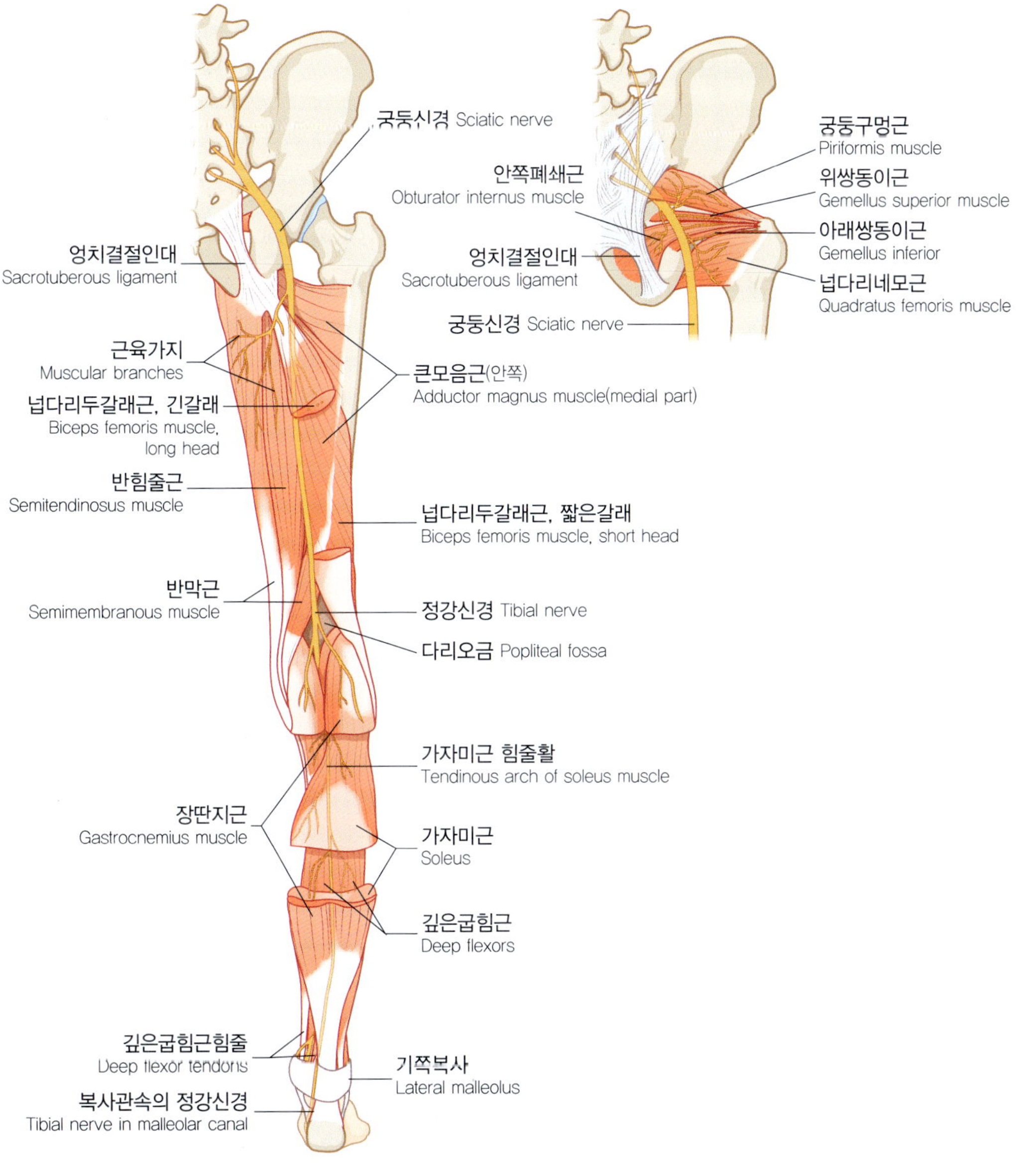

그림 6-32 궁둥신경의 주행경로와 감각지배 영역

3 심장호흡계 질환

1) 심장혈관계 질환

심장혈관계 질환은 심장 및 혈관 계통에서 발생하는 질환을 의미한다. 심장혈관계 질환은 현재 우리나라 주요 사망원인 중 3~4위를 차지할 정도로 중요한 질환으로 지난 20여 년간 그 유병률이 5배 가까이 빠르게 증가하고 있는 추세이다. 심장혈관계 질환의 증상은 주로 45~50세 이후에 나타나지만, 사고나 기타 원인으로 사망한 젊은 환자에서 살펴보면, 동맥벽에 콜레스테롤이 축적된 동맥경화반이 많이 관찰되고 있다.

(1) 고콜레스테롤혈증

고콜레스테롤혈증(hypercholesterolemia)은 혈청 중 콜레스테롤 농도가 220~250mg/dL 이상인 상태를 의미한다. 저밀도지단백질 속의 콜레스테롤이 170mg/dL 이상인 경우가 많고 동맥경화성 질환이 발생하기 쉽다. 동맥경화는 지방, 특히 콜레스테롤이 혈관벽에 침착하여 발생한다. 일반적으로 사춘기부터 진행되는 일종의 혈관 노화현상으로 고콜레스테롤혈증, 고혈압 등이 있으면 진행이 촉진되고, 혈관 내경이 50% 이상 좁아지면 운동 시 가슴통증 등의 증상이 유발될 수 있다(그림 6-33).

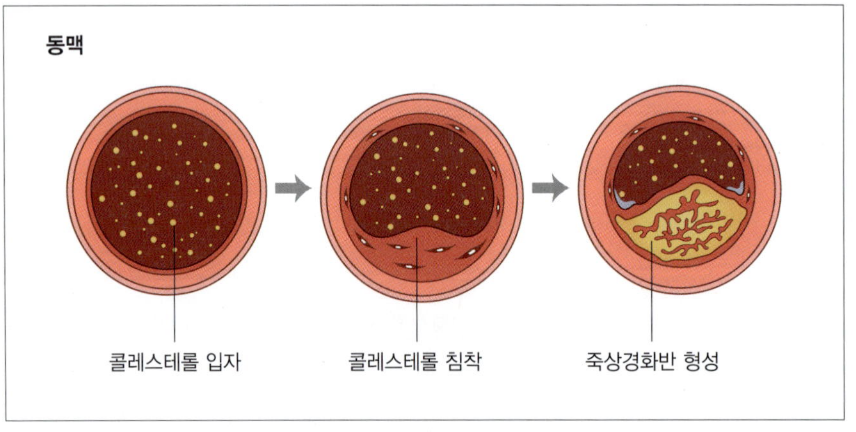

그림 6-33 고콜레스테롤혈증

(2) 죽상동맥경화증

죽상동맥경화증(atherosclerosis)은 혈관벽 내부에 콜레스테롤 등이 쌓여 혈관이 좁아지는 전신성 질환이다. 내층이 두꺼워지며 지방, 콜레스테롤, 세포피로물질, 칼슘과 섬유소의 침전에 의해 불규칙해지기 때문에 동맥경화증의 한 형태로 정의되며, 작은 직경의 혈관에서보다는 중등도 이상의 동맥이나 대동맥 등에서 많이 발생한다. 죽상동맥경화증이 혈관에 발생하면 동맥의 탄력성이 없어지고 동맥벽이 두꺼워지면서 속막에 회백색에서 황색의 편평한 덩어리가 형성된다. 임상적 증상은 간헐적 절뚝거림이 가장 흔하며 심한 경우에는 휴식 시에도 통증이 나타날 수 있다(그림 6-34).

(3) 고혈압

고혈압(hypertension)은 가장 일반적인 심장혈관계 질환으로 심장동맥질환, 뇌혈관 질환, 울혈성 심장기능상실, 콩팥 질환의 일차적 위험인자로 잘 알려져 있

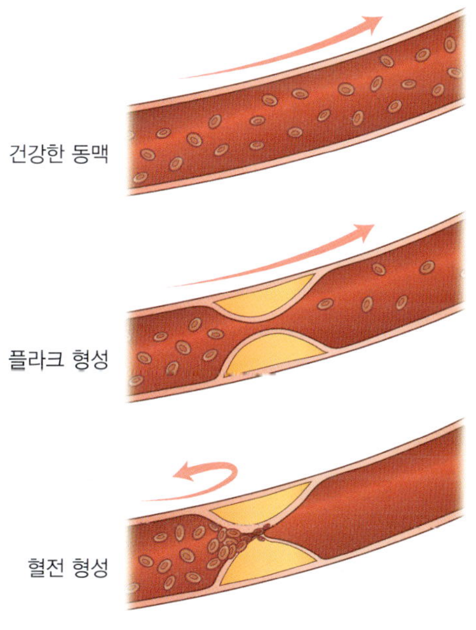

그림 6-34 죽상동맥경화증

다. 고혈압 환자의 수는 연령이 높아질수록 증가하며, 모든 원인으로 인한 사망률은 수축기혈압과 확장기혈압 모두가 높아짐으로써 점차적으로 증가한다. 정상혈압은 수축기혈압이 120~130mmHg이고, 확장기혈압은 80~90mmHg를 의미한다. 고혈압은 이러한 정상혈압을 넘어서는 수치를 말한다.

고혈압의 원인에는 일차성 고혈압과 이차성 고혈압이 있다. 일차성 고혈압은 본태성 또는 특발성 고혈압이라 하는데, 원인이 명확하지 않으며 높은 혈압이 유지된다. 이차성 고혈압은 고혈압이 발생하는 이유가 명확한 것을 의미하며 콩팥, 내분비, 혈관장애 등으로 인한 것이다.

(4) 협심증

협심증(angina pectoris)은 동맥경화와 혈전에 의해 심장동맥이 좁아져 심장근육으로의 혈액 공급이 요구량에 미치지 못해 발생하는 질환으로, 심장근육 허혈과 관련된 가슴통증으로 정의된다. 허혈성 통증은 왼쪽 어깨, 목, 턱 또는 어깨뼈로 방사될 수 있으며, 배꼽 위쪽으로의 통증은 심장동맥 허혈과 관련될 수 있다.

협심증은 안정 · 불안정 · 이형 협심증으로 구분한다. 안정형 협심증은 동맥경화증에 의해 심장동맥이 좁아져서 발생하는 질환으로, 주로 활동하거나 스트레스를 받아 심장의 혈액요구량이 늘어날 때 발생한다. 불안정형 협심증은 경색전 협심증을 의미하며, 심근경색증으로 진행되어 즉시 사망할 위험성이 큰 질환이다. 불안정형 협심증은 안정형 협심증보다 자주 반복적으로 발생하고, 한 번 발생하면 15분 이상 지속된다. 이형 협심증은 발생원인이 다르다는 뜻으로 심장동맥의 속공간(lumen)이 많이 좁아지지 않은 상태에서 동맥의 경련으로 인해 협심증이 나타나는 것을 의미한다. 이형 협심증은 휴식 중에도 발생하며, 주로 심장동맥이 수축되기 쉬운 새벽에 많이 발생한다. 이러한 협심증은 휴식과 니트로글리세린으로 진정될 수 있다.

(5) 심근경색증

심근경색증(myocardial infarction)은 심장에 영양분, 산소 등을 공급하는 혈관인 심장동맥에 혈전이 생기거나, 심장동맥경화증으로 인한 순환장애로 혈액순

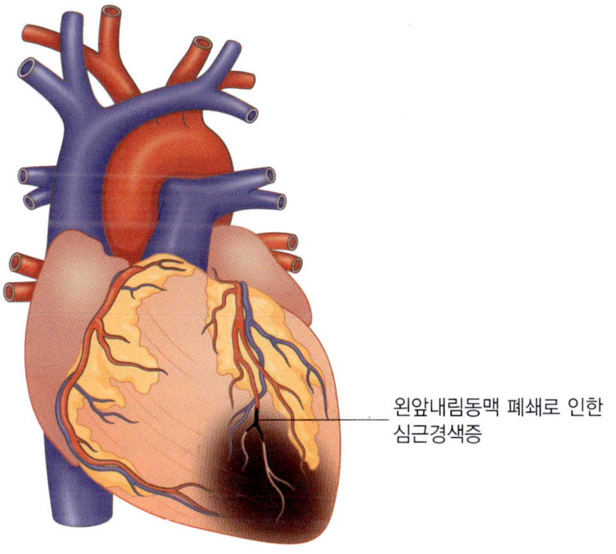

그림 6-35 심근경색증

환이 중단되어 심장 근육 전층에 경색괴저가 일어나 발작성으로 쇼크상태가 되는 심각한 심장질환을 말한다. 이는 심장기능상실이나 협심증과는 명확히 구분되며 치사율도 높다. 극심한 가슴 중앙부의 불편함, 목이나 턱, 양쪽 혹은 한쪽 팔로 방사되며 니트로글리세린에 의해 증상이 호전되지 않는 것을 의미한다. 주된 증상으로는 호흡곤란, 발한, 경미한 어지럼증, 매스꺼움, 구토, 저혈압 등을 동반한다. 또한, 통증이 30분 혹은 그 이상 지속한다. 심근경색증의 합병증으로는 부정맥, 심장기능상실, 깊은정맥혈전증, 구조적 손상 등이 해당된다(그림 6-35).

(6) 심장기능상실

심장기능상실(heart failure)은 심장의 혈액방출기능에 문제가 생겨 신체조직에 산소를 제대로 공급하지 못하는 질환이다. 왼심실의 수축기능상실은 왼심실의 기능이 떨어져서 울혈이 생기고 숨이 차고 호흡곤란이 일어난다. 오른심실의 수축기능상실은 오른심실의 기능이 떨어져 간이나 하지 등에 울혈이 생기고 간이 붓고 하지에 부종이 생긴다. 급성 심장기능상실 환자나 심장기능상실의 증세가 불안정한 환자에게는 현재까지도 신체활동을 제한하고 병상에서 안정을 취하도록 하고 있지만, 만성 심장기능상실 환자에게는 비교적 운동이 안전하며 운동을 통해 바람직한 효과를 얻을 수 있다. 만성 심장기능상실을 가진 환자의 활동수준은 호흡곤란과 근피로에 의해 제한된다.

(7) 버거병

버거병(Buerger's disease)으로 불리는 폐쇄혈전혈관염(thromboangiitis obliterans)은 팔다리의 중동맥이나 세동맥 및 정맥에 부분적인 폐쇄를 일으키는 염증성 질환이다. 정확한 원인은 아직 밝혀지지 않았지만 발병연령은 20~40대 이전의 젊은층이고, 90% 이상이 남성에서 발병한다. 동양인에서의 발병률은 높은 반면, 흑인에서의 발병률은 낮다. 특이점은 금연 시에는 증상이 호전되나 흡연 시에는 증상이 악화된다. 주된 침범부위는 발과 종아리이고 몸쪽 무릎관절에서는 거의 발생하지 않는다.

초기증상은 간헐적 절뚝거림과 운동 시 혈액순환이 감소되어 근육의 피로감 및 통증과 함께 피부의 냉감, 부종이 나타난다. 질병의 진행과 함께 점차 휴식 후에도 통증을 호소하게 되고 피부궤양 및 괴사가 발생한다. 치료는 우선 흡연

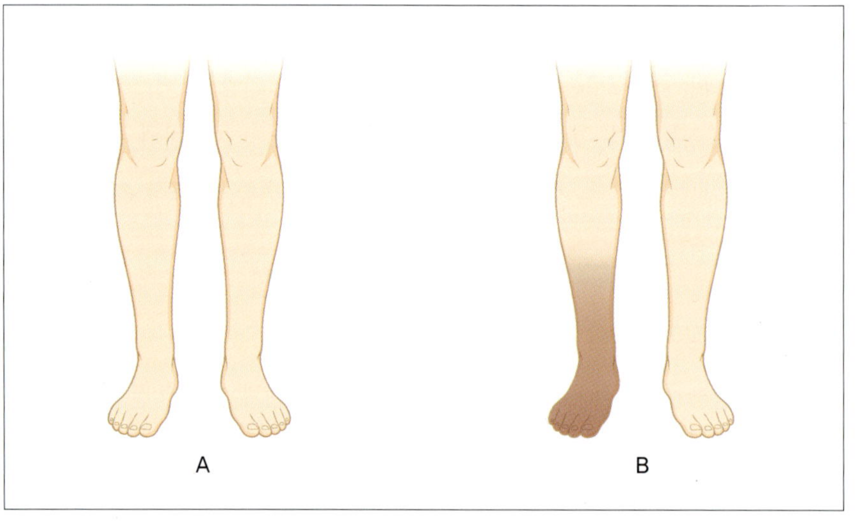

그림 6-36 버거병. A: 정상, B: 비정상

자의 경우에는 금연을 시키고 이환된 팔다리가 외상이 일어나거나 찬 곳에 노출되지 않도록 해야 한다(그림 6-36).

(8) 레이노병

레이노병(Raynaud's disease)은 혈관경련성 질환의 일종으로 추위에 노출되거나 감정적 자극에 의해 팔다리의 세동맥이 비정상적으로 심하게 수축을 일으키는 현상이다. 이러한 현상이 다른 선행원인과 동반되어 있으면 이차성 레이노병이라 하며, 특정한 원인이 발견되지 않으면 일차성 또는 특발성 레이노병이라고 한다. 남성보다는 여성에게 5배 정도 많이 발생하고 사춘기 이후에서 갱년기 전의 연령대에서 호발하며, 15℃ 이하의 저온에 노출될 때 증세를 일으키는 경우가 대부분이다.

보통은 양측성으로 오고 주로 외부에 노출되는 손가락 및 발가락에 많이 나타난다. 치료는 약간 헐거운 장갑이나 양말을 착용하여 추위에 대한 노출을 막고 찬물에 손발을 담그지 않도록 하며, 흡연자의 경우는 흡연을 금지시킨다.

교감신경절제술이 가장 믿을만한 치료이나 재발될 가능성이 높으며, 물리치료적 방법으로는 능동운동이나 적당한 온도에서 목욕을 실시하는 것이 도움이 될 수 있고, 결합조직 마사지가 처방되기도 한다(그림 6-37).

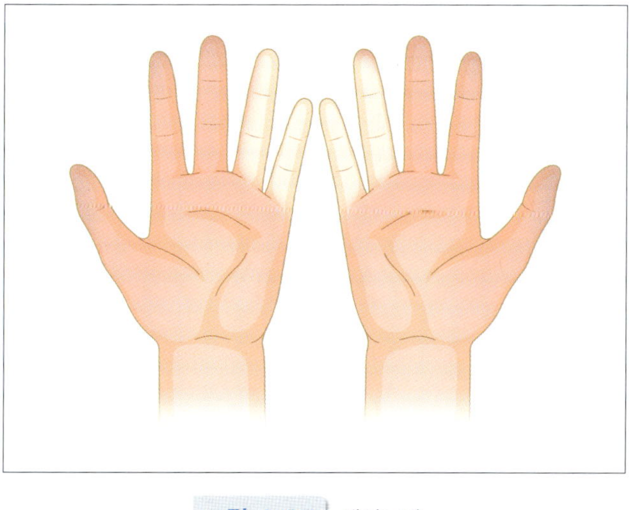

그림 6-37 레이노병

(9) 깊은정맥혈전증

깊은정맥혈전증(deep vein thrombosis)은 깊은정맥에 혈전이 생기는 것을 말하며, 혈관 안에서 액체인 상태로 흘러야 할 혈액이 고체인 상태로 굳어져 혈관에 흐르는 혈액이 흐르지 못하도록 막아버리는 질환을 말한다. 깊은정맥혈전증은 다리의 대정맥인 엉덩정맥, 넙다리정맥, 오금정맥 등에 한쪽으로 침범하게 되며, 가장 흔하게 호소하는 증상은 종아리의 통증이다. 종아리 뒤쪽에 통증과 부종, 열감, 발적 등이 나타나고 때로는 정맥이 딱딱하게 만져질 수도 있다. 발목관절의 수동적인 발등굽힘(dorsiflexion)은 종아리 부위의 통증을 증가시키는데, 이것을 호만 징후(Homan's sign)라고 한다(그림 6-38).

혈전증은 항응고제인 헤파린의 정맥주사와 쿠마딘의 경구복용으로 치료한다. 또한, 다리를 가슴보다 높이 들게 하여 발목운동을 통해 장딴지근육을 수축시키며, 압박스타킹을 착용하는 방법 등으로 정맥압을 감소시킨다.

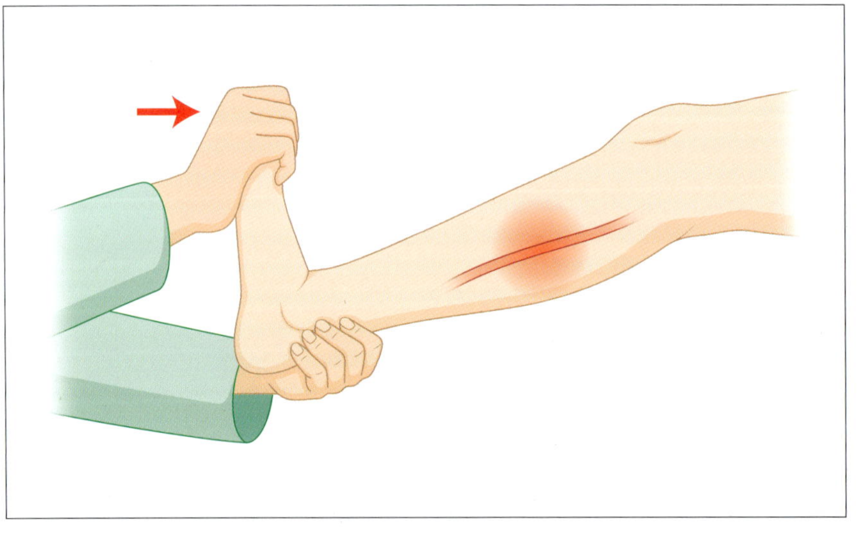

그림 6-38 호만 징후

2) 호흡기계 질환

호흡기계 질환은 전 세계적으로 질병에 있어 높은 사망률과 발생률의 주요 원인이 되는 매우 중요한 질환이라 할 수 있다. 호흡기계 질환은 제한허파질환, 만성허파질환, 기타 허파질환의 형태로 분류할 수 있다. 특히, 만성폐쇄폐질환은 만성허파질환의 종류이며 가장 흔한 질환이다. 제한허파질환은 허파, 가슴막, 가슴벽 또는 신경근 기전에 영향을 주는 질병이 원인이 될 수 있다.

(1) 폐렴

폐렴(pneumonia)은 병을 일으키는 세균, 바이러스, 곰팡이 등에 의해 허파조직에 염증반응을 일으키는 질환이며, 감염으로부터 사망의 직접적인 원인이 된다. 드물게는 화학물질이나 구토물 같은 물질을 흡입함으로써 염증이 생길 수 있다.

폐렴의 증상은 기침, 가래, 호흡곤란 등 호흡기계 증상이 많이 나타나고, 설사, 구토 등의 증상도 나타난다. 또한 두통, 피로감 등의 전반적인 신체적 질환을 호소하기도 한다.

증상이 심하지 않은 경우는 외래에서 치료하며, 호흡곤란 등의 증상이 심한 경우는 입원해서 치료한다. 폐렴의 물리치료는 염증이 해결되기 시작할 때 적용되는데, 이는 기관지 경련을 감소시키고 허파영역의 분비물을 청결하게 하며 허파의 완전한 재팽창을 얻는 데 목적이 있다. 또한, 운동내성과 피트니스를 획득한다.

(2) 가슴막삼출

가슴막삼출(pleural effusion)은 가슴막 표면으로부터 간질액이 과노하게 삼출(exudation)되어 가슴막공간에 액체가 축적되는 상태를 말한다. 가슴막삼출증이 악화되면 이환된 가슴막이 가슴막삼출액에 의해 격리되므로 동통은 오히려 감소하고 마찰음이 소실되며, 가슴막삼출액이 허파를 압박하여 호흡곤란이 나타난다. 또한 청색증, 발열, 가슴우리 팽창의 제한 등이 나타난다. 기존의 허파기능장애가 있는 환자에서는 소량의 가슴막삼출증에 의해서도 심한 호흡곤란을 보일 수 있다. 가슴막삼출은 항생제를 사용하거나 튜브나 주사기를 이용하

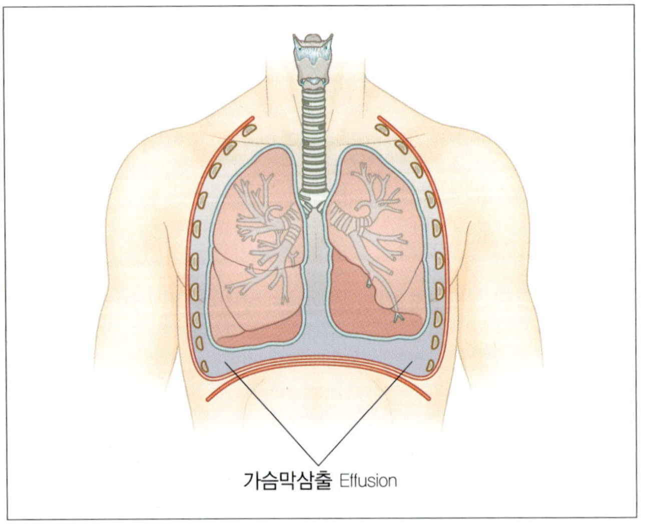

그림 6-39 가슴막삼출

여 빼내기도 한다.

가슴막삼출의 물리치료 목표는 가슴막의 두 층 사이에 유착이 생기는 것을 예방하고 손상받은 허파의 완전한 팽창을 얻는 것이다. 또한, 허파의 환기를 증가시키고 고정 이후의 운동내성을 증가시키기 위한 것이다(그림 6-39).

(3) 공기가슴증

공기가슴증(pneumothorax)은 내장쪽과 벽쪽 가슴막 사이에 공기가 모인 것이며 가슴막공간에 있는 공기는 허파를 가슴벽으로부터 멀리 움직이게 하여 허파가 부분적으로 줄어들 수 있게 한다(그림 6-40). 외상성 공기가슴증은 총상 등과 같은 관통성 가슴손상, 비관통성 가슴손상, 빗장뼈 아래의 정맥내선 삽입, 가슴벽의 수술 등을 원인으로 발병한다. 갑작스럽게 발병하는 공기가슴증은 심한 가슴통증과 함께 숨이 차고 기침을 동반하며, 한쪽 가슴은 움직임이 감소되어 폐활량이 감소되고 저산소증을 나타낸다. 공기가슴증이 생기면 숨이 차므로 안정을 취하는 것이 좋고 보통 입원하여 치료를 받아야 한다. 가슴막공간에 공기가 조금 차면 그대로 두어도 공기가 흡수되기도 하며, 주삿바늘을 넣거나 튜브를 가슴막공간에 넣어 공기를 빼낸다(그림 6-41).

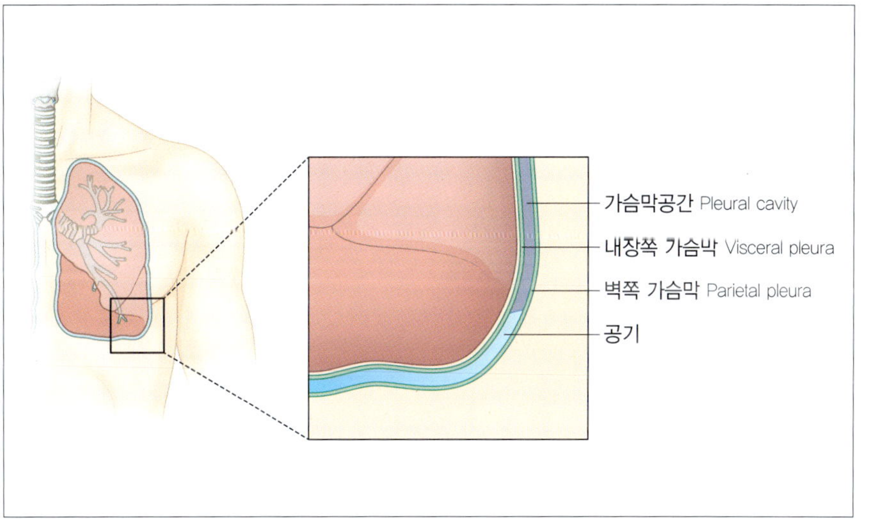

그림 6-40 가슴막공간과 가슴막

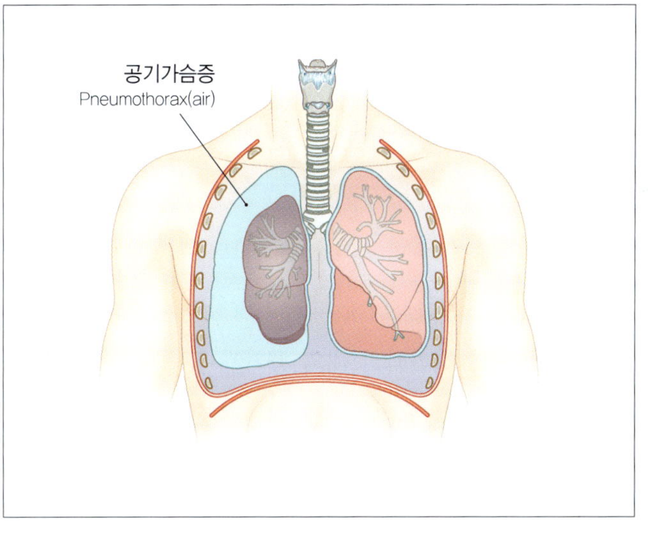

그림 6-41 공기가슴증

공기가슴증의 물리치료방법으로는 허파를 팽창시키는 호흡팽창운동이 필요하며, 팔이음뼈(shoulder girdle)와 가슴우리의 운동성을 유지하는 데 완전한 범위의 어깨운동이 필요하다.

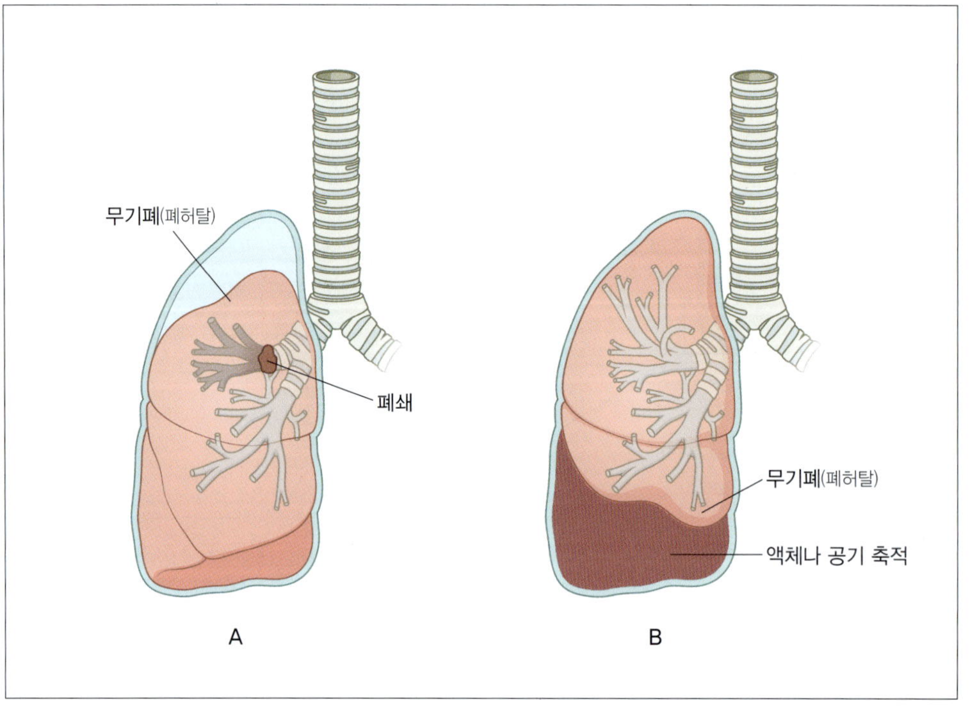

그림 6-42 무기폐. A: 폐쇄로 인한 무기폐, B: 축적에 의한 무기폐

(4) 무기폐

어떠한 원인에 의해 기관지가 막혀 허파의 일부에 공기가 전혀 들어가지 못하게 되거나, 액체나 공기 축적에 의해 허파의 팽창이 방해받는 경우에는 허파꽈리가 쭈그러든다. 이렇게 허파꽈리 내의 공기가 없어져 쭈그러진 경우를 무기폐(atelectasis)라고 한다(그림 6-42). 무기폐는 저산소증, 호흡곤란, 쇠약, 심한 동통, 청색증, 빠른맥, 쇼크, 불안, 체온상승 등이 발생한다. 항생제를 투여하여 허파감염을 방지하고 만성적인 경우에는 허파엽절제술을 실시한다. 물리치료중재로는 이환 부위에서 충분치 못한 가스교환이 있을 경우는 들숨 정지상태로 깊은 호흡을 하고 자세를 유지하며 산소사용을 포함한다. 분비물이 계속 존재할 시에는 기침, 가쁜숨, 체위배출법 등과 같은 기법이 필요하다.

(5) 만성폐쇄폐질환

1962년 미국흉부학회는 만성폐쇄폐질환(chronic obstructive pulmonary disease, COPD)의 임상적 상태를 허파꽈리벽의 손상과 기도감염이라 정의하였다. 이 정의에 따르면 만성폐쇄폐질환은 일반적으로 날숨유속이 차단되는 장애로 인해, 들숨은 가능하고 날숨은 불가능하다는 것을 의미한다. 만성폐쇄폐질환의 정의에 포함된 허파질환은 만성기관지염과 폐공기증을 예로 들 수 있다. 만성폐쇄폐질환자는 만성기침, 가래, 운동호흡곤란 등의 다양한 증상을 나타내며 폐기능검사에 의해 측정된 특징은 1초간 노력성 날숨량(forced expiratory volumes in 1 second, FEV_1)의 감소이다. 전폐용량(total lung capacity, TLC)과 잔기량(residual volume, RV)의 증가에 의해 허파가 과다팽창되며 폐활량은 감소할 수 있다. 만성폐쇄폐질환의 치료는 우선 흡연을 중지해야 하며, 호흡기감염을 예방하고 감염이 되면 심하지 않더라도 안정을 취함으로써 악화를 막아야 한다. 약물치료로는 항생제, 기관지확장제, 부신피질호르몬제, 가래약, 산소요법 등을 필요로 하며, 호흡기능이 상실된 경우에는 보조적인 기계호흡의 도움을 받아야 한다.

만성폐쇄폐질환의 물리치료 목표는 분비물의 제거를 촉진시키고 기관지 경련을 감소시키는 것이다. 호흡패턴과 호흡곤란의 조절을 향상시키고 국소이완을 가르치고 자세를 향상시켜 두려움과 근심을 가라앉히도록 한다.

① 만성기관지염

만성기관지염(chronic bronchitis)은 기침과 가래가 적어도 3개월 동안 지속되고 이러한 양상이 적어도 2년 연속으로 되풀이되는 것을 의미한다. 만성기관지염에서 주요한 증상은 기침과 가래이다. 만성기관지염으로 심하게 고통받는 환자는 휴식 시에도 호흡곤란이 나타날 수 있고 자주 푸른빛 부풀림증후군과 분홍빛 야윔증후군을 나타낸다. 푸른빛 부풀림증후군은 비만과 비교적 부드러운 호흡곤란을 나타내고, 분홍빛 야윔증후군은 근심 있는 표정과 심각한 숨가쁨을 동반한다. 폐기능검사에서 기관지확장제 흡입 후에도 눈에 띄게 개선되지 않는 1초간 노력성 날숨량의 감소를 확인할 수 있다. 들숨유속 또한 만성기관지염에서 감소하고 기도협착으로 공기 차단이 일어난다.

② 폐공기증

폐공기증(emphysema)은 종말세기관지 이하에서 허파꽈리 중격의 파괴로 인해 허파꽈리가 확장되는 것을 말한다. 허파꽈리는 몸에 산소를 공급하고 이산화탄소를 제거하는 역할을 하는 곳이므로 한 번 들어간 공기가 모두 나오지 않고 남아 있으면 새로운 공기가 들어가지 못하고, 산소의 공급과 이산화탄소의 제거가 원활하지 못하여 숨이 차게 된다. 폐공기증의 주요한 임상증상은 호흡곤란이다. 가슴 부위의 앞뒤직경이 증가되어 있고 갈비뼈는 올림되어 있으며, 갈비연골각은 넓게 확장되어 있다. 이러한 가슴변화를 술통가슴(barrel chest)이라 한다.

허파의 지속적인 과다팽창으로 호흡음은 멀어지고 때때로 날숨성 쌕쌕거림(expiratory wheeze)이 들리게 되고 심음은 멀게 느껴진다. 환기의 보조근 사용과 보조근의 비대, 오므린 입술호흡, 청색증, 가락곤봉증(digital clubbing)은 폐공기증이 진행된 상태에서 나타난다.

(6) 천식

천식(asthma)은 만성 허파질환이며 허파조직 내 기관의 좁아짐으로 인한 쌕쌕거림과 숨가쁨을 증상으로 한다. 기관지분지에서 다양한 자극반응의 증가를 나타낸다. 공기가 통과하는 통로인 기도에 만성적으로 염증이 생겨 기도벽이 부어오르고, 기도 내로 점액 분비물을 많이 방출하여 대기 중에 있는 여러 자극물질에 의해 쉽게 과민반응을 일으켜 기도가 좁아지거나 경련을 일으킨다(그림 6-43). 천식 발작을 일으키는 요인 중 제일 큰 요인은 감기이며, 그 외에 달리기 등의 운동 후, 꽃가루, 집먼지진드기, 강아지나 고양이 털 및 배설물, 곰팡이 등의 환경적 요인, 대기 오염, 자극적인 냄새, 담배 연기, 기후 변화 등이 있다. 흥분이나 스트레스, 감정적 격앙상태에 의해 악화되기도 하며 약물의 부작용으로도 기관지천식이 유발될 수 있다. 천식의 의학적인 치료로는 산소치료, 베타2 주동제와 코르티코스테로이드제와 같은 약물 투약, 정량식 흡입기 그리고 네뷸라이저 등이 포함된다.

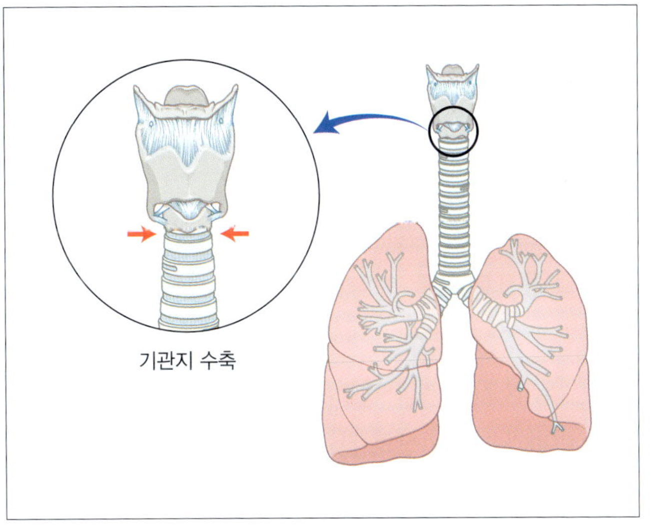

그림 6-43 천식

천식의 물리치료에 대한 일반적 목표는 첫째, 기관지 경련을 감소시키고 분비물 제거를 촉진시킨다. 둘째, 발작 시 호흡곤란의 조절을 향상시킨다. 셋째, 국소이완을 가르치고 자세향상과 두려움 및 근심을 가라앉히는 것을 도와준다. 넷째, 허파상태의 지식과 증상조절을 향상시킨다.

4 피부계 질환

1) 화상

화상(burn)이란 열(뜨거운 물질), 빛(방사선, 자외선, 적외선), 추위, 전기, 화학약품 또는 마찰 등으로 인한 손상을 말한다. 화상에 의한 피부손상의 정도는 영향을 받은 조직, 깊이 및 손상 넓이 등 개인에 따라 차이가 있을 수 있으나 온도, 노출시간, 열의 종류 그리고 피부의 두께 등 4가지 요소에 의해 결정된다. 화상은 화상의 면적과 피부손상의 깊이에 따라 심한 정도를 측정하며, 화상의 정도는 피부손상 깊이 정도에 따라 1, 2, 3, 4도 화상으로 분류된다(그림 6-44).

1도 화상은 피부의 바깥층(표피)만 열로 인해 손상되는 것으로 따끔거리는 통증과 압통 및 홍반을 동반하며 부어오르기도 한다. 대부분의 햇볕화상

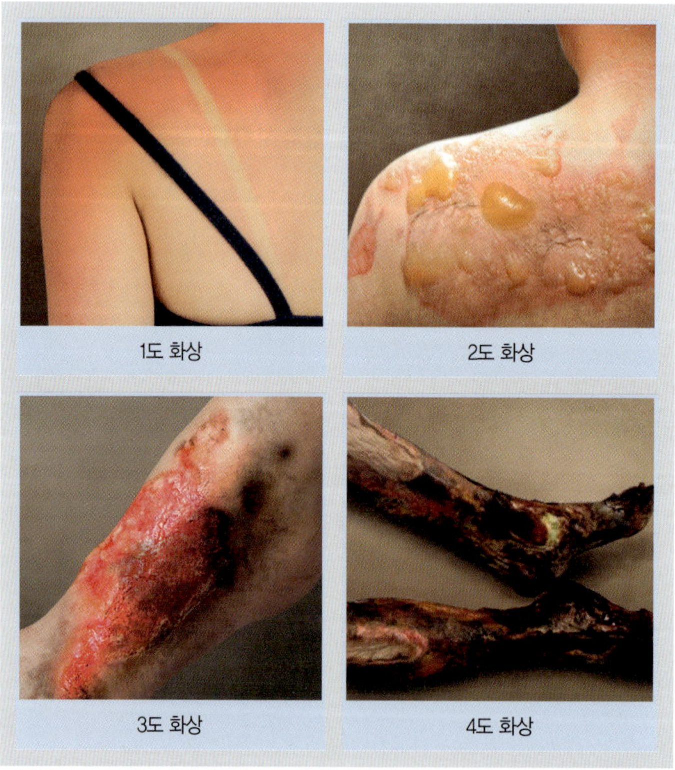

그림 6-44 피부손상 깊이에 따른 화상의 단계

(sunburn)은 1도 화상이다. 상처 부위는 감각이 예민해지지만, 보통 며칠 안에 증세가 사라진다. 그러나 손상부위에 가벼운 색소침착이 남는 경우도 종종 있다. 또한 염증을 막기 위해 진통제와 경구 아스피린제제를 사용하기는 하지만 보통 별도의 치료를 하지 않는다. 즉시 찬물로 식히는 등의 응급처치만으로도 약간의 통증감소 효과를 가져올 수도 있다.

2도 화상은 일반적으로 표피와 진피층의 일부까지 관통하여 두 층에 영향을 미쳐서 부분층 화상이라 하며, 표재성 화상과 심부성 화상으로 나눈다. 2도 화상 손상은 작열감과 통증을 자각적으로 심하게 느끼며 물집이 생길 수 있다. 심한 증기 열상은 대개 2도 화상이다. 1주일에서 몇주일 내에 치유는 되지만 표재성 화상은 색소침착이나 색소탈색이 남고 심부성 화상은 종종 흉터를 남긴다. 깊은 2도 화상은 만약 치료 시기를 놓치거나 처치를 잘 받지 않으면 조직의 부종과 혈류순환의 저하로 인하여 3도 화상으로 진행될 수도 있다.

3도 화상은 표피, 진피, 진피아래층까지 손상되어 피부가 검게 되거나 반투명 백색이 되기도 한다. 또한 종종 피부 전체와 그 밑에 있는 조직을 파괴하고, 감각이 소실되기도 하며 피부이식이 필요할 수도 있다. 3도 화상은 피부조직이 괴사되기 때문에 치유에 오랜 시간이 걸리고 잔흔이 많이 남게 된다.

4도 화상은 피부조직의 화학적 변화에 의하여 탄소 성분이 풍부한 물질로 변하게 되는 탄화현상으로, 피부가 검게 변한 상태가 되며 3도 화상의 심한 상태이다.

화상 넓이 및 면적의 측정은 신체의 전체 피부면적에 대한 백분율로 측정한다. 화상 넓이의 정확한 추정은 수액요법의 결정에 중요한 요소로서 성인의 경우 '9의 법칙(rule of nine)'을 사용하는 것이 가장 흔한 방법이다(그림 6-45). 머리와 목을 덮고 있는 피부면적과 양팔은 각각 신체 전체의 약 9%이고, 다리는 왼쪽과 오른쪽 각각 18%이며, 몸통의 앞뒤도 각각 18%이다. 그리고 성기의 경우 1%로 나타낼 수 있다.

노인과 소아, 영아에 따라 차이는 있지만 성인 대부분은 손상된 피부면적이 20% 이하에서는 생존 가능성이 높으며, 손상된 피부의 백분율은 생존 가능성에 많은 영향을 미친다.

물리치료사는 화상환자의 조직치유 촉진 및 구축 예방, 정상 관절가동범위

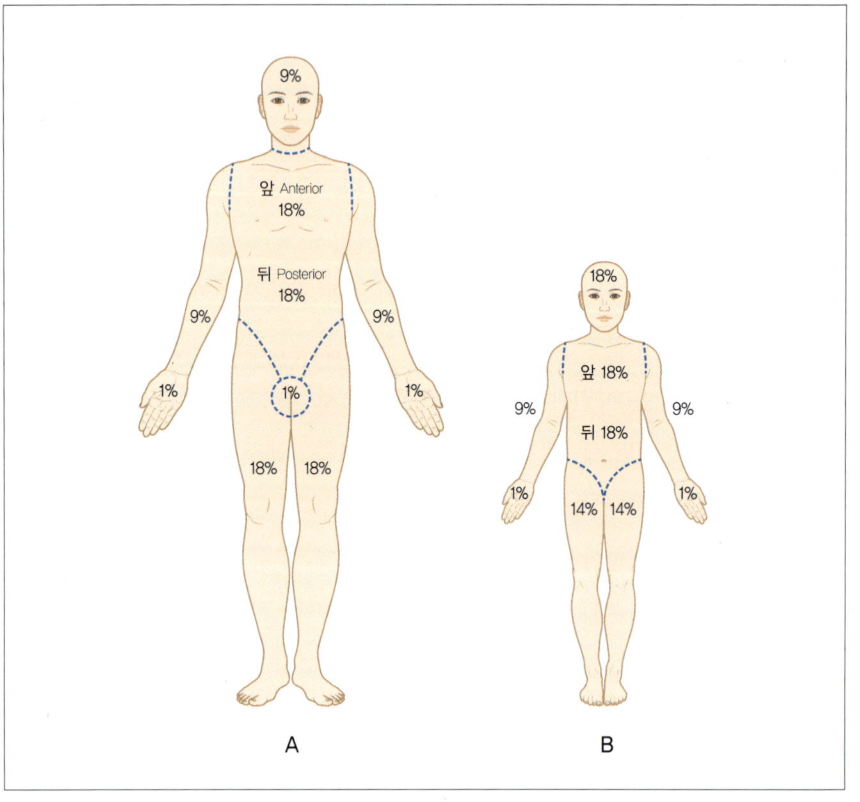

그림 6-45 9의 법칙. **A:** 성인, **B:** 소아

유지, 근력의 향상 또는 유지, 심장혈관계의 지구력, 관절의 유연성 증진을 위해 물리치료를 시행하며, 이러한 목적을 달성하기 위해 환자 및 보호자와 서로 최대한 협력해야 한다.

2) 욕창

말초혈관순환장애 및 압박으로 인해 조직의 저산소증 및 영양결핍으로 인해 피부조직의 허혈성 괴사가 생기는 궤양을 욕창(decubitus ulcer)이라고 한다. 욕창의 호발 부위로는 주로 뼈가 튀어나와 압력을 받기 쉬운 부위로 무릎, 발뒤꿈치, 엉덩이의 뒷면 등이다. 욕창이 자주 발생하는 환자는 척수손상 환자, 오랜 침상 환자, 혈관성 질환, 감각신경원병변, 당뇨병, 치매 등을 앓고 있는 환자들이다.

욕창은 욕창 부위 국소감염, 연조직염(봉소염) 및 골수염 등의 합병증이 나타날 수 있으며 심한 경우 패혈증으로 합병되어 사망에 이르기도 한다. 또한, 통증과 우울증도 욕창의 합병증으로 발생할 수 있고 욕창 치료를 지연시킬 수도 있다.

욕창은 상태와 심한 정도에 따라 여러 단계로 구분되며 욕창관리는 이에 따라 구별하여 적용한다(그림 6-46). 미국욕창자문위원회(National Pressure Ulcer Advisory Panel, 2007)에서는 욕창을 6단계로 분류하고 각 단계에 대한 차이점을 다음과 같이 제시하였다.

초기 단계는 심부조직이 의심되는 단계로, 피부손상이 없는 보라색 또는 적갈색의 부분적 피부변색 혹은 혈액이 찬 물집을 말한다. 주위 조직에 비하여 단단하거나 물렁거리고 통증을 유발할 수 있으며 따뜻하거나 차갑게 느껴질 수 있다. 증상이 심해지면 조직손상으로 진행될 수 있다.

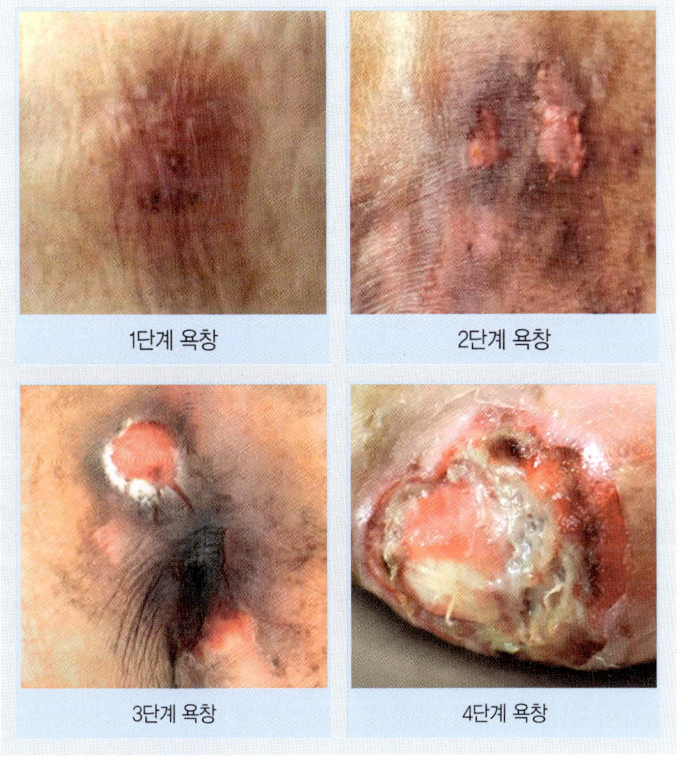

그림 6-46 욕창의 단계 분류에 따른 임상 사례

1단계는 눌렀을 때 하얗게 되지 않는 발적(non-blanching redness)이 나타나며 발적 부위는 압력 제거 후에도 정상 피부색으로 회복되지 않는다. 피부가 손상되지 않은 상태이며 침습 부위는 표피에 제한된다.

2단계는 표피와 진피의 일부분까지 침범된 부분층 피부손상을 말한다. 피부는 붉고 습하며 통증이 심한 얕은 상처로, 피부색이 변화되고 부분적인 피부상실과 표재성 궤양이 있다. 괴사조직은 없으며 손상이 없는 수포 혹은 손상된 수포가 나타날 수 있다.

3단계는 모든 피부층의 손상 상태로 피하층이 노출되나, 근막, 근육, 뼈의 노출은 없다. 괴사조직이 있을 수 있으며 고름길과 잠식(undermining)의 형성이 가능하다.

4단계는 모든 피부층의 손상상태로 근막, 근육, 뼈, 지지조직(건, 인대 등)이 노출되고 괴사조직이 있을 수 있으며 동로와 잠식의 형성이 가능하다.

욕창에 항상 노출되어 침대나 의자에서만 지내는 환자 및 주로 휠체어에서 생활하는 환자에게 뼈 돌출 부위가 압력을 받지 않도록 2시간마다 체위를 변경시켜 주는 것이 욕창 예방의 가장 효율적인 방법이다. 또한 외부 자극요인 중 가장 큰 비율을 차지하는 수분과 마찰력을 최소화하고 피부를 항상 청결히 관리하여야 한다.

물리치료사는 환자가 침상에서 또는 누워 있는 자세에서 뼈의 돌출 부위가 압력을 받지 않게 욕창 방지용 매트와 쿠션 등의 도구를 적절히 이용하여 욕창이 생기지 않도록 예방한다. 또한 퇴원 후 환자 및 보호자 교육을 통해 단백질 섭취를 늘리고 장시간 압력과 수분에 노출되지 않게 하며, 재활훈련을 통해 침상에서의 시간을 줄일 수 있도록 한다.

3) 대상포진

대상포진(herpes zoster)은 신경세포에 잠복해 있던 바이러스가 시간 경과 후 다시 활성화되면서 생기는 질환으로 피부에 발진이 생기고, 통증을 동반한 작은 물집들이 편측 신경의 분절성 지배영역에 따라 띠 모양으로 출현하는 것이 특징이다(그림 6-47). 증상은 수두대상포진바이러스(varicella zoster virus,

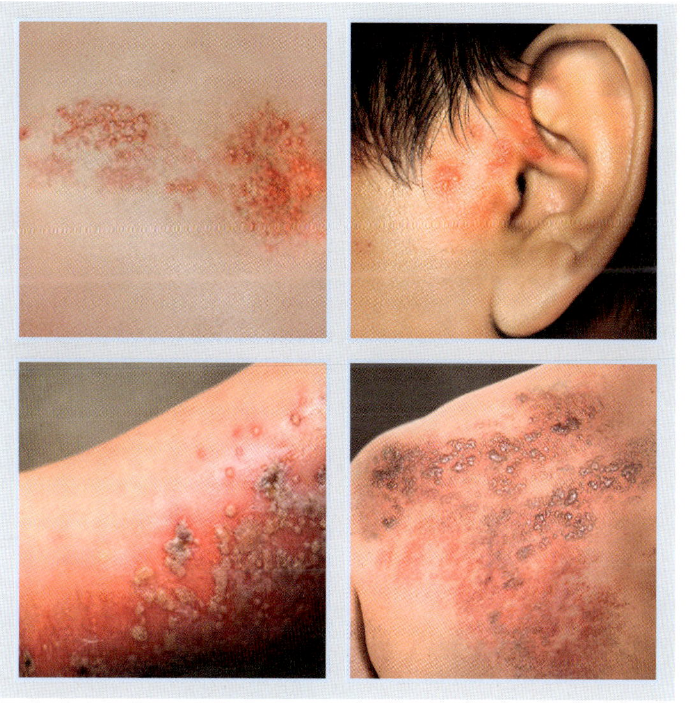

그림 6-47 대상포진 임상사례

VZV)에 의한 최초 감염 이후에 척수뒤뿌리신경절(dorsal root ganglion), 삼차신경절(trigeminal ganglion) 등에 잠복하고 있던 수두바이러스(VZV)가 여건에 따라 재활성화되면서 신경분포를 따라 발생한다.

대상포진은 미국인의 경우 20%가 일생 동안 한 번 이상 경험하고, 상당히 심한 통증을 동반하는 흔한 질환이며, 소아에게도 발병할 수 있지만 50대 이후의 성인에게 흔히 발병한다.

또한, 대상포진의 치료목적은 신경 및 피부의 염증반응에 의한 손상을 방지하고 난치성의 대상포진후신경통(postherpetic neuragia, PHN)으로의 진행을 방지하는 데 있으며, 조기에 적극적인 치료가 요구된다.

4) 건선

건선(psoriasis)은 경계가 분명한 은백색의 비늘(scale)로 덮여 있는 홍반성 피

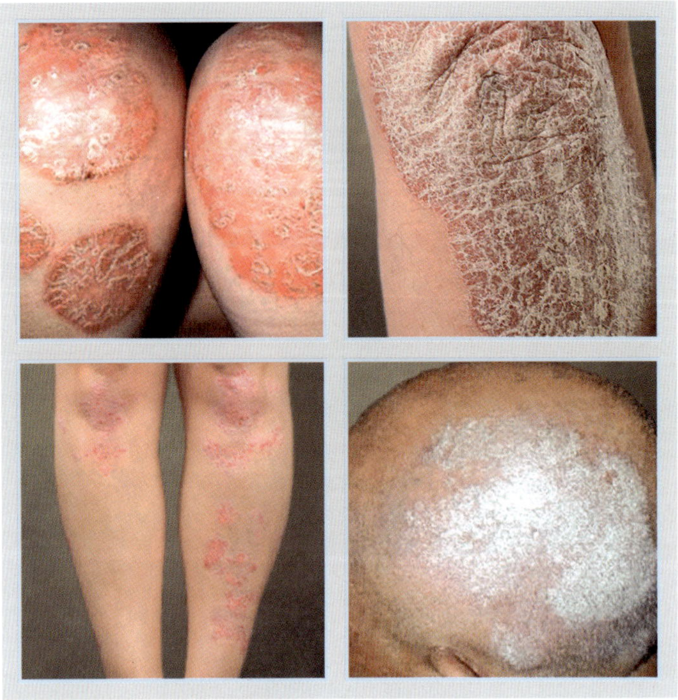

그림 6-48 건선 임상사례

부병변이 특징으로 조직학적으로 상피의 증식이 피부에서 나타나는 염증성 질환이다(그림 6-48).

인구의 1~2%의 빈도로 나타나며, 주로 발생하는 부위로는 팔꿈치, 무릎, 엉덩이, 두피 등 자극을 많이 받는 부위에서 발생한다. 물리치료영역에서의 건선 치료는 자외선 또는 광화학요법을 이용한 광선치료가 이용된다.

5 노인성 질환

1) 균형과 낙상

일상생활에서 자세를 유지하고 기능적인 활동을 하기 위해서는 시각, 청각, 고유수용성 감각, 전정감각 등이 필요하며 이는 균형을 유지하기 위해서도 필수적이다. 그러나 노화로 인해 뼈와 근육 및 결합조직의 퇴행성 변화, 신경계 전도속도의 감소를 동반한 운동반응의 저하, 시각 · 청각 · 촉각과 같은 감각계의 퇴화, 심장혈관계의 효율성 감소 등이 발생하게 된다. 이로 인해 대표적으로 균형의 손상이 발생하며, 이는 낙상(fall)을 유발하여 노인의 기능장애에 큰 영향을 미치게 된다. 이 외에도 만성 질환을 지녀 다양한 약물을 복용해야 하기 때문에 어지러움이나 저혈압 같은 부작용이 발생하면 낙상이 발생하기도 한다.

낙상에 영향을 미치는 요인은 노화로 인한 신체 내적 요인, 화장실이나 빙판길과 같은 환경적 요인, 낙상에 대한 공포나 정신 인지손상과 같은 행동학적 요인, 혼자 살거나 문화 · 인종과 같은 사회학적 요인 등이 있다(표 6-7). 미국 노

표 6-7 낙상을 일으키는 요인

신체 내적 요인	행동학적 요인	사회 · 경제적 요인	환경적 요인
• 운동성 손상 • 균형장애 • 보행장애 • 근약화 • 많은 나이 • 만성 질환 · 장애 – 인지손상 – 뇌졸중 – 파킨슨병 – 당뇨병 – 관절염 – 심장질환 – 요실금 – 발질환 – 시각손상 • 급성 질환	• 낙상 과거력 • 낙상에 대한 두려움 • 많은 약복용 • 항정신성 약물 사용 • 진정제, 최면제 사용 • 항우울제 사용 • 알콜중독 • 위험한 행동 • 운동부족 • 맞지 않는 신발과 옷 착용 • 부적절한 보조도구 사용 • 영양부족 및 탈수 • 수면부족	• 낮은 수입 • 낮은 교육수준 • 문맹 · 언어장벽 • 집안환경 열악 • 독신 • 사회보장 및 사회 상호작용 결여 • 이동수단 부족 • 문화 · 민족성	• 시설 디자인과 유지 열악 • 부적절한 건축법규 • 계단 • 집안 위험요소 – 핸드레일 부족 – 곡선 경사로 부족 – 손잡이 부족 – 좋은 조명이나 현저한 대조 부족 • 미끄럽거나 고르지 않은 바닥 • 장애물과 걸려 넘어지는 위험요소

인의 경우 65세 이상의 4명 중 1명이 매년 낙상을 경험한다고 보고하고 있을 만큼 흔한 노인의 낙상은, 엉덩관절 골절이나 외상성 뇌손상과 같은 심각한 부상으로 입원을 초래하며 합병증으로 인한 사망까지 발생할 수 있다. 따라서, 치료사는 노인의 균형에 관심을 가지고 이해하고 있어야 한다.

2) 당뇨

당뇨(diabetes)는 췌장에서 만들어지는 호르몬인 인슐린의 분비에 이상이 생기는 대사성 질환으로 포도당이 근육이나 간세포, 지방조직에 제대로 전달되지 않아 혈중 포도당의 농도가 높아지는 특징을 보인다. 종류에는 제1형과 제2형이 있으며, 제1형은 인슐린이 전혀 만들어지지 못해 발생하므로 인슐린의존형

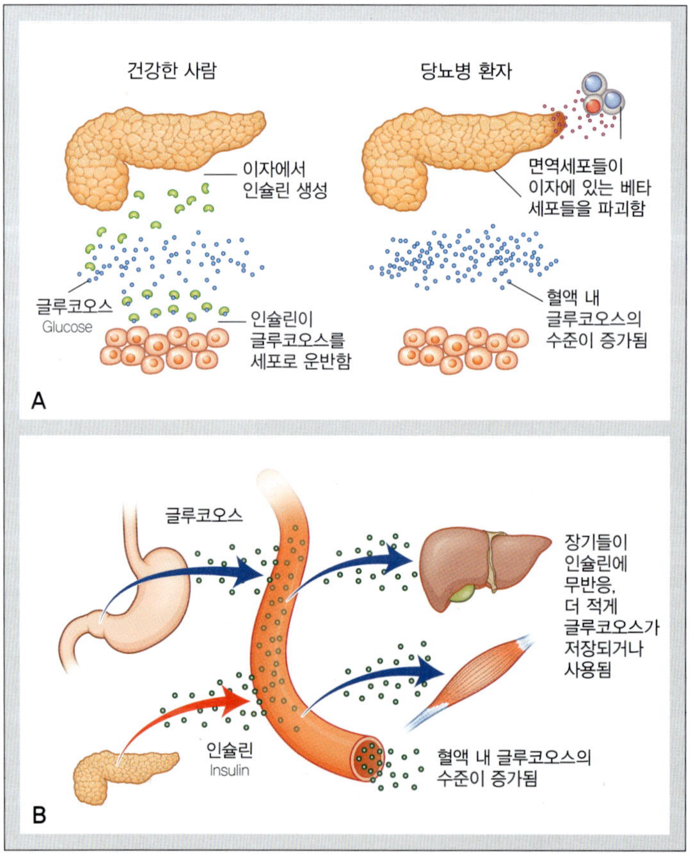

그림 6-49 당뇨. A: 제1형 당뇨기전, B: 제2형 당뇨기전

당뇨병이라 하고, 제2형은 인슐린이 상대적으로 부족하여 세포가 포도당을 효과적으로 연소하지 못하는 인슐린저항성(insulin resistance)이 특징적으로 나타나 비의존형 당뇨병이라 불린다(그림 6-49). 나타나는 증상이 심하지 않으면 잘 알 수 없어서 검사 이후 알게 되는 경우가 많으며 합병증으로는 망막병증, 신장부진, 신경병증, 피부괴양, 심근상애, 죽상동맥경화증 등이 발생한다. 대부분 노인들이 당뇨를 가지는 경우가 많아 물리치료 시 문제점을 고려하여 치료해야 한다.

3) 뼈엉성증

뼈엉성증(osteoporosis)은 뼈 흡수 증가 및 새로운 뼈세포 생성 감소로 인하여

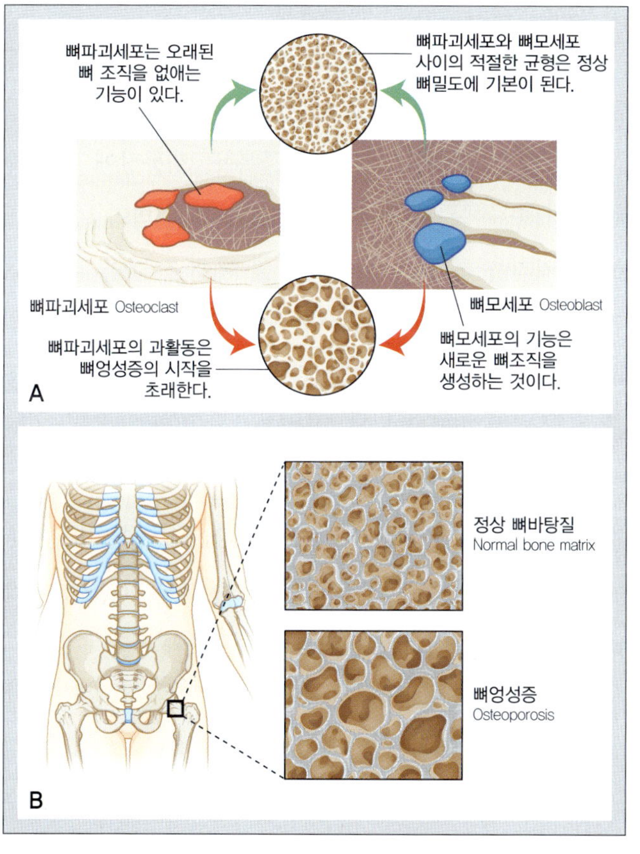

그림 6-50 뼈엉성증. A: 뼈의 무기질침착(mineralization), B: 뼈 모습

뼈의 밀도와 강도가 저하되어 골절이 쉽게 일어나는 질환이다(그림 6-50). 노인의 경우 손목과 엉덩관절 그리고 척추에서의 골절이 흔하다. 초기의 경우 증상이 없기 때문에 인지하기 어렵고 작은 충격에 의해 골절이 일어난 후 검사에서 확진되는 경우가 많다. 대부분의 뼈엉성증은 폐경후 뼈엉성증과 노인성 뼈엉성증이 90%를 차지한다. 그리고 가족력, 만성염증성 질환, 칼슘 섭취부족, 활동부족, 좌식생활, 흡연, 과도한 음주, 과도한 카페인 섭취, 약물복용 등이 원인이 된다. 치료사는 적당한 운동을 처방하여 뼈에 자극을 주어 골량의 감소를 줄이고 새로운 골형성을 도울 수 있다.

4) 요실금

요실금(urinary incontinence)은 방광의 저장능력이 줄어들거나 요도의 기능이 악화되어 원하지 않은 시간과 장소에서 자신도 모르게 소변이 나오게 되는 질환이다. 65세 이상의 노인에서 요실금의 빈도는 미국의 경우 전체 노인 인구의 15~30%이며 뇌기능 이상으로 인한 방광기능 조절장애, 전립샘 비대증, 요로감염, 복압요실금, 당뇨, 고혈압, 약물복용, 행동장애 등의 원인으로 발생한다. 요실금의 종류에는 어떤 자극이 없는데도 소변이 나오는 참실금(true incontinence), 기침을 하거나 힘을 많이 쓸 때 또는 숨을 참는 것과 같이 복압이 올라가는 상황에서 방광의 압력이 증가하여 발생하는 복압요실금(stress incontinence), 화장실에 도달하기 전에 소변을 참지 못하는 절박요실금(urge incontinence), 소변이 방광에 가득 차 발생하는 범람요실금(overflow incontinence) 등이 있다.

요실금을 겪고 있는 사람들은 수치심, 우울증, 사회적 고립 등을 경험할 수 있으나 적극적인 치료를 통해 극복할 수 있다. 치료는 기저귀를 착용하거나 약물 치료 혹은 수술을 할 수 있지만, 쉽고 효과적인 방법은 물리치료이다. 일반적인 방광조절의 문제는 방광 아래에 있는 골반기저근 조절의 약화로 인해 발생할 수 있으며, 이를 해결하기 위해 골반기저근육을 강화하는 훈련인 케겔 운동을 실시하여 요실금의 증상을 줄이거나 효과적으로 예방할 수 있다(그림 6-51).

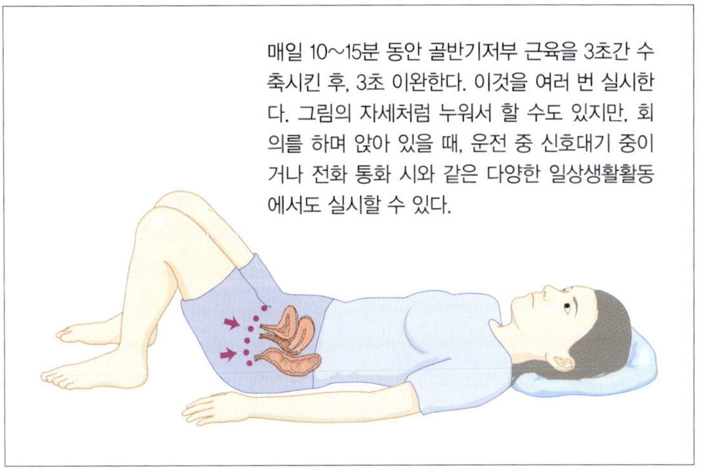

그림 6-51 요실금의 운동치료: 케겔운동

5) 인지증(치매)

치매(dementia)는 퇴행성 뇌질환이나 뇌혈관 질환 등에 의해 기억력, 판단력 및 수행능력, 지남력, 언어능력 등의 인지기능 손상으로 인한 후천적 다발성 장애를 말하며, 이로 인해 일상생활에 큰 영향을 받게 된다. 치매는 다양한 질환으로 인해 발생되고, 일반적으로 알고 있는 알츠하이머병(Alzheimer disease)은 퇴행성 질환으로 인한 치매의 가장 흔한 형태로 베타아밀로이드라는 물질이 뇌에 쌓여 뇌세포를 파괴하는 질환이다(그림 6-52). 알츠하이머병은 치매 중 60~80%를 차지할 정도로 흔한 질환으로 미국의 경우 5백만명 이상이 앓고 있으며, 65세 이상 노인의 10%, 85세 이상 노인의 20%가 치매인 것으로 보고되고 있다. 그 다음으로 많이 발생하는 원인질환은 뇌혈관 질환에 의해 반복적으로 뇌손상이 발생하여 일어나는 혈관성 치매이다. 그밖에 서산소증, 삽상샘기능저하증과 같은 대사성 질환, 비타민 B와 엽산 등이 부족해서 발생하는 결핍성 질환, 알콜중독과 같은 중독성 질환, 감염성 질환, 뇌종양, 뇌외상, 물뇌증 등이 원인 질환이다.

치매의 증상으로는 이름, 전화번호, 물건을 어디에 두었는지 모르는 것과 같은 기억장애, 말이나 표현이 떠오르지 않거나 말을 잘 못 알아듣는 것과 같은 언어장애, 길을 자주 잃어버리는 것과 같은 시공간능력 저하, 돈거래를 잘 못하

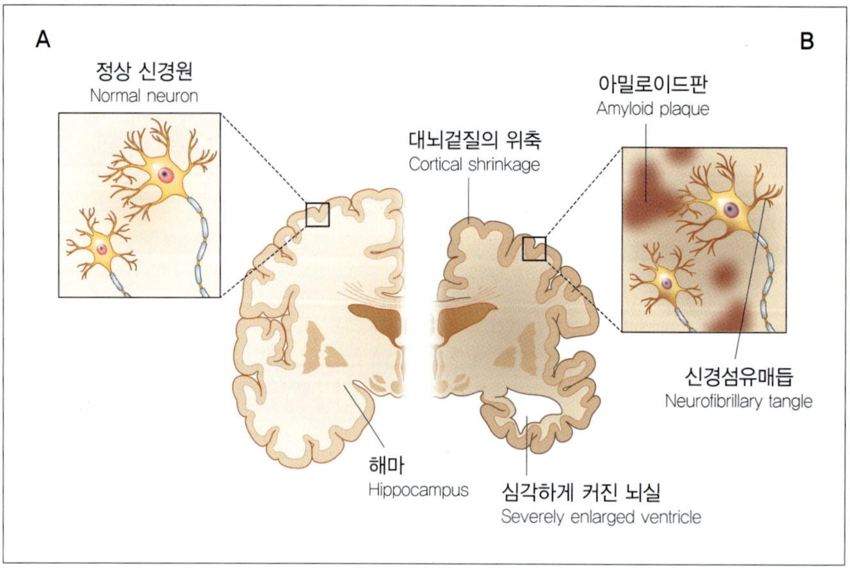

그림 6-52 정상 뇌와 알츠하이머병의 뇌 비교. **A:** 정상, **B:** 알츠하이머병

게 되는 계산능력 저하, 화를 많이 내거나 집에만 있으려 하는 성격 및 감정의 변화, 누가 자신을 때리거나 헛것이 보인다고 하는 이상행동 등이 있다. 이 가운데 건망증은 치매와는 다르며 건망증은 전체사건에 대해 잘 기억하고 세세한 부분만 잊어 단서를 주면 기억할 수 있으나, 치매는 전체사건도 기억 못하고 단서를 주어도 기억해내지 못하는 차이가 있다.

치매는 시간이 갈수록 악화되다가 사망할 수 있기 때문에 본인뿐만 아니라 보호자와 가족 그리고 친구들 모두 정서적 스트레스와 우울증을 경험하게 만드는 질환이다. 치료사는 가족과의 적극적인 협조하에 인지기능훈련에 초점을 두고 치료계획을 세워야 하며 회상치료, 미술 및 음악치료, 원예치료 등과 같은 전인적 치료를 활용할 수 있다.

임상사례 물리치료 중 화상

사례

원고는 당뇨병 환자로서, 신장 및 췌장 이식술까지 받아 면역억제제를 복용하고 있던 사람입니다. 원고는 피고 병원에서 목디스크 치료를 받던 중, 피고병원 의사로부터 목부위 물리치료를 처방받았습니다. 피고 병원 물리치료사는 2011. 2. 23. 원고에게 목부위 물리치료를 시행하면서, 의사의 별도 지시를 받지 아니하고 추운 겨울이므로 서비스 차원에서 원고의 양쪽 발등에 적외선 치료를 시행하였습니다. 당시 양말을 신은 채 10분간 적외선을 조사하였습니다. 원고는 이로 인하여 양측 발등에 2도 화상을 입었고, 피고병원에서 적절한 화상 치료를 받았습니다. 오른쪽 발등 화상부위는 호전되었으나, 왼쪽 발등 화상부위는 괴사성 조직 소견이 확인되었습니다.

피고 병원은 2011. 3. 2. 원고를 다른 병원인 △△△△병원으로 전원 조치하였습니다. 원고는 △△△△병원에서 입원치료를 받았으나, 2011. 5. 20. 난치성 균에 감염되었고 원고는 2011. 5. 27.경 △△△△병원으로부터 난치성 균 감염에 따른 격리병실 치료를 권고받았으나, 이를 거부하고 퇴원을 하였습니다. 결국 원고는 2011. 6. 7. △△△△병원에 재입원하여, 2011. 7. 4. 좌측 족근관절 부위 절단 수술을 받았습니다.

원고는 적외선 치료 및 화상 치료 등의 과정에서 피고 병원의 과실을 주장하며, 약 1억 9,000만원 상당의 손해배상을 청구하였습니다. 피고는 적외선 치료 자체는 가정용으로도 많이 시판되는 기기에 의한 것으로 특별한 기술이나 위험이 없어 의사의 지시없이 물리치료사가 시행할 수 있고, 적외선치료 및 화상 치료, 전원조치 등 과정에서 피고병원에는 특별한 과실이 없는데, 원고의 당뇨 합병증과 치료 비협조로 상처가 악화된 것이라고 주장하였습니다.

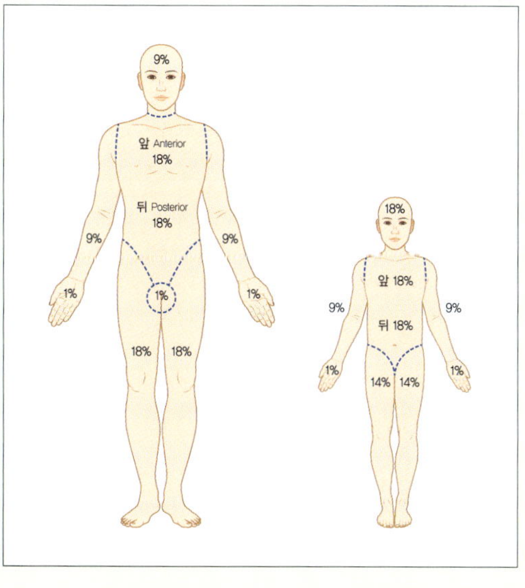

그림 6-53 화상에서 9의 법칙

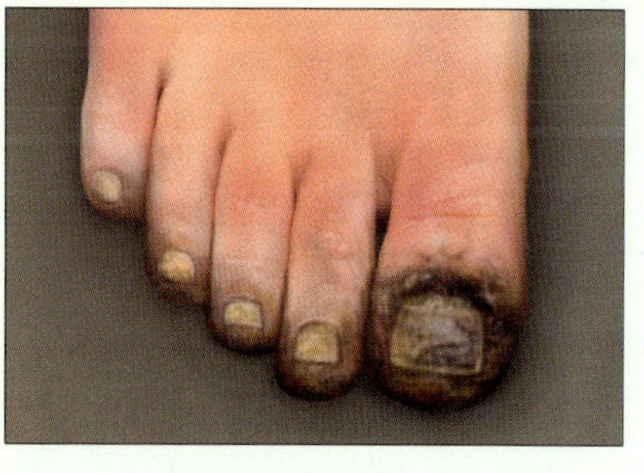

그림 6-54 당뇨 합병증

판단

재판부는 관련 법리와 여러 제반 사정들을 종합하여 볼 때 다음과 같습니다.

① 환자의 발등 부위에 적외선 치료를 하는 것도 의사의 지시를 받아야 하는 의료행위로 보아야 하고, 그럼에도 불구하고 피고 병원 물리치료사가 의사의 지시를 받지 않고 임의로 적외선치료를 시행하였을 뿐 아니라, 원고처럼 당뇨 및 말초신경병증 등과 같이 감각의 둔화를 동반하는 기저질환 환자는 열감이 과도할 때 피하기가 어려워 더욱 적합하지 아니하고,

② 적외선 치료에서 일반적으로 권장되는 바와 같이 원고의 양말을 벗긴 다음 환부와의 거리나 시간 등을 적절히 유지하여야 하고, 상태를 적절히 관찰하거나 주시하였어야 함에도 그러지 못하는 등 병원의 과실이 있다고 봄이 상당하나,

③ 화상이 악화되어 족부 절단까지 이르는 과정에서 원고의 당뇨 합병증, 치료 비협조, 기타 피고 병원의 과실 정도와 화상치료의 적절성 등을 고려하여 피고병원의 손해배상책임을 50%로 제한한다.

(원고의 기왕증 기여도 40%, 과실 10% 인정)

피고병원은 원고에 대한 손해배상금으로 선고일 기준으로 95,659,454원 및 이에 대한 지연손해금을 지급하라고 판결하였습니다.

서울동부지방법원 제15민사부 판결

사건	2012가합8909 손해배상(의)
원고	OOO (71****-1******)
	서울 강동구 OO동 ***-**
	소송대리인 법무법인 우성
	담당변호사 이인재
피고	의료법인 OO의료재단
	서울 송파구 OO동 **-**
	송달장소
	대표자 이사 OOO
	소송대리인 변호사 김성주
변론종결	2013. 11. 5
판결선고	2013. 12. 10

주문

1. 피고는 원고에게 95,659,454원 및 이에 대하여 2011. 2. 23부터 2013. 12. 10까지는 연 5%의, 그 다음날부터 다 갚는 날까지는 연 20%의 각 비율에 의한 금원을 지급하라.
2. 원고의 나머지 청구를 기각한다.
3. 소송비용 중 1/2은 원고가, 나머지는 피고가 각 부담한다.
4. 제1항은 가집행할 수 있다.

청구취지

피고는 원고에게 190,987,952원 및 이에 대하여 이 사건 소장 부본 송달 다음날부터 다 갚는 날까지 연 20%의 비율에 의한 금원을 지급하라.

1. 기초 사실

가. 당사자의 지위

원고는 2009. 9. 25. 당뇨로 인하여 신장 및 췌장 이식술을 받아 그 무렵부터 면역억제제를 복용하고 있었던 자로서, 2011. 2. 21. 경부 및 우측 상견갑부 통증, 우측 팔저림을 이유로 피고가 운영하는 ○○○의원(이하 '피고 병원'이라고 한다)에 내원하였다.

나. 피고병원에서의 진료 경과

1) 피고 병원은 2011. 2. 21. 원고에 대하여 목의 신전 및 좌측 회전운동에 제한이 있고, 방사선검사 결과 일자목 소견, CT 촬영 결과 4-5번 경추간 디스크 탈출증 소견이 확인되어 같은 날부터 2011. 2. 23.까지 경부 물리치료를 시행하였다.
2) 피고 병원의 물리치료사는 2011. 2. 23. 원고에게 경부 물리치료를 시행하면서, 원고의 양쪽 발등에 적외선 치료를 시행하였다.
3) 원고는 2011. 2. 25. 피고 병원에 양쪽 발등의 적외선 치료에 의한 화상이 2일 되었다는 호소를 하며 내원하였고, 피고 병원은 원고가 발등에 2도 화상을 입은 것을 확인하여 같은 날, 같은 달 26. 및 28. 위 화상부위에 대하여 소독 및 드레싱을 시행하였다.
4) 피고 병원은 2011. 3. 2. 원고의 오른쪽 발등 화상부위는 많이 호전되었으나, 왼쪽 발등 화상부위에 괴사성 조직 소견이 확인됨을 이유로, 원고에 대하여 진료의뢰시를 발급하고 △△△△병원으로 전원조치 하였다.

다. △△△△병원에서의 진료 및 수술 경과

1) 원고는 2011. 3. 4. △△△△병원에 입원하였고, △△△△병원 의료진은 그 무렵부터 2011. 3. 6.까지 원고의 양쪽 발등 화상부위에 대하여 항생제 치료를 하고, 원고의 전신마취하의 수술에 대비한 수술 전 검사의 일환으로 시행한 심전도 및 흉부방사선 촬영 결과 이상 소견을 보이자, 심초음파 및 흉부 CT 검사를 시행하였다.
2) △△△△병원 의료진은 2011. 3. 7. 원고의 양쪽 발등의 화상부위에 대하여 진찰한 후 화상에 의한 손상

후 발생된 가피와 피부 괴사부위에 대한 변연절제술을 시행하고, 그 후 음압 창상 드레싱을 시행하였으며, 2011. 3. 18. 추가로 괴사된 조직에 대해 변연절제술을 시행하고, 양 발등에 피부이식술을 시행하였다.

3) △△△△병원 의료진은 2011. 3. 25. 원고의 좌측 발등 드레싱이 밀리는 증상이 나타나고, 2011. 4. 2. 좌측 발등 창상이 벗겨지자 2011. 4. 11. 원고의 양쪽 발등 창상에 대해 변연절제술을 시행하고 Comfeel(삼출액이 많은 창상치료에 사용되는 제품이다)을 사용한 드레싱을 시행하였다.

4) △△△△병원 의료진은 2011. 4. 27. 원고의 양측 발등의 괴사된 창상 피부조직을 제거하고, 우측 발등에 대하여는 변연절제술 및 회전 피판술, 부분층 피부이식술 및 봉합술을 시행하였으며, 좌측 발등에 대하여는 단 족지 신전근과 단 무지 신전근을 이용한 피판술 및 부분층 피부이식술을 시행하였다.

5) △△△△병원 의료진은 2011. 5. 2. 원고의 화상부위 중 회전 피판술을 시행한 부분 주위에 괴사가 보이고, 2011. 5. 4. 창상의 주위가 벌어지자 2011. 5. 16. 변연절제술 및 국소 피판술을 시행하였다.

6) △△△△병원 의료진은 2011. 5. 18. 원고의 창상이 여전히 감염증 소견을 보이고 삼출액이 나오자 창상 드레싱 및 소독액 침액 방식으로 드레싱을 계속하였다.

7) 원고는 2011. 5. 20. VRE라는 난치성 균에 감염되었고, 2011. 5. 27.경 위 병원으로부터 위 VRE균 감염에 따른 격리병실 치료를 권고받았으나, 원고는 이를 거부하고 퇴원하였다.

8) 원고는 2011. 6. 7. △△△△병원에 재입원하였고, 2011. 7. 4. 좌측 족근관절 부위의 절단수술을 받았다.

라. 관련 의학지식

1) 화상이란 열에 의한 손상을 말하며 심한 경우 피부뿐만 아니라 그 하부조직도 파괴될 수 있다. 화상의 단계는 1, 2, 3도 화상으로 나뉘는데, 그중 1도 화상은 주로 표피에만 화상이 발생한 경우로 홍반, 부종, 통증은 있으나 수포는 없는 경우를 말하며 반흔 없이 치유되고, 2도 화상은 다시 표재성과 심부성으로 나뉘는데, 표재성 2도 화상은 홍반, 부종 및 통증과 수포를 초래하고 조직학적으로는 표피의 괴사와 상부 진피의 심한 혈관확장 및 부종을 보이며 2차 세균감염이 없으면 반흔 없이 2~3주 후 치유된다. 심부성 2도 화상은 하부 망상진피의 손상을 일으키며 모세혈관의 혈류가 소실되면서 피부는 창백해지고 감각이 없어지며, 얼마간의 반흔을 남기고 치유된다. 3도 화상은 표피 및 진피의 완전한 파괴를 일으키고 피부는 무감각해지며 치유되더라도 반흔이 남는다. 심한 화상의 경우 24시간 이내에 쇼크 증상, 파괴된 창상 물질의 흡수로 인한 중독증 증상 및 세균감염에 의한 증상이 나타날 수 있다.

2) 체표면 30% 이상의 2도 화상, 10% 이상의 3도 화상 및 호흡기를 침범한 화상은 입원치료 하여야 하고, 화상의 정도가 경한 경우 즉시 얼음물 등으로 화상부위를 차게 해주고, 2도 화상의 수포는 그 자체가 세균감염에 대한 자연적인 보호막으로 작용하므로 터뜨리지 말고 보호한다. 수포가 너무 팽팽하거나 심한 통증을 보이면 무균 상태에서 주사침으로 천자하여 수포를 가라앉도록 한 후 항생제 연고를 바른다. 심한 화상의 경우 화상 부위의 감염 예방에 유의하여야 한다. 최근에는 피부이식뿐만 아니라 피부대용품이나 배양된 표피로 결손 피부를 덮기도 하고, 광범위한 화상의 경우 화상 부위의 국소 치료뿐 아니라 전신 치료 또한 중요하며 전해질과 단백질의 조절, 쇼크 및 전신 감염증의 예방 및 치료를 시행하여야 한다.

[인정 근거] 다툼 없는 사실, 갑 제1, 2, 9 내지 13호증(가지번호 있는 것은 각 가지번호 포함, 이하 같다), 을 제1, 2호증의 각 기재, 감정인 안재훈의 진료기록 감정 결과, 변론 전체의 취지

2. 당사자들의 주장

가. 원고의 주장

1) 피고 병원의 물리치료사는 의사의 지시를 받지 않은 채 임의로 원고의 발등에 적외선을 조사하였고, 원고와 같이 췌장 및 신장 이식환자로서 말초신경병증에 의하여 감각이 둔해진 환자에게는 적외선 치료 시 화상을 입지 않도록 환부와의 거리, 사용시간을 적절하게 조절하고, 원고가 스스로 치료부위를 확인하도록 주의를 주거나 직접 현장에서 지켜보았어야 하는 주의의무가 있음에도 불구하고 이를 게을리 한 과실이 있다.
2) 피고 병원 의료진은 원고의 화상부위를 확인한 후, 원고가 기존에 신장 및 췌장 이식술을 받고 면역억제제를 복용하고 있었던 사실을 고려하여 즉시 원고에 대하여 광범위한 항생제를 사용하거나 전문치료가 가능한 의료기관으로 전원을 하여 당뇨로 인한 괴사가 진행되지 않도록 할 주의의무가 있었음에도 이를 하지 않은 과실이 있다.
3) 결국 피고 병원의 물리치료사 및 의료진의 위와 같은 각 주의의무 위반으로 인하여 원고는 결과적으로 좌측 발 부위를 절단하게 되었으므로, 위 물리치료사 및 의료진의 사용자인 피고는 원고에게 이로 인한 손해배상으로서 190,987,952원(=일실수입 127,175,399원 + 기왕치료비 27,364,953원 + 보조구비 2,847,600원 + 위자료 33,600,000원) 및 이에 대한 지연손해금을 지급할 의무가 있다.

나. 피고의 주장

1) 피고 병원의 물리치료사가 원고 발등에 시행한 적외선 치료는 가정용으로도 많이 시판되는 기기에 의한 것으로 특별한 기술이나 위험도가 필요하지 않으므로, 물리치료사가 의사의 지시 없이 스스로 적외선 치료를 충분히 조절하여 시행할 수 있다.

   피고 병원 의료진은 원고의 화상에 대하여 적절한 치료를 하다가, 좌측 발등에 괴사성조직 소견이 나타나자 즉시 상급병원으로 전원조치 하였는바, 치료 내지는 전원조치상 주의의무를 위반하지 않았다.
2) 원고의 좌측 발등에 발생한 화상은 2도 화상에 불과하여 절단수술을 할 필요가 없으나, 원고의 당뇨병성 말초혈관병증 및 면역억제제의 복용에 따른 면역력 저하로 인한 상처 회복이 지연되었고, 당뇨병성 족부 궤양 및 감염 합병증이 발병함에 따라 악화되었으며, 원고가 치료에 비협조적이었기 때문에 결과적으로 좌측 족부 절단에 이르게 된 것이므로, 설령 피고의 손해배상책임이 인정된다고 하더라도 그 책임은 20% 이하로 제한되어야 한다.

3. 손해배상책임에 관한 판단

가. 물리치료 과정에서의 주의의무 위반

살피건대, 앞서 인정한 사실에 변론 전체의 취지를 종합하여 인정되는 다음과 같은 사정, 즉 ① 피고 병원 의료진은 2011. 2. 23. 원고의 목(경부) 부위에 대하여 물리치료를 처방하였을 뿐 발등에의 적외선 치료 지시는 하지 않았음에도 피고 병원의 물리치료사는 임의로 원고의 양측 발등에 적외선 치료를 하였던 점, ② 피고는 위와 같이 물리치료를 한 날이 겨울이었으므로 서비스 차원에서 적외선 치료를 시행한 것이라고 주장하나, 적외선 치료 역시 의료행위의 하나로서 서비스 차원이라 할지라도 의사의 지시에 따라 시행되는 것이 요구될 뿐만 아니라, 적외선 조사기는 국소 부위에 열이 가해지는 특성을 가진 기기로서, 치료 대상자의 피부감각에 이상이 없어야 열감이 과도할 때 피할 수 있으므로 당뇨나 말초신경병증 등과 같이 감각의 둔화를 동반하는 기저질환을 가진 환자는 대상자로 적절하지 아니한바, 원고의 경우 더욱 적외선 치료를 임의로 시행할 대상에 해당하지 아니하였다고 보이는 점, ③ 적외선 조사기의 열에너지는 열원(熱源)과 환자와의 거리 제곱에 반비례하고, 적외선 조사기와 환부와의 수직 거리는 30 내지 60cm가 적당하며, 위와 같은 조사거리는 적외선과 인체 피부 사이의 기준으로 정한 것이므로, 양말 등과 같이 피부 조직과 물성이 다른 피복이 있는 경우에는 주의사항이 달라질 수 있고, 환자의 적외선 과다 조사에 대한 반응감이 무뎌질 수 있으므로 피복이 없는 상태에서 권장사항을 지켜 적외선 조사를 시행하는 것이 안전한데, 원고에 대한 진료기록상 원고가 당뇨로 인하여 신장 및 췌장 이식술을 받고 면역억제제를 복용하고 있음이 표시되었음에도 피고 병원의 물리치료사는 약 10분 동안 원고에게 양말을 신은 채로 적외선 조사기에 노출되게 하였고, 적외선 치료하는 동안 원고가 화상을 입지 않도록 수시로 관찰하거나 주시한 사실은 없는 점 등에 비추어 볼 때, 피고 병원의 물리치료사는 의사의 지시 없이 임의로 원고의 발등 부위에 적외선 치료를 하였고, 그와 같이 적외선 치료를 하는 과정에서도 원고가 화상을 입지 않도록 치료과정을 예의 주시하는 등의 예방조치를 다해야 할 주의의무를 위반한 과실이 있다고 봄이 상당하다.

나. 화상에 대한 치료과정에서의 주의의무 위반

의사가 진찰 · 치료 등의 의료행위를 함에 있어서는 사람의 생명 · 신체 · 건강을 관리하는 업무의 성질에 비추어 환자의 구체적인 증상이나 상황에 따라 위험을 방지하기 위하여 요구되는 최선의 조치를 취하여야 할 주의의무가 있고 의사의 이와 같은 주의의무는 의료행위를 할 당시 의료기관 등 임상의학 분야에서 실천되고 있는 의료행위의 수준을 기준으로 삼되 그 의료수준은 통상의 의사에게 의료행위 당시 일반적으로 알려져 있고 또 시인되고 있는 이른바 의학상식을 뜻하므로 진료환경 및 조건, 의료행위의 특수성 등을 고려하여 규범적인 수준으로 파악되어야 한다(대법원 2005. 10. 28. 선고 2004다13045 판결 등 참조). 위 법리에 비추어 이 사건에 관하여 보건대, 앞서 인정한 사실에 의하면 피고 병원 의료진은 2011. 2. 25. 원고의 양측 발등에 2도 화상이 확인되었고, 이는 체표면의 30% 미만의 부위로 입원치료 대상에 해당하지 않는다는 판단하에 감염 예방을 위한 소독 및 드레싱 치료 등 기본적인 화상치료를 시행하면서 6일간 경과를 관찰하였는데, 위 치료를 통하여 원고의 우측 발등의 화상은 많이 호전되었으나 2011. 3. 2. 원고의 좌측 발등에 괴사성 조직이 나타나자 피고 병원 의료진은 같은 날 바로 원고에게 상급병원으로의 전원조치를 하였던 것이므로, 위와 같은 피고 병원 의료진의 치료행위는 원고의 상태, 피고 병원의 의료수준 및 당시 임상의학 분야에서 실천되고 있는 의료행위의 수준에 따라 시행된 것으로서 의사에게 인정되는 합리적인 재량 범위 내의 행위라고 봄이 상당하고, 피고 병원 의료진에게 치료상의 과실이 있거나 전원조치를 지연시킨 과실이 있다고 보기 어려우며, 달리 이를 인정할 만한 증거가 없다.

원고의 이 부분 주장은 이유 없다.

다. 손해배상책임 및 책임의 제한

따라서 위 물리치료사의 사용자인 피고는 원고에게 이로 인한 손해를 배상할 책임이 있다.

다만 위 인정 사실 및 변론 전체의 취지를 종합하여 인정되는 다음과 같은 사정, 즉 원고는 2009. 9경 콩팥 및 이자 이식수술을 받아 그 이후로부터 면역억제제를 복용함에 따라 화상치료가 지연 및 악화되었고, 당뇨병성 혈관병증으로 인한 말초혈액순환 장애로 손상 부위에 산소 및 영양물질 공급이 차단됨으로써 괴사가 일어나 왼쪽 발 절단에까지 이르게 되었던 점, 원고는 2011. 5 말경 VRE균 감염에 따라 격리병실 치료를 권고 받았음에도 이를 거부하고 오히려 퇴원하는 등 치료에 적극적으로 협조하지 않다가 다시 입원하여 결국 2011. 7. 4 발 절단 수술을 받게 되었던 점, 피고병원 의료진은 2011. 2. 25경 원고의 발등 화상부위를 확인한 이후 앞서 본 바와 같이 화상에 대하여 적절한 치료를 행하였고, 원고가 △△△△병원으로 전원조치된 이후 화상부위의 손상이 악화되었는바, 피고에게 원고가 입은 손해의 모든 책임을 지게 하는 것은 형평의 원칙상 불합리하다고 보이는 점 및 기타 이 사건 변론 과정에 나타난 여러 사정에 비추어 보면, 원고의 기왕증 기여도를 40%, 원고의 과실을 10% 정도 인정하여 피고의 손해배상책임을 50%로 제한하는 것이 타당하다.

4. 손해배상의 범위에 관한 판단

아래에서 손해배상액을 산정함에 있어서, 기간은 월 단위로 계산함을 원칙으로 하되 계산에 있어 원 미만 및 마지막 월 미만은 버리고, 손해액의 사고 당시의 현가 계산은 월 5/12푼의 비율에 의한 중간이자를 공제하는 호프만식 단리 할인법에 따르며, 당사자의 주장 중 별도로 설시하지 않는 것은 배척한다.

가. 일실수입

1) 인정사실

가) 원고의 성별, 생년월일, 사고발생일, 가동종료일: 별지 손해배상액 계산표 기재 중 기초사항란 기재와 같다.

나) 직업 및 소득: 도시일용노임(별지 손해배상액 계산표 중 일실수입란 기재와 같다)

다) 노동능력상실률: 맥브라이드 불구평가서 table 14, 절단-IV-2항, 기왕증 기여도 40%를 고려하여 25.8%의 영구장해

[인정 근거] 다툼 없는 사실, 감정인 김태승의 신체감정 결과, 변론 전체의 취지

2) 계산: 별지 손해배상액 계산표 기재 중 일실수입 합계란 기재와 같이 78,520,121원이 된다.

나. 기왕치료비 및 약제비

갑 제8, 14, 16 내지 20호증의 각 기재에 변론 전체의 취지를 종합하면, 원고는 발등 화상부위에 대한 치료비 등으로 27,364,953원(=△△△△병원 진료비 26,636,303원 + 강동김내과 염증치료비 435,500원 + 약제비 293,150원)을 지출한 사실을 인정할 수 있다.

다. 보조구 비용

① 보조구 종류: 의족

② 구입시기: 이 사건 변론종결일까지 피고가 의족 비용을 지출한 자료가 없으므로 위 종결일 다음날인 2013. 11. 6 최초 구입하는 것으로 본다.

③ 종기: 원고의 여명종료까지 5년 단위로 교체

④ 단가: 600,000원

⑤ 계산: 다음 표 기재와 같이 2,617,740원이다.

종류	의족	수명	5년
단가	600,000 월		
최초필요일	2013. 11. 6	수치합계	4.3629
필요최종일	2050. 6. 17	비용총액	2,617,740

[인정 근거] 다툼 없는 사실, 감정인의 신체감정결과, 변론 전체의 취지

라. 책임의 제한

1) 피고의 책임비율: 50%

(위 3.의 다항 참조, 다만 일실수입 손해에 대하여는 노동능력상실률 인정에서 앞서 인정한 기왕증 기여도 40%가 이미 반영되었으므로 나머지 원고의 과실 10%만 추가로 상계하기로 한다.)

2) 계산

85,659,454원[=(일실수입 78,520,121원 × 90%) + {(기왕치료비 27,364,953원 + 보조구 비용 2,617,740원) × 50%}]

마. 위자료

1) 참작 사유: 원고가 장해를 입게 된 경위 및 그 결과, 피고병원 의료진의 과실 정도, 원고의 나이 및 직업 등 이 사건 변론에 나타난 여러 사정

2) 결정금액: 10,000,000원

바. 소결

따라서 피고는 원고에게 위 금액 합계 95,659,454원(=85,659,454원 + 10,000,000원) 및 이에 대하여 위 2011. 2. 23부터 피고가 그 이행의무의 존부 및 범위에 관하여 항쟁함이 상당한 이 판결 선고일인 2013. 12. 10까지는 민법이 정한 연 5%의, 그 다음날부터 다 갚는 날까지는 소송촉진 등에 관한 특례법이 정한 연 20%의 각 비율에 의한 지연손해금을 지급할 의무가 있다.

5. 결론

그렇다면 원고의 이 사건 청구는 위 인정 범위 내에서 이유 있어 이를 인용하고, 나머지 청구는 이유 없으므로 이를 기각하기로 하여 주문과 같이 판결한다.

재판장 판사 **김종문**

판사 **김택형**

판사 **이보경**

출처: 한국의료분쟁조정중재원(2017)

참고문헌

- 강정일 외(2017). 물리의학개론. 대학서림.
- 김경 외(2018). 심장호흡물리치료. 정담미디어.
- 김용남 외(2015). 물리치료학개론 2판. 대한나래출판사.
- 김원호 외(2014). 물리치료개론 4판. 정담미디어.
- 물리치료학개론 편찬위원회(2014). 물리치료학개론2판. 범문에듀케이션.
- 물리치료학개론 편찬위원회(2016). 물리치료학개론. 수문사.
- 민경옥, 김순희(1997). 질환별 물리치료(II). 대학서림.
- 박지환 외(2007). 근골격계 질환별 물리치료. 현문사.
- 박지환 외(2011). 신경계 질환별 물리치료. 현문사.
- 신경계 물리치료 중재학 편찬위원회(2012). 신경계 물리치료 중재학. 현문사.
- 신경계 물리치료 중재학 편찬위원회(2013). 신경계 물리치료 중재학. 현문사.
- 심우석, 최진환, 한경림, 김용철(2008). 대상포진 및 대상포진후신경통 환자의 치료. 대한통증학회지 21(2).
- 유럽욕창자문위원단, 미국욕창자문위원단, 범태평양 욕창 연합체(2016). 욕창의 예방과 치료 국제 임상실무 지침서. 마인드북스.
- 임미혜 외(2011). Dermatology. 성화.
- 정명아(2009). Dermatology. 블루피시.
- 정성태 외(2001). Power 운동생리학. 라이프 사이언스.
- 정형국 외(2012). 물리치료학개론. 수문사.
- 조병성(2003). Psoriasis(건선)산업 동향 최신 바이오텍 신약(Amevive, Enbrel, Raptive)을 중심으로. 생물학연구정보센터 5(12).
- 추인성, 김만영, 정지연, 허욱, 김진호, 김후원(2015). 대상포진의 중추신경계 침범에 관련된 요인. J Korean Neurol Assoc 33권 1호.
- 호소다 사이치(2006). 심장질환과 동맥경화. 우듬지.
- 홍강의(1980). 임상소아과학. 대한교과서 주식회사.
- American College of Sports Medicine(2010). ACSM's Guideline for Exercise Testing and Prescription. Williams & Wilkins.
- IIJ Lee et al(2010). The Clinical Characteristics of Facial Herpes Zoster in Korea Patients. J Korean Phthalmol Soc 51(1), p.8–13.
- J. O. WALE. etc(1976). Tidy's Massage and Remedial Exercise. Bristol: JOHN WRIGHT & SONS LTD.
- National Pressure Ulcer Advisory(2007). Pressure ulcer definition and stages. Updatated Staging system. Retrieved September 12.
- Steven Jonas and Edward M. Phillips(2009). ACSM's Exercise is Medicine™: A Clinician's Guide to Exercise Prescription. American Physical Therapy Association.

참고사이트

- 대한배뇨장애요실금학회 www.kcsoffice.org/sub05/sub01_6.html
- 대한신경과학회 www.neuro.or.kr/general/info/sub2.php
- 물리치료를 위한 세계 연맹www.wcpt.org
- 미국물리치료사협회 www.apta.org
- 미국알츠하이머협회 www.alz.org/asian/about/what_is_alzheimers.asp?nL=KO&dL=KO
- 위키백과 ko.wikipedia.org/wiki/
- Clinical Electrophysiology and Wound Management www.aptasce-wm.org
- Omega Marketing Group omg-solutions.com/falls-and-injury-statics-for-senior-and-elderly/
- RPI therapy services www.physicalrehabstl.com/treating-urinary-incontinence-through-physical-therapy/

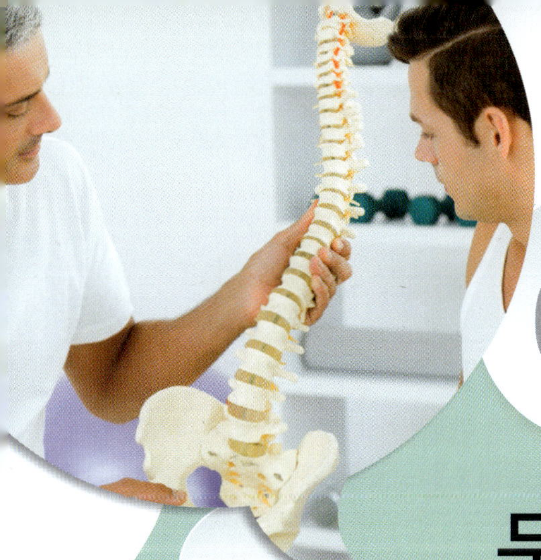

07 물리치료 진단 및 평가

학습목표

1. 물리치료의 진단 과정, 평가의 정의, 필요성을 설명한다.
2. SOAP 노트 작성법을 설명한다.
3. ICF의 평가에 대해서 설명한다.
4. 다양한 검사와 평가의 방법을 설명한다.
5. 다양한 계통의 진단 및 평가의 방법을 설명한다.

핵심용어

- SOAP 노트(Subjective, Objective, Assessment, Plan note)
- ICF(International Classification of Functioning, Disability, and Health)
- 관절가동범위(Range Of Motion, ROM)
- 근력검사(Manual Muscle Test, MMT)

1 물리치료 평가지

물리치료사, 작업치료사 등 보건관리 전문가들이 환자의 관리, 치료 그리고 평가를 하기 위하여 SOAP 노트와 ICF를 사용하여 치료하는 과정을 기록한다.

1) SOAP 노트 정의

S는 subjective information의 첫 글자로 주관적인 정보를 뜻한다.

O는 objective information의 첫 글자로 객관적인 정보를 뜻한다.

A는 assessment의 첫 글자로 평가 및 사정을 뜻한다.

P는 plan의 첫 글자로 계획을 뜻한다.

표 7-1 SOAP 노트 양식을 이용한 기록 내용

주관적 정보 (subjective information)	정의	환자가 현재 상태를 파악하는 단계로 의료 차트, 환자나 가족 및 보호자의 인터뷰에 의해 제공되는 정보를 말한다.
	기록 내용	이름, 성별, 나이, 병력, 주소, 가정 상황, 주된 호소 상황, 환자의 기능수준, 생활환경, 현재 상태, 현재 상태와 관련된 모든 것
객관적 정보 (objective information)	정의	검사와 측정을 통하여 환자의 문제점이 객관적 관찰로 기록되는 과정이며, 치료사에 의해 객관적으로 관찰된 측정 결과와 각종 검사 소견을 기록한다.
	기록 내용	감각(일반, 특수, 고유감각), 근력검사(manual muscle test, MMT), 관절가동범위(range of motion, ROM), 부종, 피부상태, 환자의 의식수준, 이동상태, 균형, 보행
평가 및 사정 (assessment)	정의	주관적 정보와 객관적 정보를 바탕으로 현재 환자가 가지고 있는 문제점을 도출하여 기록하고 작성한다.
	기록 내용	문제목록(problem list), 단기목표(short term goal, STG), 장기목표(long term goal, LTG)
계획 (plan)	정의	SOAP의 마지막 단계로 단기목표를 달성하기 위해 치료계획(치료를 위한 특별한 프로그램, 중재기법)을 세부적으로 자세히 기술한다.
	기록 내용	• 치료기록(치료부위, 강도, 빈도, 기간) • 운동(운동자세, 운동부위, 저항, 횟수, 형태, 사용도구) • 보행(이동거리, 보조기 유무, 보조기구, 체중부하상태) • Home program(자세, 시행방법, 주의사항, 횟수 등)

2) SOAP 노트 기록

SOAP 노트 기록은 표 7-1과 같다.

3) ICF 평가

(1) 정의

ICF(International Classification of Functioning, Disability, and Health, 국제기능장애건강분류)는 세계보건기구(WHO)가 건강과 관련된 여러 측면에 적용할 수 있도록 개발해 놓은 국제분류체계 중 하나이다. ICF를 이용하면 다양한 여러 영역 속에서 기능, 장애 그리고 건강에 대한 체계로서 국제적으로 표준화된 용어를 사용하여 건강의 상태를 구분하는 틀을 이해하게 된다.

(2) 목적

ICF의 구체적인 목적은 다음과 같다.

- 건강 및 건강관련 상태, 결과 그리고 결정요소를 이해하고 조사하는 과학적 기초를 제공한다.
- 건강과 건강관련 상태를 설명하는 공용어를 제공함으로써 건강관리 실무자, 연구원, 정책입안자, 일반인 그리고 장애인과 같은 상이한 사용자들 간에 원활한 커뮤니케이션이 이루어질 수 있도록 돕는다.
- 국가별 자료, 건강관리 원칙, 서비스 그리고 시간에 대한 비교를 가능하게 한다.
- 보건정보체계 구축을 위해 체계적으로 코드화된 분류 기준을 제공함으로써 건강정보시스템 구축에 기여한다.
- 기능장애를 가진 사람들에게 사회적인 참여 수준을 증가시키기 위한 서비스 개발을 촉진한다.

(3) 범위

ICF는 두 가지 부분으로 나눌 수 있다. 제1부는 기능(functioning)과 장애(disability) 측면으로 구분한다. 제2부는 배경요인(contextual factors) 측면으로 환경요인(environmental factors)과 개인요인(personal factors)으로 구성된다.

(4) 분류 단위

ICF는 분류 기준은 사람이 아닌 건강 및 건강관련 상태를 분류한다. ICF는 개인이 처해 있는 상황 속에서 인체 기능, 인체 구조, 행위, 과제, 생활의 국면 등이 실질적이고 의미 있게 조합된 것을 체계적으로 분류한다.

(5) ICF 구성

건강이라는 관점에서 ICF 구성은 다음과 같은 의미로 정의할 수 있다.

- 신체기능(body functions): 신체계통의 생리적 기능을 의미하며 심리적 기능도 포함한다.
- 신체구조(body structures): 장기, 팔다리 및 구성요소와 같은 신체의 해부학적 측면을 의미한다.
- 손상(impairment): 신체 일부의 심각한 변형이나 손실과 같은 인체기능 또는 구조상 이상을 의미한다.
- 활동(activity): 개인에 의한 일상행위 혹은 임무수행을 의미한다.
- 참여(participation): 실질적인 생활 상황에서의 관여를 의미한다.
- 활동 제한(activity limitation): 활동과정에서 한 개인이 가질 수 있는 어려움을 의미한다.
- 참여 제한(participation restriction): 실질적인 생활 상황에서 관여되었을 때 한 개인이 겪을 수 있는 문제점을 의미한다.
- 환경 요인(environmental factors): 사람들이 삶을 영위하고 있는 물리적 · 사회적 · 심리적 환경을 구성한다.

(6) ICF 구조

ICF는 두 가지로 분류하여 전체적인 구성은 기능과 장애 및 배경요인으로 구성되었다. ICF의 계층구조는 구성요소-영역-구성개념-긍정적인 측면-부정적인 측면으로 구성된다.

제1부 기능과 장애는 신체기능 및 구조와 활동과 참여로, 제2부 배경요인은 환경요인과 개인요인으로 구성된다. 또한 이 구성요소 중 신체기능 및 구조, 활동과 참여 그리고 환경요인은 모두 양적인 측면에서 동일한 측정 기준을 사용한다(표 7-2).

(7) 기능과 장애 모형

ICF는 기능화(신체기능 및 구조, 활동, 참여)와 이에 영향을 미치는 배경적 요인(환경요인, 개인요인)을 기반으로 구성되어 있다. 기능과 장애를 상호적이고 점진적인 과정으로 분류하는 접근법을 제공한다(그림 7-1).

(8) ICF 사용

ICF는 접두사와 숫자조합을 코드화하여 이용한다. 신체기능 b, 신체구조 s, 활

표 7-2 ICF의 구조

<table>
<tr><th></th><th colspan="2">제1부: 기능과 장애</th><th colspan="2">제2부: 배경요인</th></tr>
<tr><th>구성요소</th><th>신체기능 및 구조</th><th>활동 및 참여</th><th>환경요인</th><th>개인요인</th></tr>
<tr><td>영역</td><td>• 신체기능
• 신체구조</td><td>생활영역
(임무, 일상행위)</td><td>기능 및 장애에 외적 영향을 미치는 요소</td><td>기능 및 장애에 내적 영향을 미치는 요소</td></tr>
<tr><td rowspan="2">구성개념</td><td>신체기능상의 변화
(생리학적 변화)</td><td>• 능력(capacity)
• 표준 환경에서의 임무수행</td><td rowspan="2">물리적 · 사회적 · 심리적 측면의 특징이 미치는 촉진효과 혹은 저해효과</td><td rowspan="2">개인의 특성이 미치는 효과</td></tr>
<tr><td>신체구조상의 변화
(해부학적 변화)</td><td>• 수행(performance)
• 실제 환경에서의 임무 수행</td></tr>
<tr><td>긍정적인 측면</td><td>기능과 구조면에서 완전</td><td></td><td rowspan="2">촉진 요인</td><td rowspan="2">적용 불가</td></tr>
<tr><td></td><td colspan="2">기능</td></tr>
<tr><td>부정적인 측면</td><td>손상</td><td>• 활동 제한
• 참여 제약</td><td rowspan="2">방해요인 · 저해요인</td><td rowspan="2">적용 불가</td></tr>
<tr><td></td><td colspan="2">장애</td></tr>
</table>

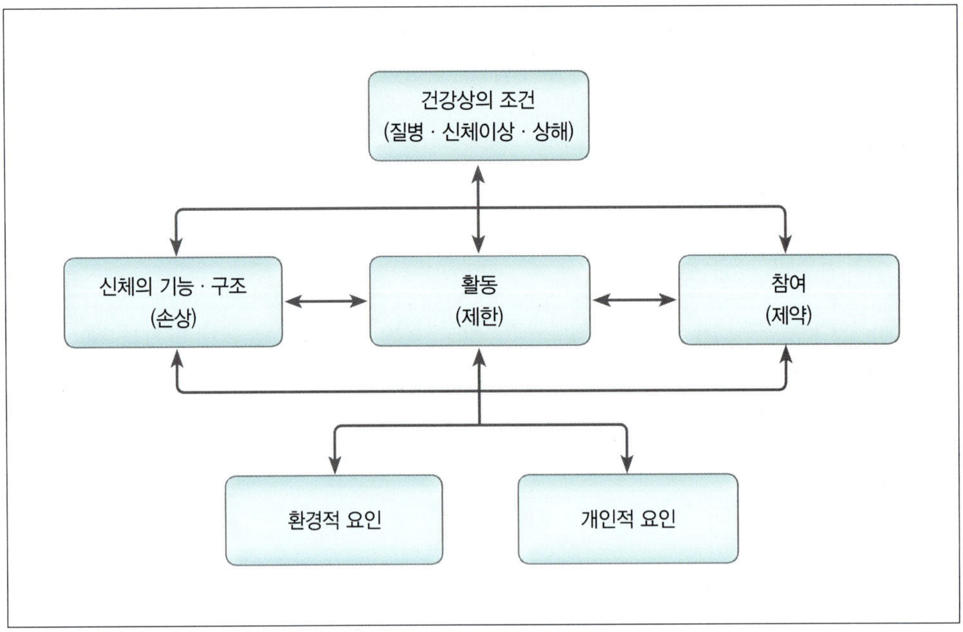

그림 7-1 ICF 기능과 장애 모형

동과 참여 d, 환경요인 e로 표기한다. ICF코드를 완성하는 것이 평가치(qualifier)이며 평가치는 곧 건강수준을 의미한다. 평가치는 포인트(.) 또는 분리기호 뒤에 한 자리 또는 두 자리 이상의 숫자로 기록한다. 평가치는 문제 여부를 나타내는 수치이므로 중요한 부분이다.

양적인 측면의 기술에 이상이 있을 경우에는 ICF 평가치 분류영역에 맞게 선택해야 한다(표 7-3). 구성개념에서 이상이 있다면 손상, 제한, 제약 혹은 방해를 의미한다. ICF 평가치 분류(%)는 손상, 제한, 제약, 방해요인 또는 촉진요인의 양을 측정하는데, 눈금이 표시된 측정도구 혹은 다른 도구를 이용하는 경우를 위해 제시된다. 5%의 수준은 이상 없음과 완전한 이상을 나타내고, 중도 이상은 50% 미만을 의미한다. 환경요인의 경우 촉진 또는 방해의 정도를 가리키는 데 사용된다. 두 가지 모두 0~4로 표시되며 촉진은 포인트(.) 혹은 플러스(+)가 사용되고, 방해는 포인트(.)를 사용한다(표 7-3, 그림 7-2).

ICF의 세분화된 분류체계를 바탕으로 평가치 표기 기준에 맞추어 문자와 숫자 조합으로 적용할 수 있다(표 7-4).

표 7-3 ICF의 평가치 분류

평가치 분류 점수	평가치 의미	분포(%)
xxx.0	이상 없음(no problem, 전혀 없는, 없는, 무시해도 좋은)	0~4
xxx.1	경도 이상(mild problem, 경미한, 낮은)	5~24
xxx.2	중도 이상(moderate problem, 중간정도의, 보통의)	25~49
xxx.3	고도 이상(severe problem, 높은, 심한)	50~95
xxx.4	완전 이상(complete problem, 전체)	96~100
xxx.8	분류되어 있지 않음(not specified)	
xxx.9	적용 불가(not applicable)	

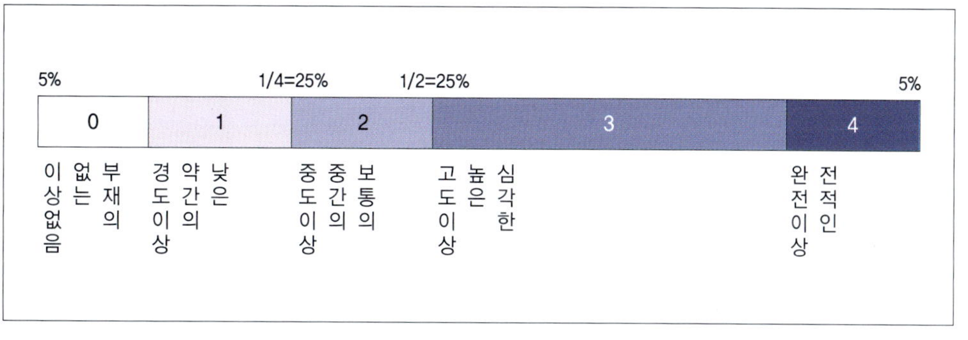

그림 7-2 ICF의 평가치

표 7-4 ICF 평가치의 적용

구성요소	제1 평가치	제2 평가치
신체기능 (b)	• 손상의 정도 혹은 규모를 가리키는데 사용되며, 음(−)의 척도를 가진 일반적인 평가치 – 예: b167.3 언어의 정신적 기능에 대한 심각한 손상을 뜻한다.	• 없음
신체구조 (s)	• 손상의 정도 혹은 규모를 가리키는데 사용되며 음(−)의 척도를 가진 일반적인 평가치 – 예: s730.3 상지의 심각한 손상을 뜻한다.	• 신체구조 각각에서 변화의 본질을 가리키는데 사용됨 0 구조상의 변화 없음 1 완전부재 2 부분부재 3 부분추가 4 기형차원 5 불연속성 6 일탈상태 7 분비액 축적을 포함해, 구조상의 질적인 변화 8 기타 특이적인 사항 9 상세불명
활동과 참여 (d)	• 수행 • 일반적인 평가치 • 실제 환경에서의 문제 – 예: d.5101.12 현재의 환경에서 이용할 수 있는 '보조기구를 이용해' 몸 전체를 목욕하는데 약간의 어려움이 있음을 의미한다.	• 능력 • 일반적인 평가치 • 도움이 없으면 정도가 제한됨 – 예: d.5101.12 몸 전체를 목욕하는데 약간의 어려움이 있다. 이것은 보조기구 혹은 다른 사람의 도움이 없으면 목욕하는 데 약간의 어려움이 있음을 의미한다.
환경요인 (e)	• 방해 정도 혹은 촉진 정도를 각각 음(−) 또는 양(+)으로 표시하는 일반적인 평가치 – 예: e130.2 교육용 제품이 보통 수준의 방해 역할을 하고 있음을 의미한다. 반대로 e130+2는 교육용 제품이 보통 정도의 촉진 역할을 하고 있음을 의미한다.	• 없음

2 물리치료 평가

1) 맨손근력검사(MMT)

(1) 개요

맨손근력검사(manual muscle test, MMT)는 중력과 저항을 달리하여 근육이 이겨내는 힘에 따라 근력의 정도를 6등급으로 평가하는 것이다(표 7-5).

(2) 맨손근력검사의 세 가지 요인

① 중력

② 저항

③ 관절가동범위

(3) 목적

① 유용한 근력의 양을 평가하기 위하여 치료의 기초선을 설정할 수 있다.

② 근력약화가 일상생활활동의 수행을 제한하는지를 구별할 수 있다.

③ 보조기구가 필요한지를 결정할 수 있다.

④ 치료의 효과성을 평가할 수 있다.

표 7-5 맨손근력검사

5	Normal	100%	최대 강한 저항, 중력 대항, 전체 관절가동범위	
4	Good	75%	약한 저항, 중력 대항, 전체 관절가동범위	중력 대항
3	Fair	50%	저항 없음, 중력 대항, 전체 관절가동범위	
2	Poor	25%	중력 제거, 전체 관절가동범위	
1	Trace	10%	관절의 움직임이 없음, 근수축을 느낄 수 있음	중력 제거
0	Zero	0%	근수축이나 움직임이 없음	

⑤ 운동기계통(뼈대계, 근육계, 신경계)의 예후 판정의 자료로 사용할 수 있다.

⑥ 치료 경과의 판정과 치료효과를 검사할 수 있다.

⑦ 근 재교육 처방 및 치료수단의 하나로 사용할 수 있다.

(4) 주의점

① 근력검사 시 근약화로 인한 보상작용이 일어나는지 관찰한다.

② 하나의 근력 측정을 위해 손과 체중을 이용하여 고정한다.

③ 저항은 검사하고자 하는 부위에 직각으로 준다.

④ 저항의 크기는 성별, 연령, 직업 등을 고려하여 적용한다.

⑤ 왼쪽과 오른쪽의 대칭성을 위해 비교하여 검사한다.

(5) 맨손근력검사 절차

맨손근력검사를 수행할 때의 검사 순서는 그림 7-3과 같다.

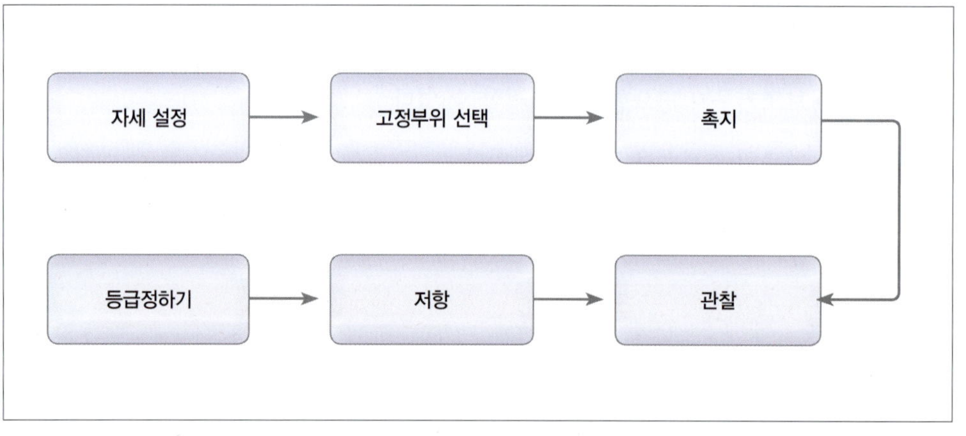

그림 7-3 맨손근력검사 순서

2) 관절가동범위(ROM)

(1) 개요

근육뼈대계에서 각 관절의 각도를 평가하기 위해서는 관절각도계(goniometer)를 사용한다(그림 7-4). 측정은 해부학적 자세에서 관절의 처음과 끝 범위까지의 관절가동범위(range of motion, ROM)를 평가한다(그림 7-5). 좌우 관절의 대칭적인 각도를 비교 · 평가하는 것이 중요하다.

(2) 관절가동범위 측정의 목적

① 각 관절의 운동범위 제한을 알 수 있다.

② 관절 기능을 측정하여 진단에 도움을 줄 수 있다.

③ 치료 전 · 후 환자의 상태를 재평가할 수 있다.

④ 기능과 장애 그리고 변형의 원인을 알 수 있다.

⑤ 부목이나 보조도구의 필요성을 확정할 수 있다.

⑥ 환자의 동기(motivation) 부여를 유발할 수 있다.

⑦ 근력검사의 보조적인 수단으로 사용할 수 있다.

(3) 주의점

① 환자가 편안한 상태에서 자세를 측정한다.

② 관절을 두 개 이상 지나는 근육의 영향을 고려해서 측정한다.

③ 측정 시 통증, 부종, 구축, 제한 등을 기록해야 한다.

④ 성별, 나이, 비만 등을 고려하여 측정한다.

(4) 정상 관절가동범위

정상 관절가동범위는 측정자마다 조금씩 차이가 나타나고, 측정하는 자세에 따라 다소 차이가 있기 때문에, 측정자는 고려할 부분을 잘 체크해야 한다. 관절별 정상 관절가동범위에 대한 내용은 표 7-6과 같다.

표 7-6 정상 관절가동범위

관절	움직임	정상 각도
어깨(shoulder)	굽힘(flexion)	180°
	폄(extension)	50°
	벌림(abduction)	180°
	모음(adduction)	50°
팔꿈치(elbow)	굽힘(flexion)	145°
	폄(extension)	0°
손목(wrist)	굽힘(flexion)	60°
	폄(extension)	60°
	노뼈 치우침(radial deviation)	20°
	자뼈 치우침(ulnar deviation)	30°
엉덩이(hip)	굽힘(flexion)	125°
	폄(extension)	30°
	벌림(abduction)	45°
	모음(adduction)	20°
무릎(knee)	굽힘(flexion)	150°
발목(ankle)	발등 굽힘(dorsi flexion)	30°
	발바닥쪽 굽힘(planter flexion)	45°

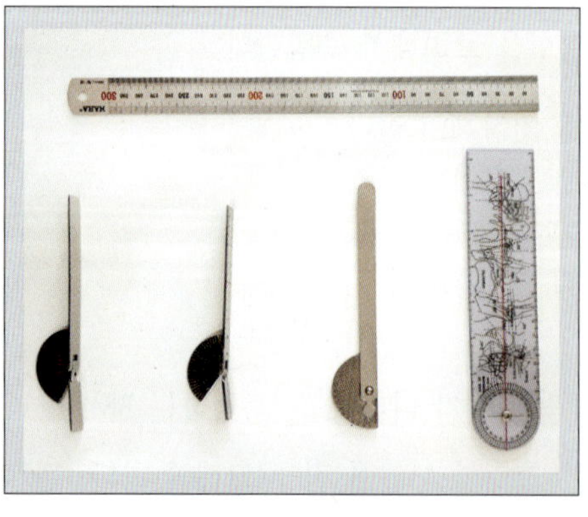

그림 7-4 관절각도계

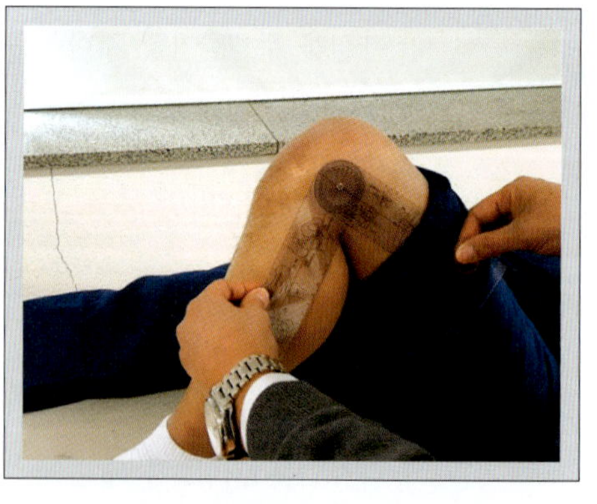

그림 7-5 무릎 관절각도

3) 기구 및 기계를 이용한 평가

물리치료 진단 및 평가를 위한 장비는 의학적 진단, 연구, 치료에 사용되며 활용도가 높은 최신 장비를 중심으로 소개한다(표 7-7).

표 7-7 물리치료 진단 및 평가를 위한 장비

<table>
<tr><td>MyotonPRO
(근긴장도, 뻣뻣함, 탄력성 평가도구)
다리 주변 근육의 특성을 평가하기 위해서 Myoton PRO(Myoton AS, Estonia, USA) 장비를 사용한다.
MyotonPRO는 세 가지의 생체역학적 지표를 얻을 수 있다. Tone(natural oscillation frequency), Stiffness(dynamic stiffness), Elasticity(logarithmic decrement of natural oscillation)는 근육의 특성을 나타내는 지표이다.</td><td>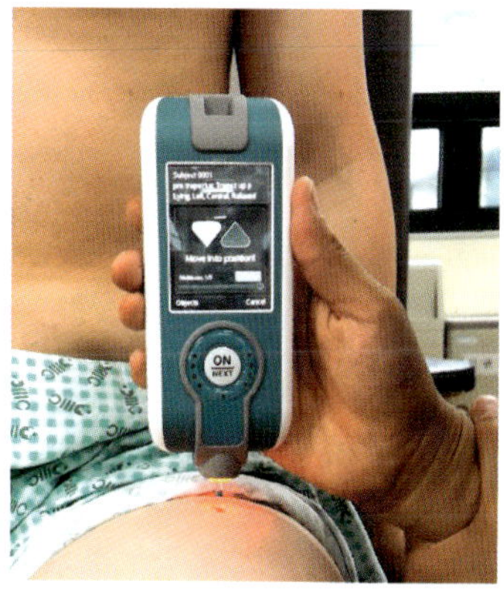

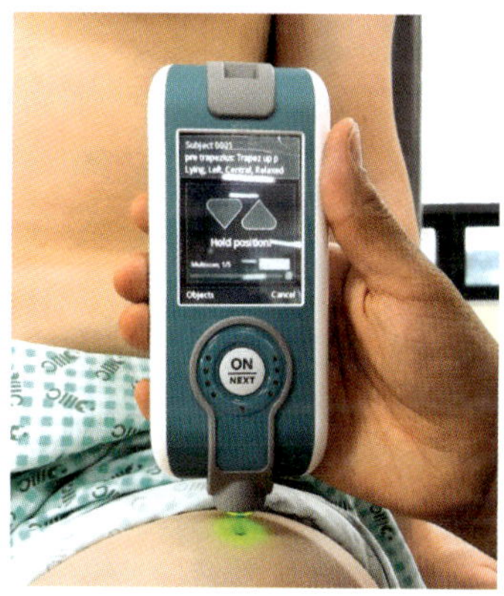
</td></tr>
<tr><td>호흡기계 검사(허파용량 측정)
COSMED(순환기, 호흡기, 재활, 검진, 스포츠)
휴대용 허파기능 측정장비로, 허파의 용량적 특성을 측정하여 분석하기 위한 허파용량의 강제 날숨, 들숨, 날숨과 들숨 비 등 허파의 기능에 대해서 평가할 수 있다.</td><td>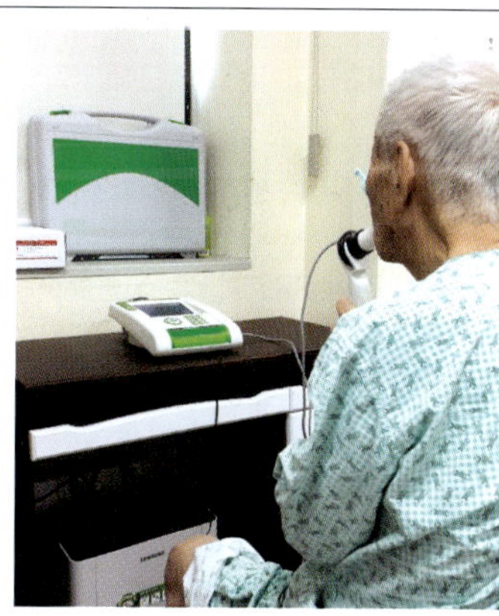</td></tr>
</table>

표 7-7 물리치료 진단 및 평가를 위한 장비(계속)

허파기능 측정도구 노력성 허파용량, 1초간 노력성 날숨량, 1초간 노력성 날숨량의 노력성 허파용량에 대한 비를 측정하여 폐쇄성 및 제한성 허파질환 유무를 확인하는 기구이다.	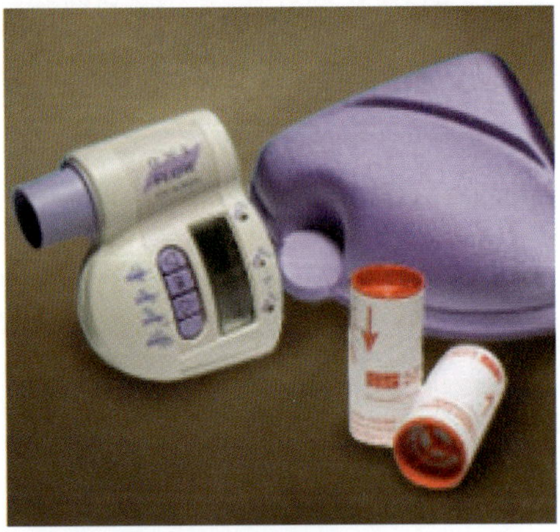
촉각(touch sensation) 평가도구 표층감각의 지각 역치를 평가하는 도구이다. 단일 필라멘트를 이용하여 수직으로 피부 위에 구부러질 때 힘의 양을 알아보고, 이때 감각을 느끼는지 평가하는 측정방법이다.	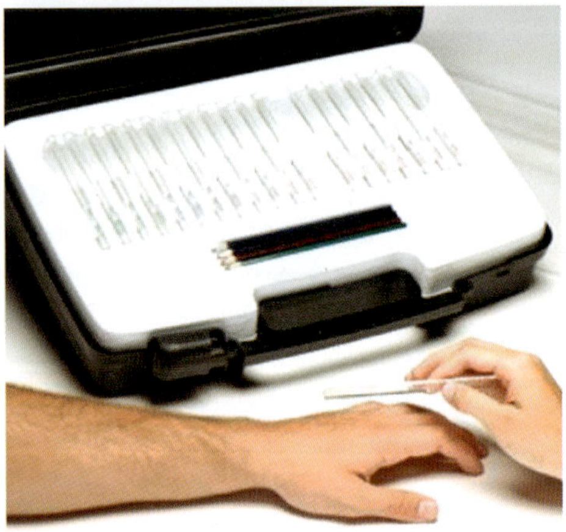
들숨근육 단련기, 호흡기 단련기 만성 허파질환자의 호흡수와 유속에 구애없이 일관성 있게 호흡근육을 훈련하도록 도와주는 기구이다. 들숨근육 단련기는 호흡근이 약화되어 호흡부전 증상을 보이는 환자에게 호흡근육 강화운동을 하는 것을 도와주는 수동식 기능회복기구이다. 호흡기 단련기는 기도의 원활한 허파기능에 효과적이며 기도 내 분비물이 쌓이는 것을 막아주는 기구이다.	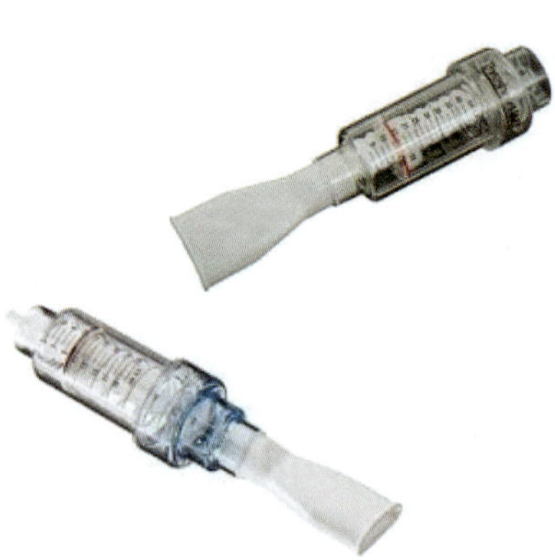

표 7-7 물리치료 진단 및 평가를 위한 장비(계속)

통각 평가도구(아날로그)

측정하고자 하는 부위에 압력을 주고 대상자가 통증에 대한 반응을 보이면 움직인 수치를 확인하여 측정하는 방법이다.

작고 가벼워 휴대가 간편한 것이 장점이고 바늘이 움직이는 수치가 나타나 정확한 값을 확인할 수 있다.

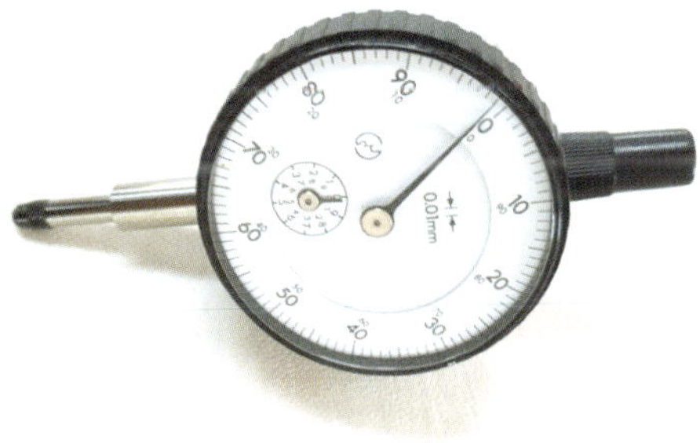

음차

과거에 특별한 측정도구가 없었을 때 음차를 이용하여 청력관련 검사를 실시하였다. 도구를 두드릴 때 발생된 진동을 이용하여 대상자의 청각과 진동감각 등을 평가할 수 있는 도구이다.

공기 전도나 골 전도로 전달기능의 문제인지 난청의 문제인지 확인할 수 있다.

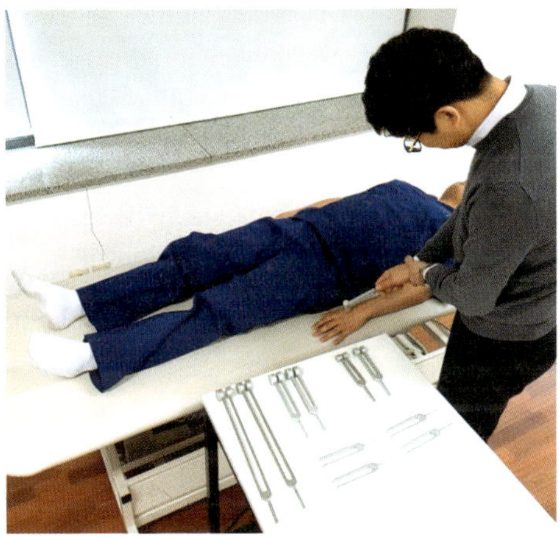

기민성 평가도구

Purdue Pegboard Test 도구로 2가지 활동을 측정할 수 있다.

- 손, 손가락, 팔의 큰 동작
- 손끝 기민성(fingertip dextrity)

못(페그보드) 꽂기 테스트로 못을 꽂는 시간을 스톱워치를 통해서 시간을 기록하여 손과 팔의 민첩성을 평가하는 도구이다.

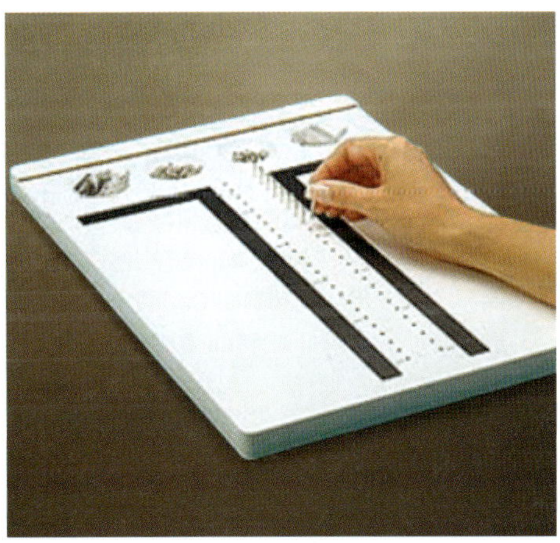

표 7-7 물리치료 진단 및 평가를 위한 장비(계속)

손기능 평가도구 일상생활을 수행하는데 있어 손의 기능적인면을 평가하기 위한 도구이다. 7개의 부분으로 구성(짧은 문장쓰기, 카드 뒤집기, 크고 가벼운-무거운 통 옮기기, 물건을 통에 넣기, 먹는 흉내 내기, 말 쌓기 등)되어 있다.	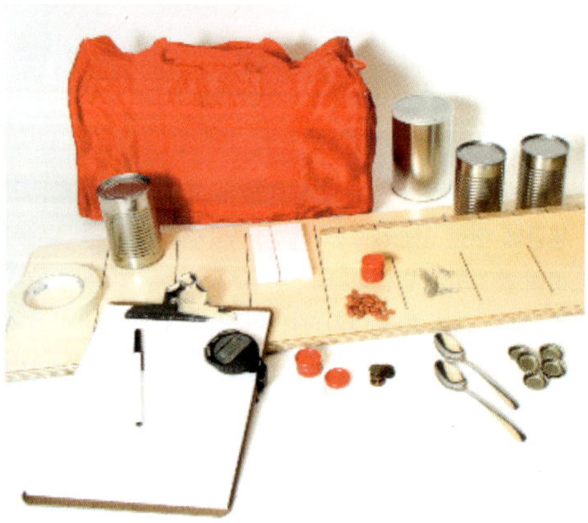
상자와 나무토막 검사(box and block test) 150개의 지름 2.5cm 정육면체 나무토막을 한쪽 칸막이 속에서 다른 칸막이로 옮기는 방법이다. 손기능 및 협응능력을 평가하기 위해 사용되는 도구이다. 소요시간은 연습은 15초, 평가는 1분 정도이다.	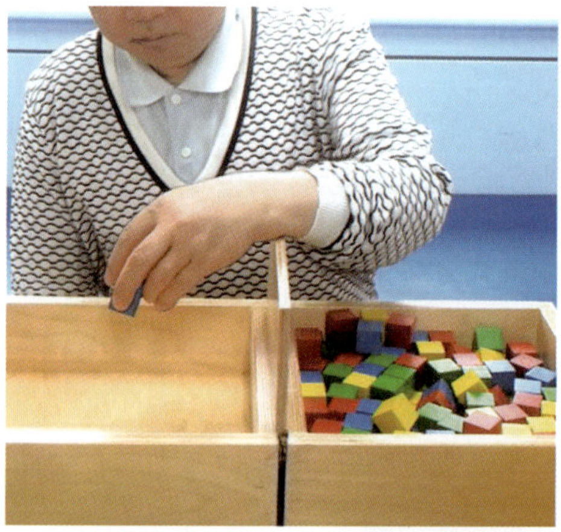
디지털 근력측정계 측정하고자 하는 부위에 올려 놓고 대상자를 반대 방향으로 움직이게 하여 근력을 측정하는 도구이다. 모든 방향에서 측정이 가능하며 휴대가 편리한 것이 장점이다.	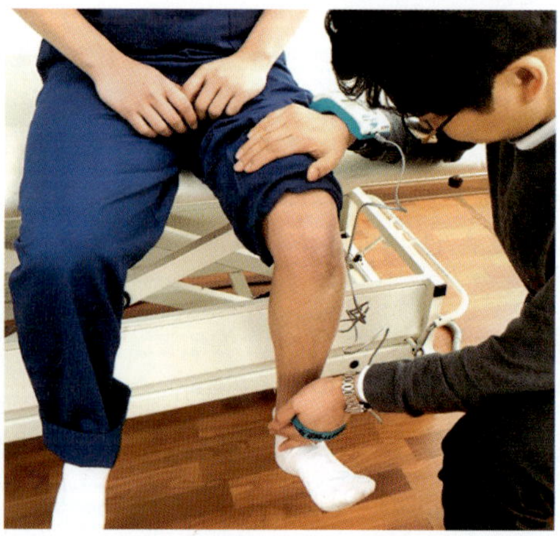

표 7-7 물리치료 진단 및 평가를 위한 장비(계속)

균형 측정 및 훈련 시스템(Biorescue) 균형능력을 측정하는 도구로 선 자세에서 눈을 떴을 때와 감았을 때 30초간 COG(center of gravity)의 이동거리와 이동면적을 측정하는 장비이다. 이 평가에서 나온 수치가 적을수록 균형능력이 좋은 것을 의미한다.	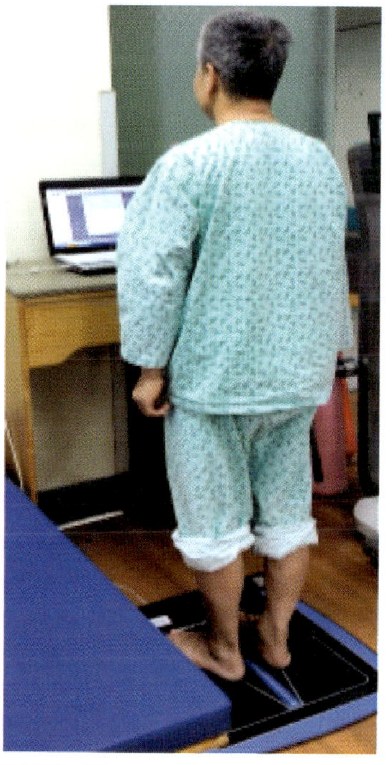
균형 시스템(balance system SD) 화면을 보며 신체의 체중이동, 균형능력, 안정성 등을 향상시킬 목적으로 고령층과 젊은층 모두 사용할 수 있는 균형평가 및 교육에 효과적인 기구이다. 싸킨슨병, 뇌솔중을 포함한 중추신경계 질환 및 앞십자인대 손상과 발목인대삠(골절) 등의 환자에게 균형능력을 평가하기 위해 사용한다.	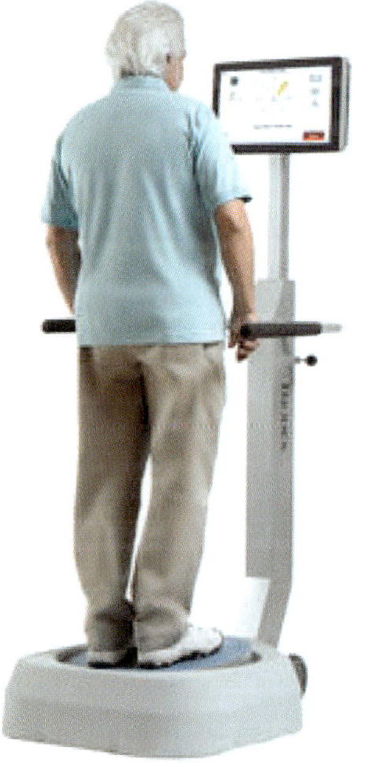

표 7-7 물리치료 진단 및 평가를 위한 장비(계속)

<table>
<tr><td>통각 평가도구(디지털)
디지털 통각계는 주로 근육부위를 누를 때 통증이 가해지는 압력의 분포를 측정하여 근육의 경축 또는 근긴장 상태를 평가하는 도구이다.</td><td>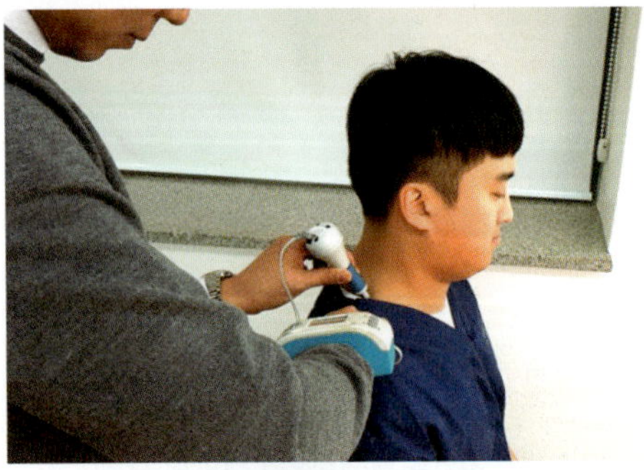</td></tr>
<tr><td>보행분석 시스템(GaitRite)
보행능력의 감퇴와 치료에 따른 기능회복을 객관적으로 알아보기 위한 분석 장치이다. 변수로는 보행 시 발의 압력 및 무게중심의 변화를 알 수 있다. 또한 보행의 시공간적 요소에 대해 오른쪽과 왼쪽 각각의 데이터를 수집할 수 있다.</td><td>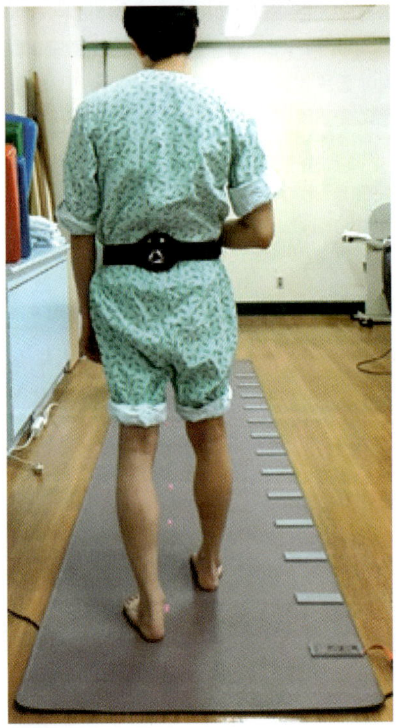</td></tr>
<tr><td>옵토게이트(OptoGait)
환자의 보행 유형에 대한 양적인 보행 분석의 자료를 수집하기 위하여 옵토게이트를 사용한다. Real-time으로 빠른 측정 및 포트블 사용이 가능하다. 또한 설치, 이동, 보관의 효율성이 좋다. 뇌손상 환자의 보행분석, 스포츠 선수의 점프, 트레드밀에서 달리기까지 검사할 수 있는 장점이 있다.</td><td>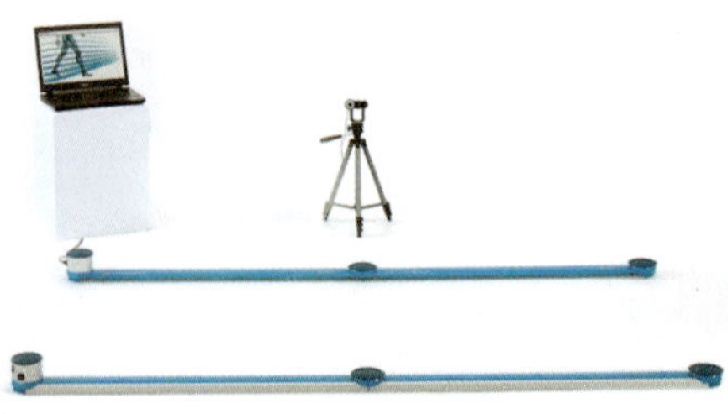</td></tr>
</table>

표 7-7 물리치료 진단 및 평가를 위한 장비(계속)

보행분석기 G-walk 블루투스 방식으로 보행분석이 가능하며 공간의 제약 없이 측정 가능하다. 보행뿐만 아니라 점프까지 동시 측정할 수 있는 장점이 있다. 보행 시 골반의 운동학(kinematic)적 분석이 이루어지고 측정 후 자동적으로 정상값과 비교 가능한 보행 분석기이다.	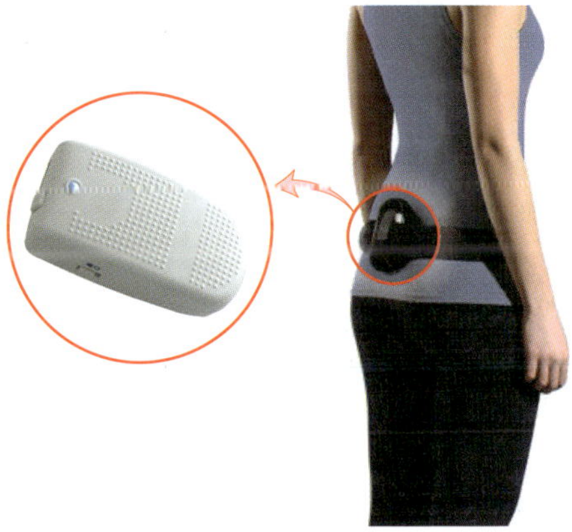
3D 동작분석 시스템 인체 여러 부분의 동작을 평가하는 장비로서 운동형상학적 정보(kinematic data), 운동역학적 정보(kinetic data), 동적근전도 정보(dynamic EMG data)로 분류하여 대상자의 비정상적인 움직임을 보다 과학적 · 객관적으로 분석함으로써 정확한 원인분석을 하는 장비이다. 또한 대상자의 움직임을 각도, 속도, 가속도 그리고 각 관절의 위치 값을 분석하는 생체역학적 분석 기기이다.	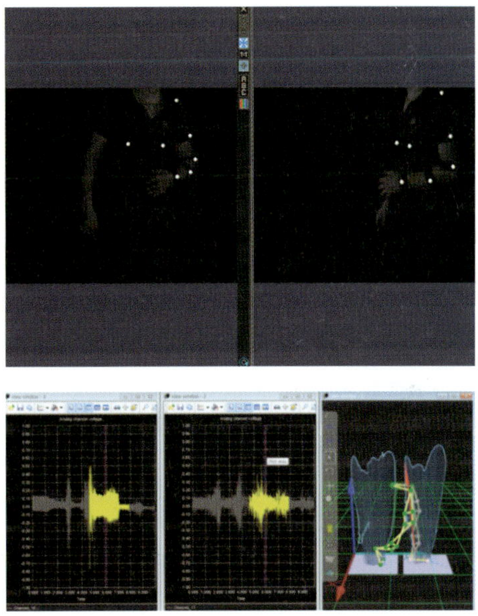
휴대용 동작분석 시스템 손가락, 팔, 다리 등 인체 위치의 각도를 측정하는 전자식 기구이다. 블루투스에 의해 무선으로 동작관련 데이터의 실시간 분석이 가능하며, 인체 각 부위의 연속 측정과 분석 또한 가능하다.	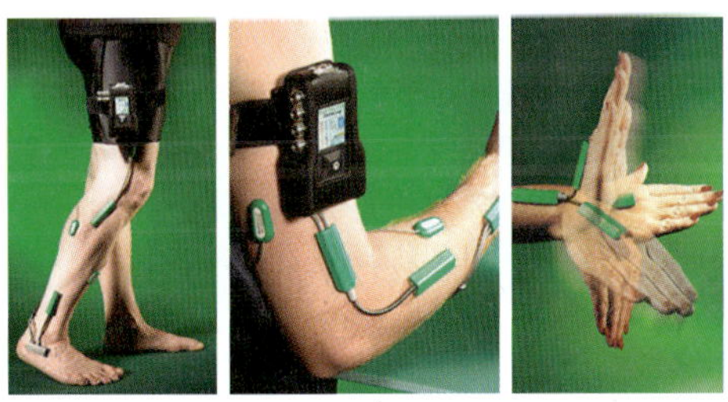

표 7-7 물리치료 진단 및 평가를 위한 장비(계속)

<table>
<tr>
<td>뇌파분석기
뇌파측정기 QEEG-8C Laxth을 사용하여 뇌파 데이터를 수집한다. 8개 전극을 부착하여 상대 뇌파의 변화(상대 세타파, 상대 베타파, 상대 감마파)를 분석할 수 있다. 뇌의 맵핑 변화까지 관찰할 수 있는 장비이다.</td>
<td>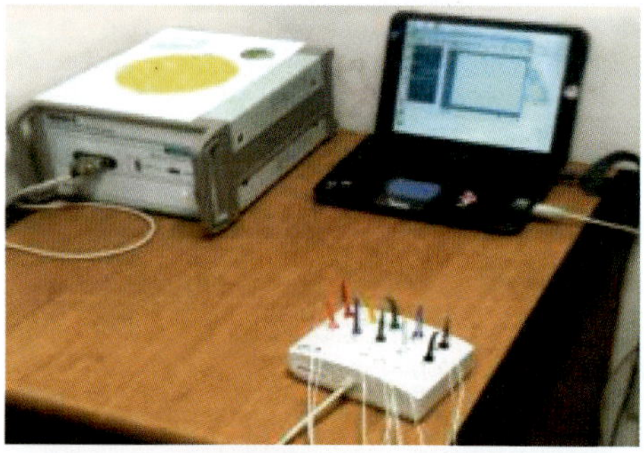
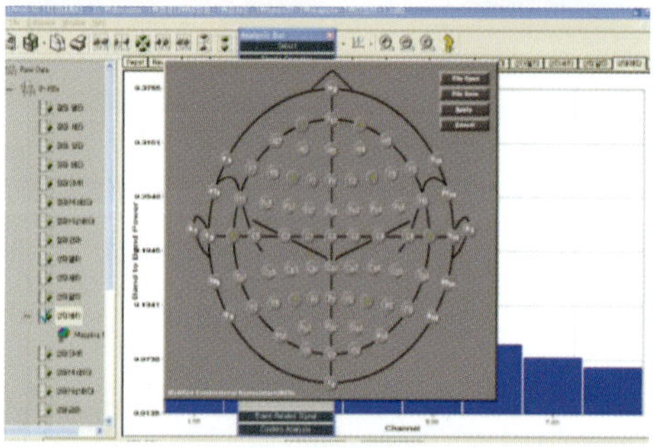</td>
</tr>
<tr>
<td>종합 척추구조분석 시스템
일반인, 운동선수, 척추질환자 등을 대상으로 움직임이 없는 상태에서 방사선의 노출 없이 척추의 구조를 측정하고 3차원적인 방식으로 분석하는 장비이다. 척추 측만(scoliosis), 전만(lordosis) 및 후만증(kyphosis)에 대한 정확한 진단이 가능한 장비이다.</td>
<td>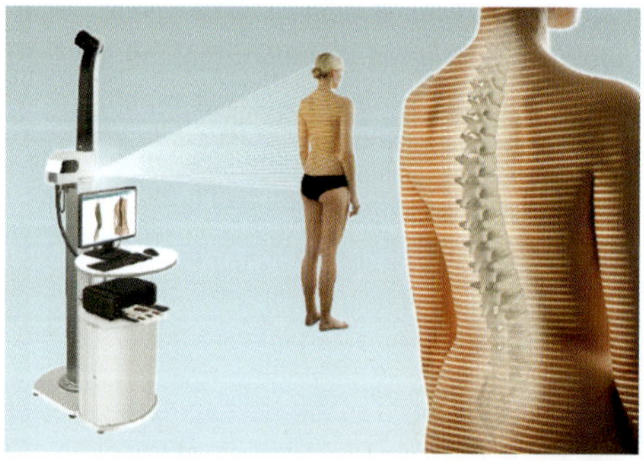</td>
</tr>
<tr>
<td>3D 영상 척추진단 시스템
척추의 구조와 형태, 골반의 비정상적인 각의 정도 등을 측정하여 분석하는 도구이다. 실시간으로 컴퓨터 모니터에 보여져 시각적인 효과를 제공하여 촬영 부위의 염증과 통증을 정확하게 확인할 수 있으며, 검사 후 즉각적인 진단이 가능하다.</td>
<td>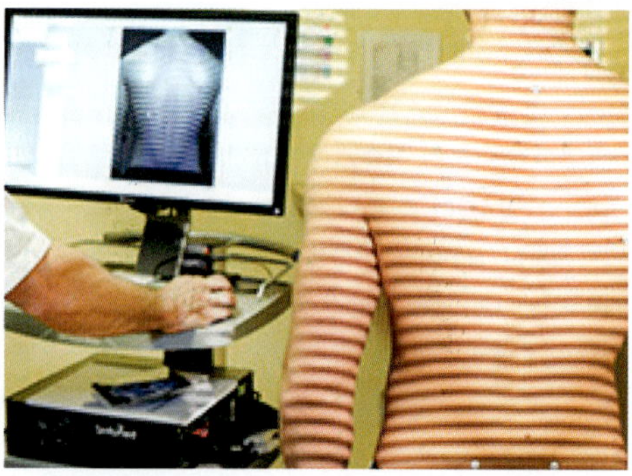</td>
</tr>
</table>

표 7-7 물리치료 진단 및 평가를 위한 장비(계속)

3D NEWTON 대상자를 장비에 고정시켜 장비가 움직이면서 심부근육을 운동시키는 방법으로 척추를 지지하는 심부근육을 자극해 치료하는 방법이다. 운동과 더불어 척추의 균형평가, 고유수용감각기능, 촉진 등 안정화 상태를 유지시키는 효과가 있다.	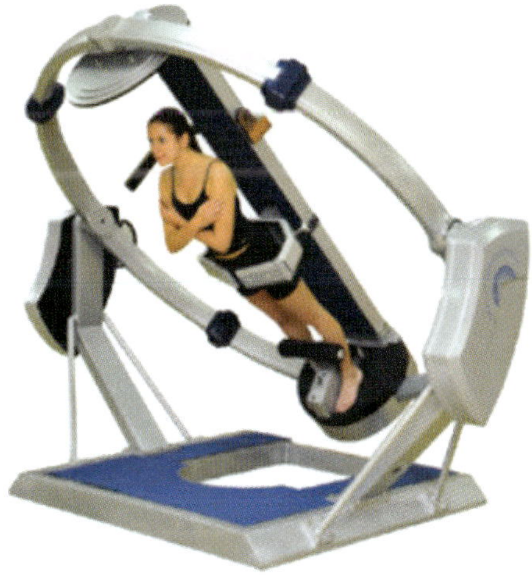
초음파 진단 시스템 근육, 인대, 조직 등 초음파를 통해 영상학적으로 조직의 상태를 측정하는 장비이다. 주로 근육의 밀도, 두께 등을 측정하고 다양한 기능을 3차원적으로 평가하는 시스템이며, 데이터를 산출하여 동작의 재현능력 등을 측정할 수 있다.	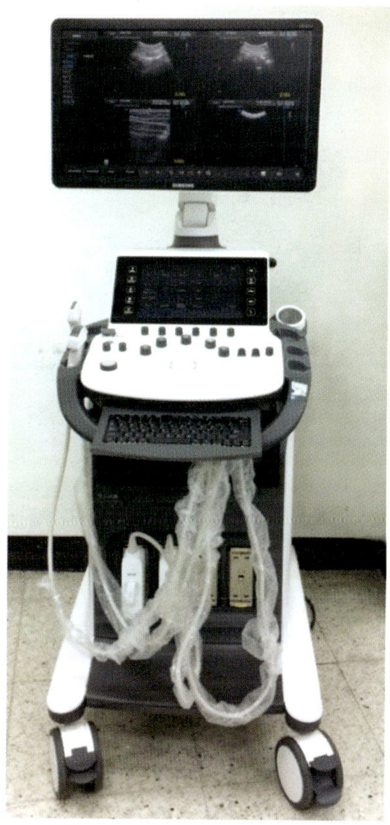

표 7-7 물리치료 진단 및 평가를 위한 장비(계속)

디지털 듀얼경사계(inclinometer) 척추 및 팔다리 관절의 동적 또는 정적인 가동범위를 디지털로 측정하는 기구이다. 정적인 상태 또는 동적인 상태에서 관절가동범위를 측정할 수 있다. 동적 측정모드에서는 최대 관절가동범위를 자동으로 기록할 수 있는 장점이 있다.	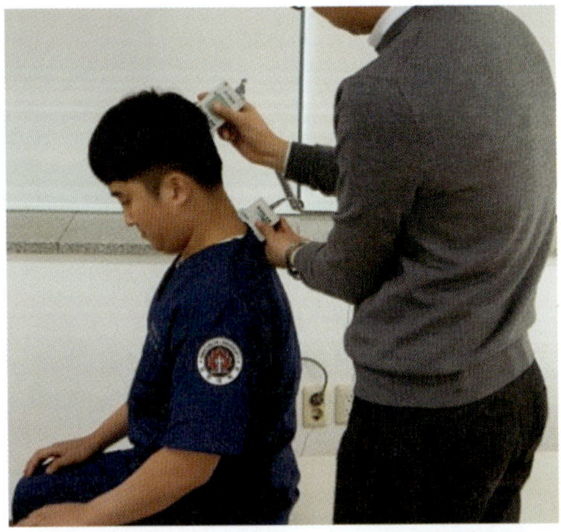
족저부 촬영분석 시스템 환자 및 일반인, 운동선수를 대상으로 시스템 위에 올라선 다음, 발바닥 지면에 대한 부착 형태나 모양을 디지털화해서 남길 수 있는 장비이다. 길이나 면적 등을 계산하여 정량화시킬 수 있다.	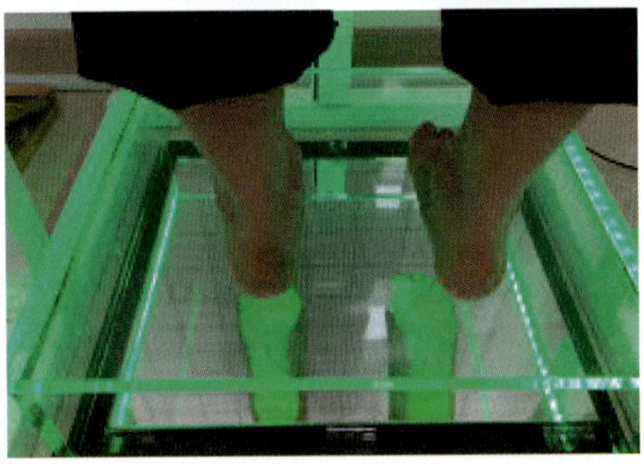
무선 표면근전도 측정시스템 말초신경을 자극하여 근육에서 발생되는 생체전기신호 또는 신경에 따라 발생되는 전기활동을 감지하고 측정하는 기구이다. 최신 무선기술을 통해 간편하게 설치가 가능하고, 대상자가 편안한 상태에서 동작에 방해 없이 자세를 취할 수 있는 장점이 있다.	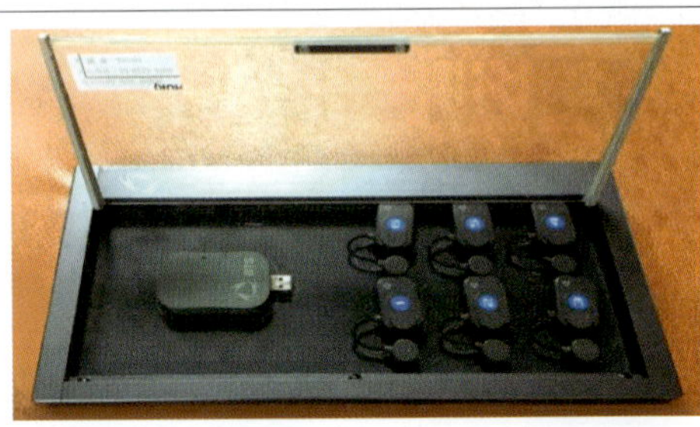 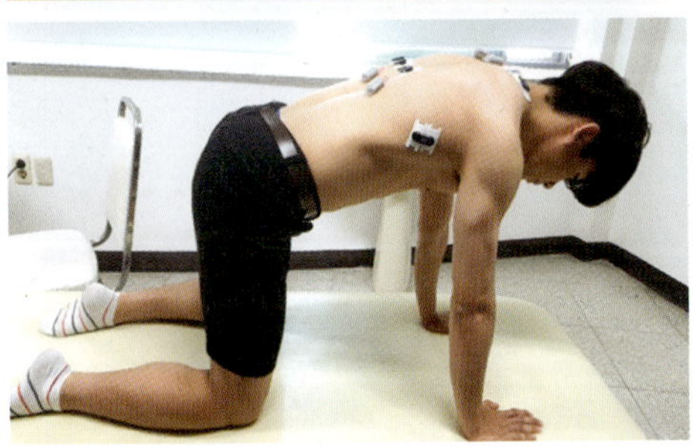

표 7-7 물리치료 진단 및 평가를 위한 장비(계속)

시각적 근전도 바이오피드백

눈높이에 시각적 되먹임을 제공하는 모니터와 연계하여 근전도 바이오피드백 훈련을 실시한다. 1회 동안 60개의 삼각형 그래프를 따라 자신의 신경근 활성도를 조절하고 바이오피드백을 제공받으면서 훈련을 할 수 있는 장점이 있다.

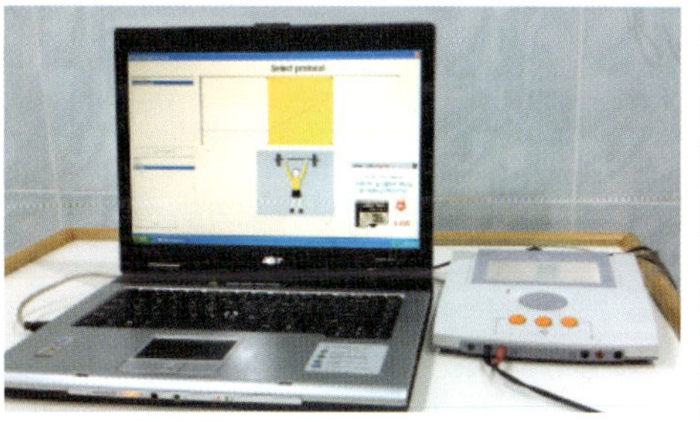

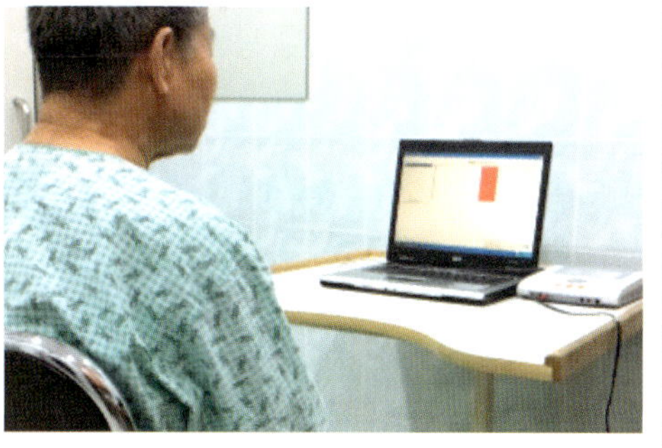

동맥혈 산소포화도 검사

동맥혈에 산소가 얼마나 녹아 있는가를 검사하는 도구이다. 산소포화도 정상범위는 97~100%이며, 90% 미만이면 저산소증을 의심하게 된다. Pulse oxymeter는 1980년도부터 임상에서 사용되고 있으며 산소포화도(spo_2) 측정과 맥박수를 연속으로 모니터링 할 수 있다.

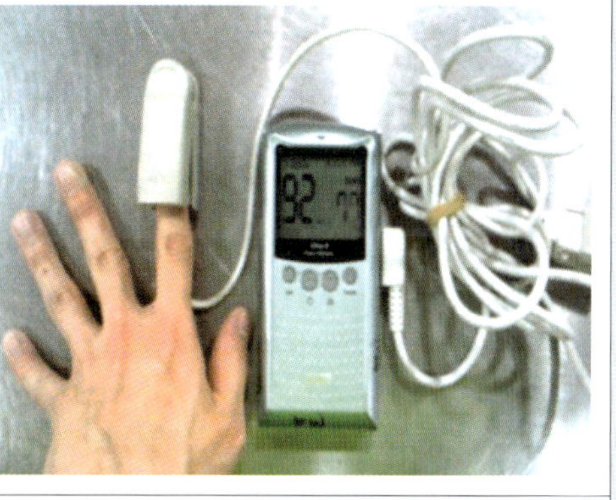

등속성 운동장비(Biodex)

등속성 운동장비는 무릎, 허리, 어깨 및 위팔 등의 근력상태를 파악하기 위한 장비로 사용되고 있다. 대상자의 능력에 맞게 적정한 강도를 자동으로 조절하여 운동 중에 스트레스나 통증이 발생하지 않게 한다.

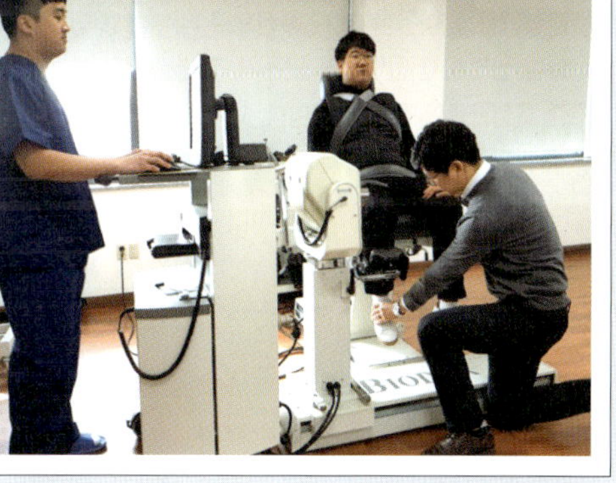

표 7-7 물리치료 진단 및 평가를 위한 장비(계속)

슬링(sling)

줄을 이용하는 방법으로 근육을 이완시킬 수 있고 중력을 최소화하며 대상자의 안정감을 높여줄 수 있는 장점이 있다.

견인, 안정성, 가동술, 닫힌사슬운동, 열린사슬운동 등 다양한 형태에서 근육의 운동이 가능한 장비이다. 현재 뇌손상 환자, 소아, 스포츠 등 여러 분야에서 많이 사용되고 있다.

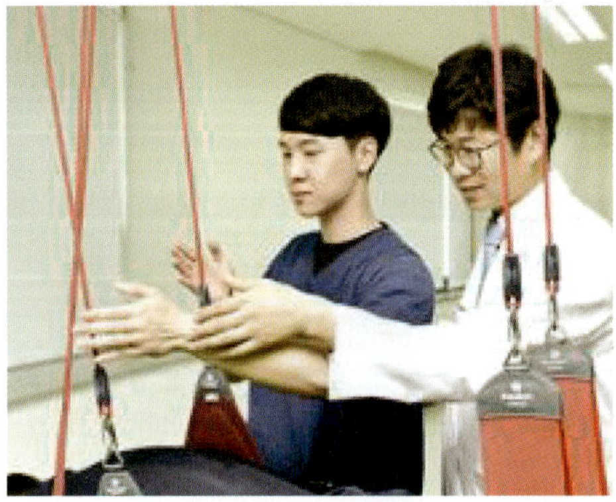

컴퓨터 보조 신경인자기능검사

기억력검사(숫자 따라하기), 시각단기 기억검사, 주의력검사로 시각·청각 등 다양한 환경에서 컴퓨터에서 지시하는 방법에 맞춰 버튼을 눌러 반응한 정답수를 측정하는 검사이다.

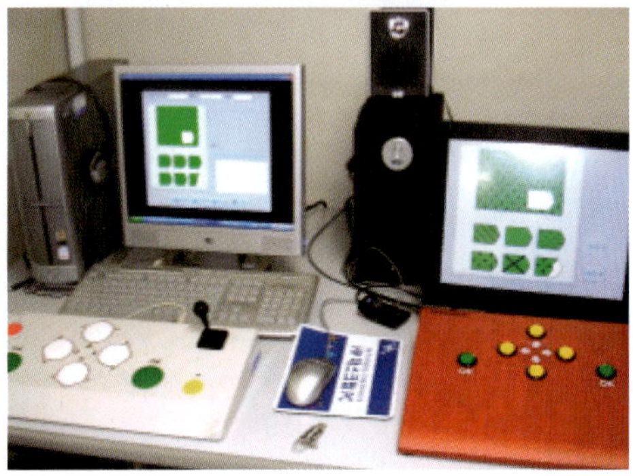

간섭파전류치료 (interferential current therapy, ICT)

간섭파형을 이용한 교차 통전으로 피부의 저항 없이 심부까지 침투되어 근육의 경련 감소와 통증 조절을 목적으로 사용한다. 또한 근육의 생리적 활동 회복을 촉진시키며 혈액과 림프액의 순환을 향상시킬 수 있다.

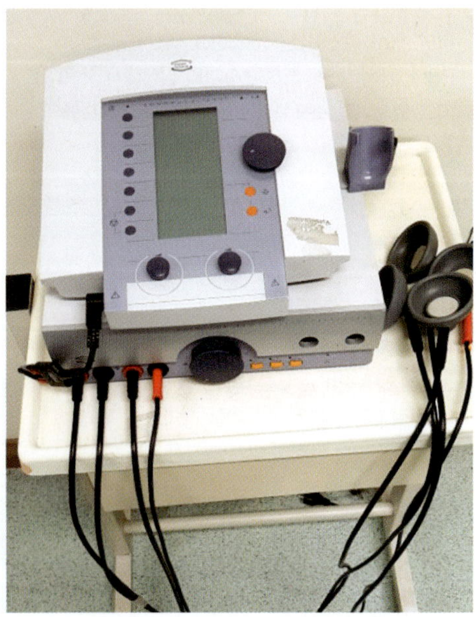

표 7-7 물리치료 진단 및 평가를 위한 장비(계속)

설명	장비
은추전기자극치료기(silver spike point, SSP) 경혈의 표면에 은추전극을 부착하고 전류를 통전시켜 침 치료와 같은 효과를 기대할 수 있는 전기자극방법이다. 주로 순환증진을 위한 목적으로 사용되고 마비를 개선하는 데 도움을 준다.	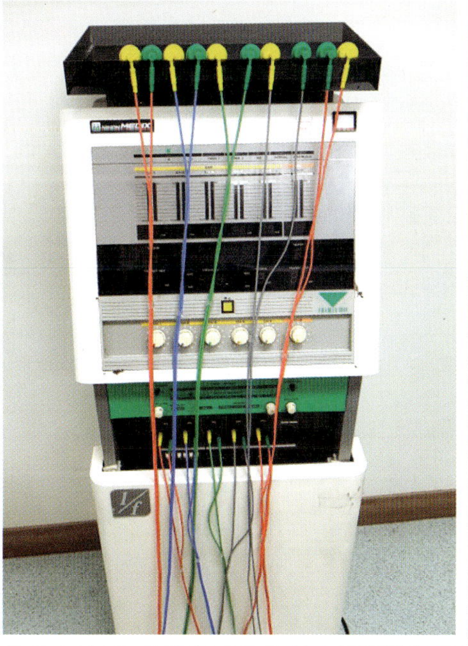
초음파 초음파를 체내에 일정시간 적용하여 음파의 미세한 진동에너지가 심부조직을 진동시켜 열을 발생시키는 원리이다. 주된 목적은 통증 완화와 조직을 이완시켜 순환을 증진하는 것이다.	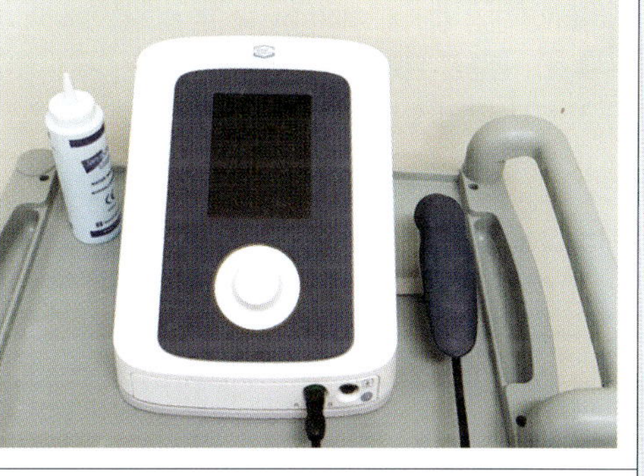
기능적 전기자극치료기 (functional electrical stimulation, FES) 피부표면에 전극을 부착하고 마비된 근육에 저주파 전류를 순차적으로 적용하여 주어진 기능을 수행하도록 하는 치료기구이다. 상위 운동성 신경마비 대상자의 근육기능과 보행 패턴의 개선에 목적이 있다.	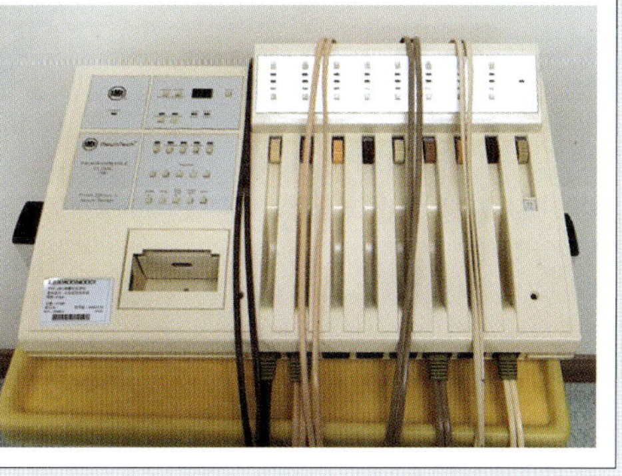

표 7-7 물리치료 진단 및 평가를 위한 장비(계속)

<table>
<tr><td>지속적 수동운동기구
(continuous passive motion, CPM)
관절 수술 후 초기에 이용할 수 있는 운동기구이다. 또한 수술 후 수동적으로 점진적인 관절운동을 시켜주어 운동의 범위를 증가시켜 주고, 유착과 부종을 방지하며, 혈액순환을 증가시켜 회복하는 것이 목적이다.</td><td>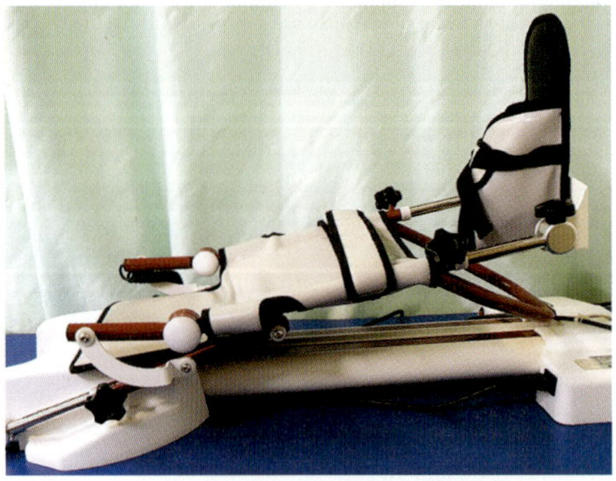</td></tr>
<tr><td>레이저
저에너지 레이저로 통증부위를 정확히 찾아 자극하여 만성 통증을 제어하는 데 큰 효과를 발휘하고 통증을 완화시키며, 손상된 기능을 회복시켜 정상적인 활동을 하는 데 도움을 주는 것이 목적이다. 또한 손상된 조직의 치유기간을 단축시켜 조직의 재생과 회복을 촉진시킨다.</td><td>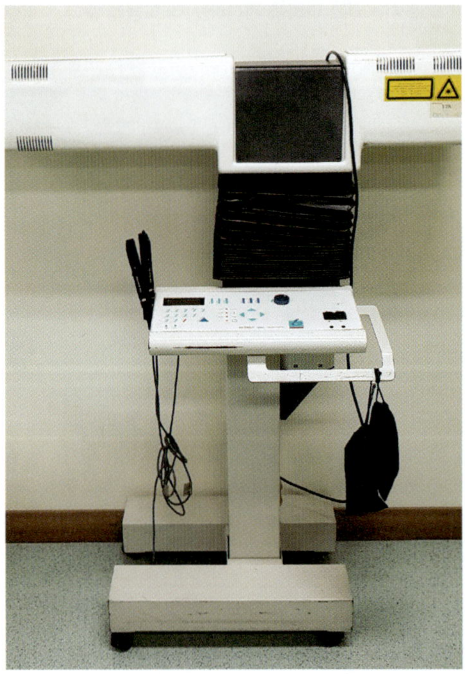</td></tr>
</table>

4) 일상생활활동

(1) 정의

일상생활활동(activities of daily living, ADL)이란, 환자와 장애인 모두 일상생활의 삶에서 가장 기본적인 동작으로 타인의 도움 없이 스스로 독립적인 삶을 수행하는 활동이다.

표 7-8 일상생활활동의 분류

기본적 일상생활활동	수단적 일상생활활동
침상에서 활동하기	음식 만들기
이동하기	다른 사람 돌보기
목욕하기, 샤워하기	애완동물 돌보기
대소변 관리하기	집안 청소하기
옷 입고 벗기	빨래하기
식사하기	장보기
먹기	건강관리와 유지하기
기능적인 이동하기	지역사회 이동하기
개인용품 관리하기	가정 관리하기
전화 받기	종교적 관습
의사소통하기	재정 관리
약 복용하기	안전과 응급상황 관리하기

(2) 분류

일상생활활동은 기본적 일상생활활동(basic activities of daily living, BADL)과 수단적 일상생활활동(instrumental activities of daily living, IADL)으로 분류한다(표 7-8). 기본적 일상생활활동은 활동 중에서 가장 기본적으로 필요한 모든 동작을 말하고, 수단적 일상생활활동은 복잡한 환경적 상호작용이 요구되는 것을 말한다.

(3) 일상생활활동 평가방법

일상생활활동의 평가도구는 표 7-9와 같다.

(4) 일상생활활동 평가결과 기록

일상생활활동 평가결과 기록은 표 7-10과 같다.

표 7-9 일상생활활동의 평가도구

일상생활활동의 평가도구	개발	내용
기능적 독립성 척도 (Functional Independence Measure, FIM)	1990년 Granger	현재 국내 작업치료사들이 일상생활활동을 평가하기 위해서 가장 많이 사용하고 있다. FIM은 자조기술을 포함하는 운동영역과 인지영역을 의미한다.
수정바델지수 (Modified Barthel Index, MBI)	1989년 Shah 외 3명	개인위생, 혼자 목욕하기, 먹기, 화장실 사용하기, 계단 오르기, 옷 입기, 배변 조절하기, 소변 조절하기, 보행 또는 휠체어 사용, 의자 또는 침대로 이동 등 10개 항목을 평가한다.
척수독립성 지수 (Spinal Cord Independence Measure Ⅲ, SCIM)	1997년 SCIM 단점을 보완하기 위해 2001년 Catz가 개발	자조활동, 호흡과 괄약근 조절, 이동의 세 영역으로 나누고 각 항목은 비중에 따라 점수화하고 있다.
캐나다 작업수행 측정 (Canadian Occupational Performance Measure, COPM)	1998년 Law	환자의 작업수행 시 문제점을 파악하고 환자의 우선순위를 결정하기 위해 작업수행의 중요도, 수행도, 만족도를 평가하는 도구이다.

표 7-10 일상생활활동 평가결과 기록

독립(independent)	적정 시간 안에 보조도구를 사용 또는 사용하지 않고 안전하게 수행, 감독, 도움이 없음
감독(supervision)	자기 스스로 활동을 수행할 수 있으나 안전을 위해 보호자의 도움이 필요함
최소 도움(minimal assistance)	과제 수행 시 감독, 암시 또는 20% 이하의 신체적 도움이 필요함
중간 도움(moderate assistance)	과제 수행 시 감독, 암시 또는 20~50% 이하의 신체적 도움이 필요함
최대 도움(maximal assistance)	과제 수행 시 감독, 암시 또는 50~80% 이하의 신체적 도움이 필요함
의존(dependence)	과제를 거의 독립적으로 수행하지 못하거나 기본적인 작업을 수행하기 위해 복잡한 도구와 기구의 도움이 필요하며, 80% 이상의 인체적 도움을 필요로 하는 수준을 말함

3 근육뼈대계 진단평가

근육뼈대계의 기능적 평가에는 다양한 방법이 있으며, 이 절에서는 인체 부위별 특수한 검사법에 대해서 설명한다.

(1) 목뼈 Cervical vertebra

표 7-11 목뼈의 기능 평가

종류	목적	방법
Jackson 압박검사 (Jackson's compression test) (그림 7-6)	통증의 분포로 어떤 신경뿌리가 이완되었는지 알기 위해 실시한다.	대상자의 머리를 한쪽으로 돌린 다음 검사자는 조심스럽게 머리 위에서 똑바로 아래로 힘을 가한다.
Hautant 검사 (Hautant's test) (그림 7-7)	현기증이나 어지러움증이 관절의 문제인지 혈관의 문제인지 구별하기 위해 사용된다.	대상자는 앉은 자세에서 팔을 90° 굽힘 후 두 눈을 감고 검사하고, 머리를 돌리거나 폄 상태에서 다시 눈을 감고 검사한다.
Naffziger 검사 (Naffziger's test)	목정맥 압박으로 신경뿌리의 문제나 공간을 차지하는 병변을 알아보기 위해 사용한다.	검사자는 대상자의 앉은 자세에서 목정맥을 30초 동안 압박을 가한 다음 기침하도록 유도한다.
척추동맥검사 (Vertebral artery test)	현기증, 안구진탕 등이 발생하면 척추동맥의 압박을 알아보기 위해 사용한다.	목뼈를 폄, 돌림, 가쪽돌림 굽힘을 시킨다.
Lhermitte징후 (Lhermitte's sign)	척수와 상위운동신경의 손상 가능성을 확인하기 위한 검사이다.	다리를 길게 뻗은 자세에서 머리를 굽히면서 동시에 엉덩관절도 굽힌다.
티넬징후 (Tinel's sign)	위팔신경얼기(brachial plexus) 병변을 평가하기 위해 사용한다.	Erb's point와 가까운 목뼈부위를 가볍게 두드린다.

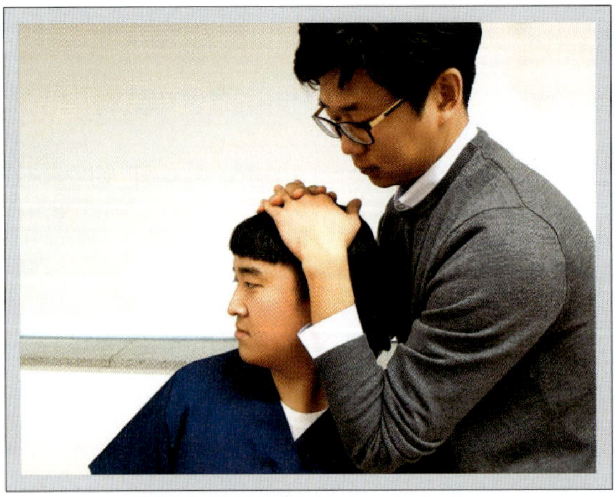

그림 7-6 Jackson 압박검사

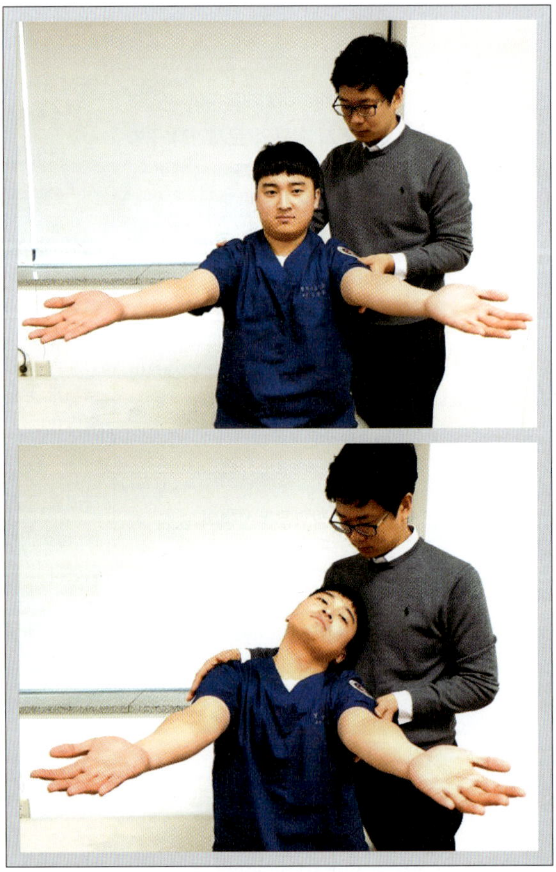

그림 7-7 Hautant 검사

(2) 어깨관절Shoulder joint

표 7-12 어깨관절의 기능 평가

종류	목적	방법
Adson 검사 (Adson test) (그림 7-8)	가슴문증후군(thoracic outlet syndrome) 검사를 실시한다.	노동맥 맥박을 촉진한 후 어깨를 가쪽돌림, 폄 시키고 대상자의 머리를 검사자쪽으로 돌림과 폄을 한다.
팔 떨어뜨리기 검사 (drop arm test)	근육둘레띠(rotator cuff)의 파열을 알아보기 위해 실시한다.	검사자는 대상자의 어깨를 90° 벌린 후 천천히 내리게 한다.
Neer 충돌 검사 (Neer impingement test)	가시위근과 위팔두갈래근 힘줄의 과사용으로 인한 손상을 알아보기 위해 사용한다.	어깨뼈를 고정하고 어깨관절을 안쪽돌림과 가쪽 상태로 굽힌다. 마지막 부분에서 과압을 적용한다.
요가손 검사 (Yergason's test)	위팔가로인대의 파열과 위팔두갈래근의 힘줄염을 알아보기 위해 시행한다.	팔꿉관절 90° 굽힘, 아래팔은 엎침안쪽돌림 상태에서 가쪽돌림 및 아래팔 뒤침에 저항을 가한다. 이때 검사자는 위팔두갈래근 고랑을 촉진한다.
크런크 검사 (Clunk test)	관절테두리의 파열을 알아보기 위해 검사한다.	어깨관절을 벌린 상태에서 주먹을 쥐어 위팔뼈머리의 뒤에 놓고, 다른 한 손은 팔꿉관절 부위에서 잡고 가쪽돌림 시킨다.
피아노건반징후 (piano key sign)	부리빗장관절(coracoclavicular joint) 손상 검사를 위해 실시한다.	대상자의 빗장뼈 먼쪽에서 아래 방향으로 압력을 가한다.

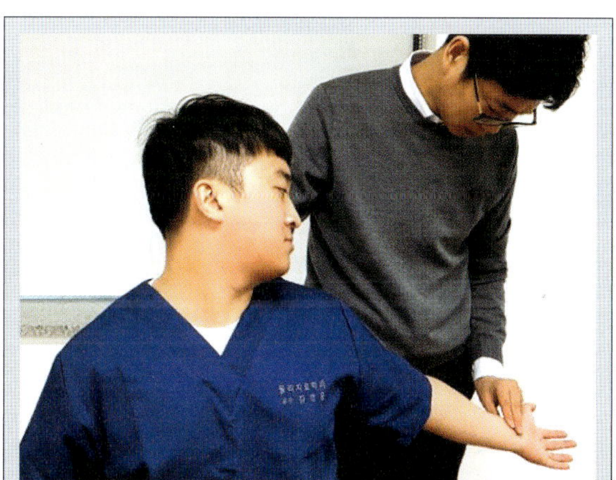

그림 7-8 Adson 검사

(3) 팔꿉관절Elbow joint

표 7-13 팔꿉관절의 기능 평가

종류	목적	방법
코젠 검사(Cozen's test) = 테니스팔꿉증	가쪽위관절융기에 부착되는 염증을 검사하기 위해 실시한다.	주먹을 쥔 상태에서 팔꿉관절 고정, 손목 폄과 노쪽 편위에 저항을 가한다.
골퍼팔꿉 검사 (Golf's elbow test)	안쪽위관절융기에 부착되는 염증을 검사하기 위해 실시한다.	아래팔을 수동 뒤침, 팔꿉관절과 손목관절을 폄시킨다.
팔꿉관절굽힘 검사 (Elbow flexion test)	아래팔과 손의 자신경 지배영역의 저린 감각이나 감각이상을 알아보기 위해 시행한다.	손목을 굽힘 상태, 팔꿉관절을 완전히 굽힌 상태에서 3~5분 정도 유지한다.
티넬징후(Tinel's sign) (그림 7-9)	자뼈신경 지배영역에 저린 감각을 검사하기 위해 시행한다.	대상자의 팔을 굽힌 상태에서 손끝이나 반사망치로 안쪽위관절융기를 두드린다.

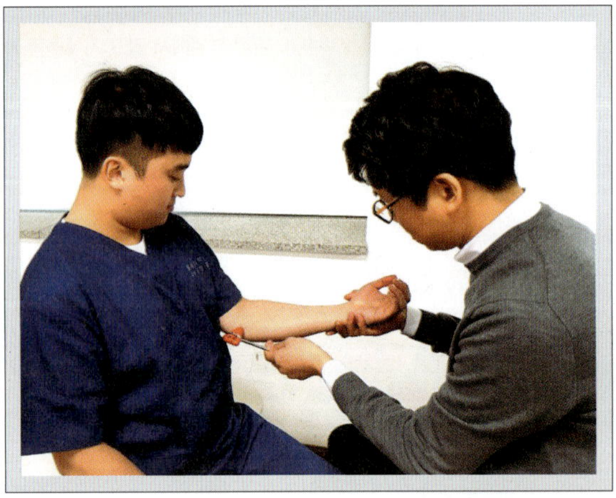

그림 7-9 티넬징후

(4) 손목관절Wrist joint과 손Hand

표 7-14 손목관절과 손의 기능 평가

종류	목적	방법
핀켈스타인 검사 (Finkelstein test) (그림 7-10)	긴엄지벌림근과 짧은엄지폄근의 힘줄윤활막염(tenosynovitis)을 알아보기 위해 실시한다.	엄지를 손 안에 넣어 주먹을 쥔 상태로 아래팔을 고정하고 주먹을 잡은 상태에서 자뼈 쪽으로 내린다.
번넬-리틀러 검사 (Bunnel-Littler test)	손허리손가락관절의 주위 구조물을 알아보기 위해 실시한다.	손허리손가락관절을 약간 폄시킨 상태에서 몸쪽손가락뼈사이관절을 굽힌다.
팔렌 검사(Phalen's test) (그림 7-11)	손목굴증후군(carpal tunnel syndrome)을 검사하기 위해 실시한다.	손등을 마주 대고 손목을 최대로 신장시킨 상태에서 1분간 유지한다.
프로멘트징후 (Froment's sign)	자신경 마비를 알아보기 위해 실시한다.	엄지의 모음을 이용하여 엄지와 두 번째 손가락으로 종이를 집게 한다.

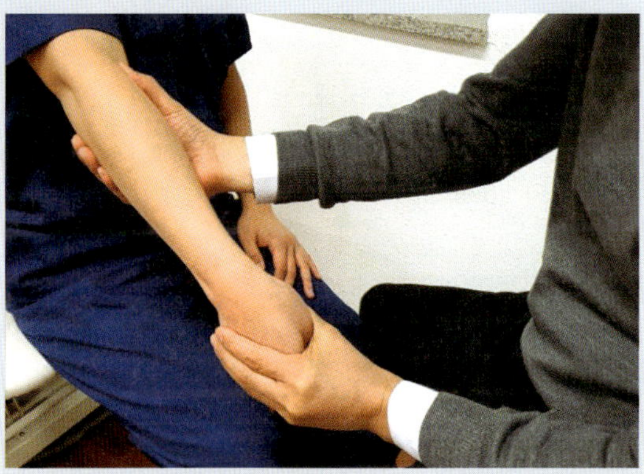

그림 7-10 핀켈스타인 검사

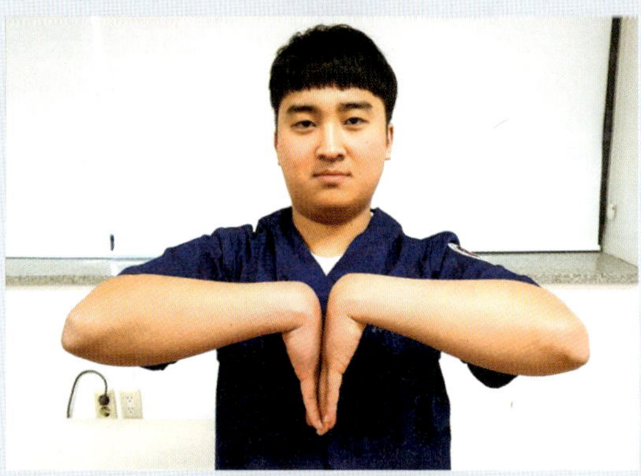

그림 7-11 팔렌 검사

(5) 골반Pelvis 및 엉덩관절Hip joint

표 7-15 골반 및 엉덩관절의 기능 평가

종류	목적	방법
토마스 검사(Thomas test) (그림 7-12)	엉덩관절의 굽힘 구축을 알아보기 위해 사용한다.	바로 누운 자세에서 한쪽 다리는 뻗은 상태에서 반대쪽 다리는 무릎을 굽혀 가슴에 닿게 한다.
엘리 검사(Ely's test) (그림 7-13)	넙다리곧은근(rectus femoris muscle)의 구축을 알아보기 위해 사용한다.	엎드린 자세에서 검사자는 대상자의 다리를 잡고 무릎을 굽힘시킨다.
오버 검사(Ober's test)	넙다리근막긴장근(tensor fasciae latae muscle)의 구축 여부를 평가하기 위해 사용한다.	옆으로 누운 자세에서 검사측 다리를 위로 올린 후 엉덩관절과 무릎관절을 편다. 엉덩관절 벌림과 폄을 시켜 다리를 천천히 내린다.
90-90 뻗은 다리 올림검사 (90-90 straight leg raise test)	넙다리뒤근육(hamstring muscle)의 구축 검사를 알아보기 위해 실시한다.	바로 누운 자세에서 양쪽 엉덩관절을 90° 굽힘 후 무릎관절을 최대한 폄시킨다.
트렌델렌버그 검사 (Trendelenburg's test)	엉덩관절의 안정성과 중간볼기근(gleteus medius muscle)의 능력을 평가하기 위해 실시한다.	선 자세에서 양쪽 모두 한 다리로 서게 한 다음 골반이 아래로 내려가는지 살펴본다.
패트릭(파베르) 검사 [Patrick(Fabere) test] (그림 7-14)	검사측 다리가 내려가지 않으면 엉덩허리근 경련, 엉치엉덩관절 · 엉덩허리근 · 엉덩관절의 이상을 평가하기 위해 실시한다.	바로 누운 자세에서 대상자의 다리를 굽힘, 벌림, 가쪽돌림시켜 반대쪽 무릎에 올려 놓는다. 검사자가 골반을 고정시킨 상태에서 무릎을 아래 방향으로 누른다.

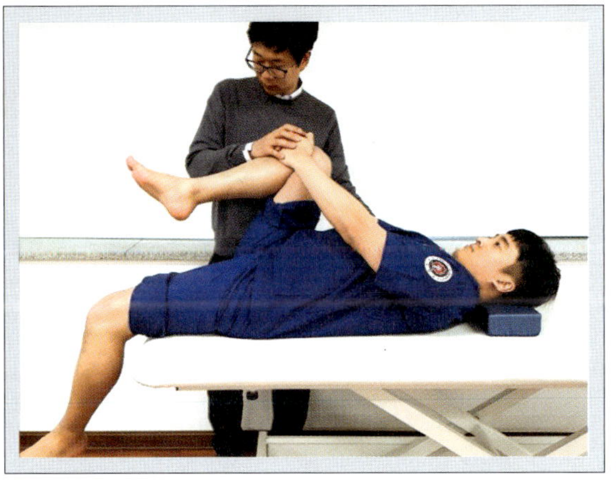

그림 7-12 토마스 검사

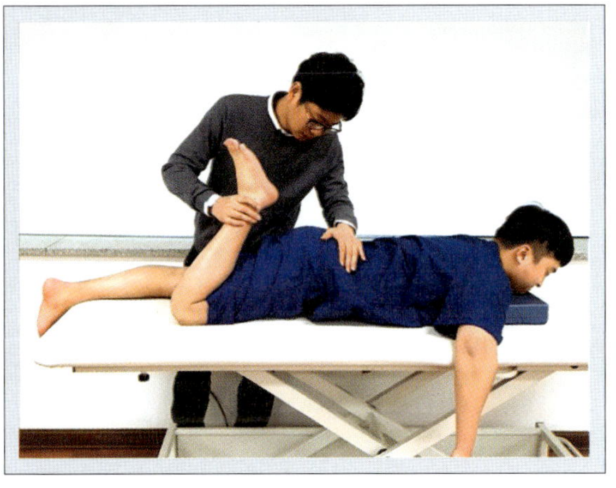

그림 7-13 엘리 검사

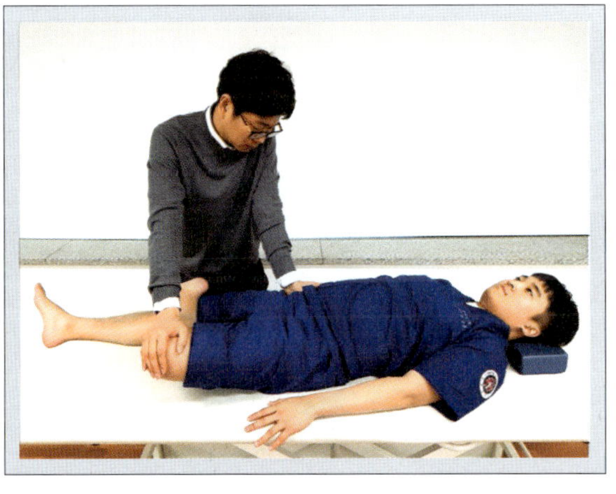

그림 7-14 패트릭(파베르) 검사

(6) 무릎관절Knee joint

표 7-16 무릎관절의 기능 평가

종류	목적	방법
안굽이스트레스 검사 (Valgus stress test)	안쪽곁인대(MCL), 뒤십자인대(PCL)의 손상검사를 알아보기 위해 실시한다.	바로 누운 자세에서 대상자는 무릎관절을 완전 폄 자세 또는 무릎관절 20~30° 굽힘 상태에서 검사자는 무릎관절에 대해 외반력을 가한다.
앞쪽당기기 검사 (anterior drawer test) (그림 7-15)	앞십자인대(ACL) 부분 또는 파열을 검사하기 위해 실시한다.	무릎을 굽혀 누운 자세(hooklying position)에서 발은 고정시킨 후, 두 손으로 종아리 윗부분을 잡고 앞으로 당긴다.
뒤쪽당기기 검사 (posterior drawer test) (그림 7-16)	뒤십자인대 부분 또는 파열을 검사하기 위해 실시한다.	무릎을 굽혀 누운 자세에서 발은 고정시킨 후 두 손으로 종아리 윗부분을 잡고 뒤쪽으로 민다.
맥머리의 검사 (McMurray's test)	안쪽반달의 손상을 알아보기 위해 실시한다.	바로 누운 자세에서 대상자의 다리를 90° 굽힘, 벌림에서 가쪽에 안쪽으로 힘을 가함과 동시에 무릎관절을 폄 시킨다.
아플레이의 압박검사 (Apley's compression test)	반달 또는 곁인대의 손상을 알아보기 위해 사용한다.	엎드린 상태로 다리를 90° 굽힘 상태에서 발을 잡고 아래로 내림, 이때 검사자는 안쪽 또는 가쪽으로 돌림을 시킨다.

MCL, medial collateral ligament; PCL, posterior cruciate ligament; ACL, anterior cruciate ligament

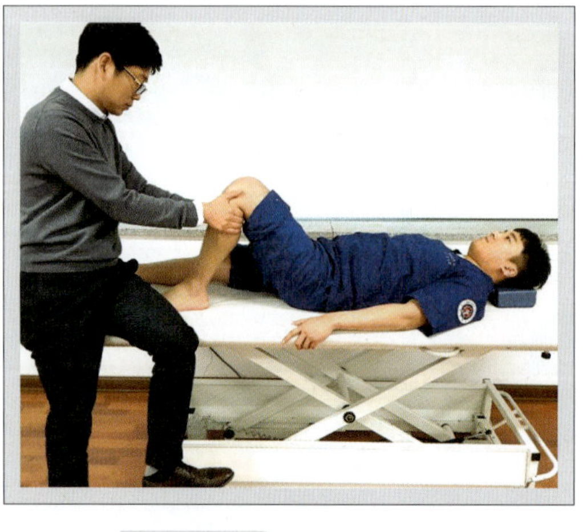

그림 7-15 앞쪽당기기 검사

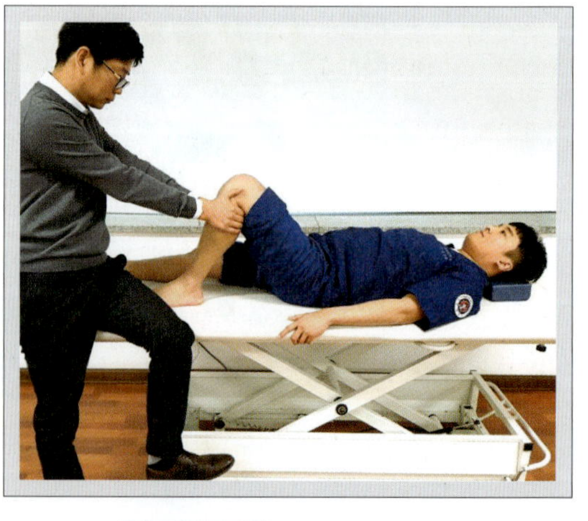

그림 7-16 뒤쪽당기기 검사

(7) 발목관절Ankle joint

표 7-17 발목관절의 기능 평가

종류	목적	방법
발목관절 발등굽힘근 검사 (ankle dorsiflexor test)	장딴지근(gastrocnemius), 가자미근(soleus muscle)의 문제로 발목관절의 제한에 대해서 감별하기 위해 사용한다.	앉은 자세에서 무릎관절을 폄시킨 후 발목관절 굽힘을 하거나 무릎관절을 굽힘 상태에서 발목관절 굽힘을 실시하여 종아리 근육의 제한된 부분을 알아본다.
호만 징후 (Homan's sign)	깊은정맥혈전증(deep vein thrombosis)의 유무를 알아보기 위해 실시한다.	바로 누운 자세에서 무릎관절을 폄시킨 후 발목관절을 수동으로 발등 굽힘시켜 종아리의 통증 정도를 평가한다.
톰슨 검사 [Thompson's (simmond) test] (그림 7-17)	아킬레스힘줄의 파열을 알아보기 위해 실시한다.	엎드린 상태로 대상자의 발바닥이 검사대 끝에 나오게 하여 종아리 근육을 움켜잡은 후 발목관절 발바닥 굽힘을 관찰한다.
몰튼 검사 (Morton's test)	스트레스 골절 또는 신경종을 알아보기 위해 실시한다.	바로 누운 자세에서 검사자는 대상자의 발허리뼈머리 부위를 잡고 비튼다.

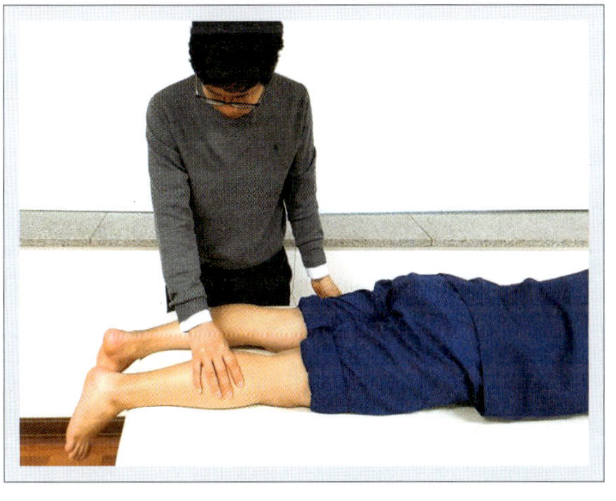

그림 7-17 톰슨 검사

4 신경계 진단평가

1) 정의

신경계 평가(neuromuscular system examination)는 신경계 질환의 장애정도, 잔존능력, 잠재능력을 평가하고, 환자가 지니고 있는 문제점, 증상, 예후를 추측하여 치료목표를 세우고 결정하는 과정이다.

신경계의 기능적 평가에는 다양한 방법이 있으나 이 절에서는 기본적인 검사와 질환별로 나누어 널리 사용하고 있는 검사법에 대해서 설명한다.

2) 의식수준평가

환자의 각성정도가 어느 정도인지 판별해내기 위한 과정이다. 환자의 정신상태는 신경학적 손상을 받은 환자를 평가하는 데 가장 중요하다. 환자를 처음 접하였을 때 가장 처음 관찰되는 항목이 의식수준평가이다(표 7-18).

표 7-18 환자의 의식수준 및 행동

명료(alert)	정상적인 정신상태, 자신, 타인, 장소 그리고 시간에 대해 명확하게 아는 상태
졸린(drowsy)	의사소통은 가능하나 명료함이 감퇴되며, 수면에 빠지려는 경향이 심한 상태로 어느 정도의 자극에 반응할 수 있는 상태
혼돈(confusion)	신속 정확한 판단 및 의사결정의 장애가 나타나고, 각성되어 자극에 말로 반응을 보이나 의미 없는 짧은 단어를 나열함
혼미(stupor)	의사소통이 불가능하며 일반적으로 무반응 상태이고, 의식이 혼탁하며 강한 자극을 받을 때 약간 반응은 하지만 정상적인 반응은 보이지 않는 상태
반쪽 혼수(semicoma)	자발적인 근육 움직임은 없고 고통스러운 자극을 주었을 때 어느 정도 피하려는 반응을 보이는 상태
혼수(coma)	본인과 외부 환경에 대해 의식, 반사, 강력한 자극에도 반응이 나타나지 않는 상태

3) 한국형 간이정신상태검사

한국형 간이정신상태검사(mini mental state examination, MMSE)는 뇌손상 환자의 의식수준을 간단하게 평가할 수 있는 방법이다(표 7-19). 전 세계적으로 가장 널리 사용되고 있으며, 인지기능에 대한 선별검사법으로 쓰이고 있다.

표 7-19 한국형 간이정신상태검사

<table>
<tr><th colspan="2">항목(점수)</th><th>측정방법</th><th>점수</th></tr>
<tr><td rowspan="2">지남력(10)</td><td>시간(5)</td><td>오늘은 (　　)년 (　)월 (　)일 (　)요일 (　　)계절</td><td></td></tr>
<tr><td>장소(5)</td><td>집 주소는 (　　)도 (　　)군 (　　)면 여기는 어디입니까?</td><td></td></tr>
<tr><td colspan="2">기억등록(3)</td><td>물건이름 기억하기(예: 사과, 나무, 자동차)</td><td></td></tr>
<tr><td colspan="2">기억회상(3)</td><td>3분 뒤 위의 물건이름 회상</td><td></td></tr>
<tr><td colspan="2">주의 집중 및 계산(5)</td><td>100−7=　−7=　−7=　−7=　−7=　(5회)
또는 '삼천리 강산' 거꾸로 하기</td><td></td></tr>
<tr><td rowspan="4">언어 및 판단력(9)</td><td>물건 이름 맞히기(2)</td><td>실물이나 그림을 2개 지적하여 이름을 맞히도록 한다.</td><td></td></tr>
<tr><td>언어 이해력(3)</td><td>3단계 명령: 오른손으로 종이를 집어서 반으로 접고, 무릎위에 놓으시오.</td><td></td></tr>
<tr><td>언어반복 능력(2)</td><td>'반갑습니다', '간장공장 공장장' 따라하기
5각형 두 개를 겹쳐 그리기</td><td></td></tr>
<tr><td>판단력(2)</td><td>'옷은 왜 빨아 입습니까?'<br>'길에서 남의 주민등록증을 주웠을 때 어떻게 하면 쉽게 주인에게 돌려주겠습니까? 라고 질문하기</td><td></td></tr>
</table>

4) 근긴장도검사Muscle tone test

신경계환자는 초기에 이완마비 이후 회복단계를 거쳐서 강직성 마비가 나타난다. 강직성 마비가 나타나면 근육긴장도가 증가하게 된다. 이때 물리치료사는 상지와 하지 강직의 정도를 평가하기 위해 임상적으로 가장 널리 사용되고 있는 수정된 Ashworth 척도(Modified Ashworth Scale, MAS)로 평가한다(표 7-20).

표 7-20 수정된 Ashworth 척도

등급	각 등급에 대한 내용
G0	근긴장도 증가 현상이 전혀 나타나지 않음
G1	손상된 부위를 관절의 굽힘과 폄 시 관절가동범위의 끝 범위에서 약간 저항 현상이 나타남
G1+	손상된 부위를 관절의 굽힘과 폄 시 관절가동범위의 1/2지점에서 약간의 근긴장도 저항 현상이 나타남
G2	손상된 부위를 관절의 굽힘과 폄 시 관절가동범위의 모든 범위에서 근긴장도 증가가 나타남
G3	근긴장이 증가되어 수동운동이 불가능한 수준
G4	이완된 부위가 굽힘 또는 폄 상태로 강직(rigid)된 상태

(1) 뇌졸중 환자의 기능평가

① 감각

기관을 통해 바깥의 어떤 자극 정보를 전달받는 것은 운동수행에 반드시 필요하고 정확하게 인지되어야 한다. 정확한 감각입력정보는 되먹임(feedback)을 통하여 움직임이 효율적으로 조절 가능하다.

감각검사는 신경계 환자를 진단 목적으로 한 기본적인 평가도구로서, 감각이상과 손상 유무를 평가하기 위해 감각기록평가 양식을 이용할 수 있다(표 7-21).

② 운동평가척도

- 운동평가척도(Motor Assessment Scale, MAS)는 Carr & Shepherd 등이 1994년에 개발하였다.
- 뇌졸중 환자의 운동손상과 기능장애를 평가한다.
- 평가항목(자세변화, 걷기, 팔 기능, 일반적인 근긴장도 포함): 총 9가지의 운동기능을 평가한다.
- 각 항목당 0~6점으로, 총 54점이다.
- 3회씩 실시하여 가장 좋은 점수를 기록한다.

자세한 운동평가척도는 표 7-22와 같다.

표 7-21 감각기록평가 양식

이름: ____________________ 날짜: ____________________

검시자: ____

등급의 열쇠
1. 정상: 정확한 반응
2. 감소: 지연된 반응
3. 과민: 민감도가 증가되거나 자극을 멈춘 후에도 인식
4. 부정확: 주어진 자극에 대한 잘못된 인식
5. 없음: 반응 없음
6. 불일치 또는 모호함: 감각 기능을 정확하게 평가하기가 불충분함

감각	팔		다리		몸통	
	오른쪽	왼쪽	오른쪽	왼쪽	오른쪽	왼쪽
얕은감각						
통각	______	______	______	______	______	______
온각	______	______	______	______	______	______
가벼운 촉각	______	______	______	______	______	______
압각	______	______	______	______	______	______
깊은감각(고유수용감각)						
운동감각	______	______	______	______	NA	NA
위치감각	______	______	______	______	NA	NA
진동감각	______	______	______	______	______	______
복합(피질)감각						
날카로움/무딤 구별	______	______	______	______	______	______
촉각의 위치측정	______	______	______	______	______	______
이점 식별감각	______	______	______	______	______	______
양쪽 동시자극	______	______	______	______	______	______
입체인지	______	______	______	______	______	______
압각	______	______	NA	NA	NA	NA
서화감각	______	______	NA	NA	NA	NA
질감인식			NA	NA	NA	NA

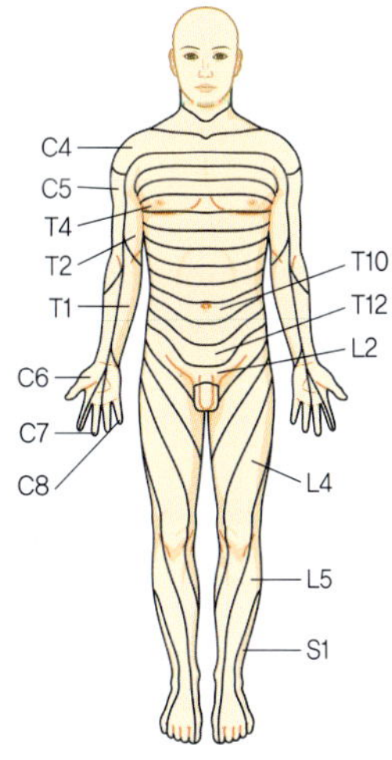

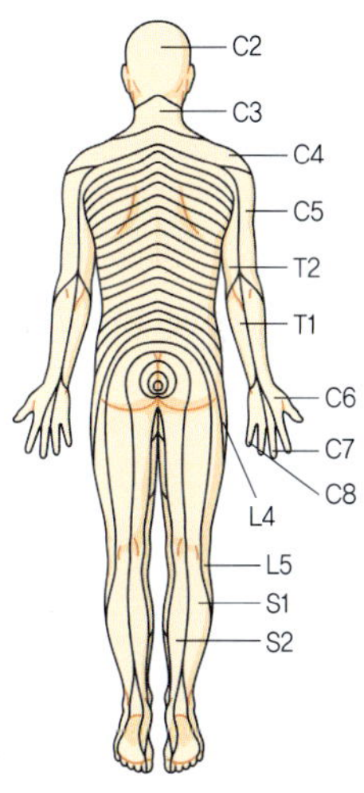

색깔	말초신경 포함:
표면 ____________________	____________________
상부 ____________________	____________________
연합 ____________________	____________________
외간:	

*사용지침: 감각손상의 유형, 정도, 위치의 기록을 제시하고, 손상의 정확한 경계를 도표로 요약한 피절 도표와 함께 사용한다. 피절 도표는 색으로 코드화할 수 있으며, 분리표시법은 표면의 평가를 강조할 수 있다.
출처: O'sullivan SB, Schmitz TJ, Physical rehabilitation, 5th ed, FA Davis, 2007

표 7-22 운동평가척도

운동평가척도

차트번호: ______________

이름: ______________ 나이: __________ 성별: __________ 직업: ______________

진단: ______________________________ 평가날짜: ______. ____. ____

	자세	등급 분류	점수	
1	바로 누운 자세에서 옆으로 돌아눕기 (supine to side lying)	1) 손으로 당겨 옆으로 돌아눕는다.		
		2) 하반신을 능동적으로 사용하여 옆으로 돌아눕는다.		
		3) 마비측 팔을 잡고 하반신을 사용하여 능동적으로 옆으로 돌아눕는다.		
		4) 팔을 사용하여 능동적으로 옆으로 돌아눕는다.		
		5) 상지와 하지를 움직여서 옆으로 누운 자세로 돌아 눕지만 비틀거린다.		
		6) 3초 안에 옆으로 돌아눕는다.		
2	바로 누운 자세에서 침대에 걸터 앉기 (supine to sitting over side of bed)	1) 옆으로 누워 머리를 들어 올리나 앉지 못한다.		
		2) 옆으로 누운 자세에서 침대에 걸터 앉는다(assisted with movement, head control).		
		3) 옆으로 누운 자세에서 침대에 걸터 앉는다(with standby).		
		4) 옆으로 누운 자세에서 침대에 걸터 앉는다(without standby).		
		5) 바로 누운 자세에서 침대에 걸터 앉는다(without standby).		
		6) 바로 누운 자세에서 침대에 걸터 앉는다(within 10 seconds).		
3	앉기 균형 (balance sitting)	1) 도움 없이 앉는다.		
		2) 도움 없이 10초 동안 앉는다.		
		3) 체중지지가 잘 된 상태로 도움 없이 앉아 있는다.		
		4) 도움 없이 앉아 뒤를 돌아본다.		
		5) 도움 없이 앉아 바닥 앞쪽에 손을 짚은 후 일어선다		
		6) 도움 없이 앉아 바닥 옆쪽에 손을 짚은 후 일어선다.		
4	앉은 자세에서 일어나기 (sitting to standing)	1) 치료사가 도와 일어난다.		
		2) 도움을 받고 일어선다.		
		3) 일어선다.		
		4) 무릎과 고관절을 신전하여 5초 이내에 일어선다.		
		5) Standby help 없이 일어났다가 앉는다.		
		6) Standby help 없이 10초 안에 3번 일어났다가 다시 앉는다.		

표 7-22 운동평가척도(계속)

	자세	등급 분류	점수	
5	위팔 기능 (upper arm function)	1) 누운 상태로 팔을 들어 올리며 팔 이음부를 앞으로 내민다.		
		2) 누운 상태로 팔을 들어 올려 2초간 유지한다.		
		3) 위의 자세로 팔꿈치를 구부려 손바닥을 이마에 댄 후 다시 편다.		
		4) 앉은 상태로 팔을 90° 전방 굴곡을 하여 2초간 유지한다.		
		5) 위의 자세를 10초간 유지한 후 내린다.		
		6) 벽에 팔을 짚고 몸을 벽쪽으로 돌리는 동안 팔을 유지한다.		
6	손 움직임 (hand movement)	1) 앉은 상태로 손목을 편다.		
		2) 앉은 상태로 손목을 노뼈 치우침(radial deviation) 시킨다.		
		3) 앉은 상태로 팔목을 엎침/뒤침(pro/supination) 시킨다.		
		4) 앉은 상태로 두손을 사용하여 지름 14cm의 공을 들어올린 후 다시 내려놓는다.		
		5) 컵을 들어 반대쪽으로 옮긴다.		
		6) 10초 동안 14번 이상의 손가락 맞섬을 한다.		
7	고도의 손 활동 (advanced hand activity)	1) 펜 끝을 잡아 들어 올린 후 다시 내려놓는다.		
		2) 콩 등을 다른 컵으로 옮겨 놓는다.		
		3) 양쪽에 2개의 수직선을 긋고 수평으로 줄긋기를 20초 이내에 10번 한다.		
		4) 펜을 잡아 이어진 점을 계속해서 빨리 찍는다.		
		5) 액체가 담긴 스푼을 입으로 가져간다.		
		6) 머리 뒤를 빗질한다.		
8	걷기(walking)	1) 마비측 발 앞으로 비마비측 발을 내딛는다.		
		2) 한 사람이 지켜선 상태로 걷는다.		
		3) 15초 동안 보조도구 없이 5m를 걷는다.		
		4) 보조도구나 도움 없이 혼자 3m를 걷는다.		
		5) 10m 앞을 걸어가 바닥에 있는 모래주머니를 들고 25초 안에 돌아온다.		
		6) 4개의 계단을 35초간 3번 오르내린다.		
9	일반적인 긴장도 (general tone)	1) 신체부분을 움직일 때 저항이 없고 마비상태이다.		
		2) 신체부분을 움직일 때 약간의 반응이 느껴진다.		
		3) 때때로 마비, 정상 긴장, 과긴장 등 여러 가지 반응이다.		
		4) 정상반응이다.		
		5) 50% 과긴장이다.		
		6) 지속적으로 과긴장이다.		
		총점	/54	

③ 브룬스트룸 회복단계

- 브룬스트룸 회복단계(Brunnstrom recovery stage, BRS)는 1970년 Brunnstrom이 개발하였다.
- 뇌졸중 환자의 운동기능 회복단계를 평가한다.
- 일반적인 브룬스트룸 회복단계와 팔, 손, 다리의 브룬스트룸 회복단계 평가로 나뉜다.
- 회복 정도에 따라 1~6단계로 평가한다.

자세한 브룬스트룸 회복단계는 표 7-23과 같다.

표 7-23 브룬스트룸 회복단계

단계	특징
1	• 이완단계(flaccidity stage)로 수의운동이 관찰되지 않는다.
2	• 공동운동이 약간 출현한 상태이며 상지는 굽힘근, 하지는 신전근 협동동작이 먼저 나타난다. • 경직이 나타나기 시작한다.
3	• 협동동작을 수의적으로 할 수 있다. • 강직이 가장 심하게 나타난다.
4	• 협동동작 패턴이 무너지고 분리운동이 부분적으로 가능하게 된다. • 강직은 감소하기 시작한다.
5	• 기본 협동동작으로부터 독립된 운동이 나타난다. • 4단계보다는 복잡한 동작의 조합이 가능하다. • 강직이 현저히 감소한다.
6	• 거의 정상에 가까운 협조운동이 가능하고 여러 동작은 정상 또는 정상에 가까운 움직임을 할 수 있다. • 경직이 소실하든지 거의 눈에 띄지 않는다.

④ 푸글메이어 평가

- 푸글메이어 평가(Fugl–Meyer assessment)는 1980년 Fugl–Meyer가 개발하였다.
- 뇌졸중 환자의 기능적 회복 정도를 양적으로 평가한다.
- 환자의 팔다리 운동기능 · 균형 · 통증 · 관절가동범위를 평가한다.
- 3점 척도를 실시하며 팔운동기능평가 66점, 다리운동기능평가 34점, 균형검사 14점, 감각검사 24점, 관절가동범위 44점, 통증 44점으로 구성되었다.
- 3회 측정 후 가장 높은 점수를 기록한다.

자세한 푸글메이어 평가는 표 7-24와 같다.

표 7-24 한국판 푸글메이어 평가(K-FMA)

상지 감각운동기능평가(K-FMA-UE)

A. 상지(upper extremity): 앉은 자세

I. 반사	무	유
굴근: 상완이두근 및 손가락굴근	0	2
신근: 상완삼두근	0	2
하위총점 I(최대 4점)		

II. 시너지 내에서 수의적 움직임(중력 도움 없이)			불가	부분	완전
굴근공동운동 마비측 손을 비마비측 무릎에서 마비측 귀로 가져감. 신근시너지패턴(어깨 내전/내회전, 팔꿈치 신전, 전완 회내전)에서 굴근시너지패턴(어깨외전/외회전, 팔꿈치 굴곡, 전완 회외전)으로 움직임	어깨	퇴축	0	1	2
		거상	0	1	2
		외전(90°)	0	1	2
		외회전	0	1	2
	팔꿈치	굴곡	0	1	2
	전완	회외전	0	1	2
신근공동운동 마비측 손을 마비측 귀에서 비마비측 무릎으로 가져감	어깨	내전/내회전	0	1	2
	팔꿈치	신전	0	1	2
	전완	회내전	0	1	2
하위총점 II(최대 18점)					

III. 시너지가 결합된 움직임(대상 작용 없이)		없음	부분	완전
손 요추로 가져가기	수행불가능, 마비측 손이 ASIS앞	0		
	마비측 손이 ASIS 뒤(보상작용 없음)		1	
	마비측 손이 요추로(보상작용 없음)			2
어깨 굴곡 0~90° 팔꿈치 0° 회내전-회외전 0°	즉각 외전 또는 팔꿈치 굴곡	0		
	움직임 동안 어깨 외전 또는 팔꿈치 굴곡		1	
	어깨 굴곡 90°, 팔꿈치는 0° 유지			2
회내전-회외전 팔꿈치 90° 어깨 0°	회내전/회외전 불가능, 시작자세 취하지 못함	0		
	움직임 동안 제한된 회내전/회외전		1	
	자세를 유지하며 완전 회내전/회외전			2
하위총점 III(최대 6점)				

IV. 시너지가 거의 나타나지 않거나 수의적 움직임		없음	부분	완전
어깨 굴곡 0~90° 팔꿈치 0° 아래팔 회내전	즉각적인 회외전 또는 팔꿈치 굴곡	0		
	움직임 동안 회외전 또는 팔꿈치 굴곡		1	
	팔꿈치 신전과 아래팔 회내전 유지하며 외전 90°			2
어깨 굴곡 90~180° 팔꿈치 0° 회내전-회외전 0°	즉각적인 외전 또는 팔꿈치 굴곡	0		
	움직임 동안 외전 또는 팔꿈치 굴곡		1	
	팔꿈치 0° 유지하며 완전 굴곡			2
회내전/회외전 팔꿈치 0° 어깨 굴곡 30~90°	회내전/회외전 불가능, 시작자세 취하지 못함	0		
	팔꿈치 신전은 유지하지만 제한된 회내전/회외전		1	
	팔꿈치 신전을 유지하면서 완전 회내전/회외전			2
하위총점 IV(최대 6점)				

V. 정상 반사(IV부에서 6점 만점을 얻은 경우만 평가)		없음	부분	완전
상완이두근, 상완삼두근, 손가락 굴곡	IV부에서 0점 또는 3회 중 2회에서 현저한 항진	0		
	1회의 현저한 항진 또는 2회의 항진		1	
	1회의 항진, 현저한 항진은 없음			2
하위총점 V(최대 2점)				
A 총점(최대 36점)				

ASIS: 앞위엉덩가시(anterior superior iliac spine)

표 7-24 한국판 푸글메이어 평가(K-FMA)(계속)

B. 손목(wrist): 자세유지를 위해 팔꿈치를 잡아줌, 손목은 잡지 않음, 검사 전에 PROM을 체크함		없음	부분	완전
손목 배측굴곡 15° 팔꿈치 굴곡 90°, 전완 회내전 어깨 0°	능동적 배측굴곡 15° 미만 배측굴곡 15°, 저항은 주지 않음 저항에 대해 자세유지	0	1	2
배측굴곡/저측굴곡 반복 팔꿈치 굴곡 90°, 전완 회내전 어깨 0°, 손가락 약간 굴곡	수의적으로 수행 못함 제한된 능동 관절운동범위 부드럽게, 완전 능동 관절운동범위	0	1	2
손목 배측굴곡 15° 팔꿈치 0°, 전완 회내전 어깨 약간 굴곡/외전	능동적 배측굴곡 15° 미만 배측굴곡 15°, 저항은 주지 않음 저항에 대해 자세유지	0	1	2
배측굴곡/저측굴곡 반복 팔꿈치 0°, 전완 회내전 어깨 약간 굴곡/외전	수의적으로 수행 못함 제한된 능동 관절운동범위 부드럽게, 완전 능동 관절운동범위	0	1	2
회선(circumduction)	수의적으로 수행 못함 급속(jerky) 움직임 또는 불완전 회선 부드럽게 완전 회선	0	1	2
	B 총점(최대 10점)			
C. 손(hand): 팔꿈치 90° 굴곡 유지, 손목 지지 없음, 물건을 손에 쥐고 능동적으로 쥐게 함		**없음**	**부분**	**완전**
집단 굴곡(mass flexion) 완전 능동 또는 수동 신전에서 시작		0	1	2
집단 신전(mass extension) 완전 능동 또는 수동 굴곡에서 시작		0	1	2
쥐기(grasp)				
제2~5지 PIP 및 DIP 굴곡, MCP 신전	수행 못함 자세는 유지하지만, 약함 저항에 대해 자세 유지함	0	1	2
엄지 내전 엄지 CMC, MCP, IP 0° 엄지와 제2지 MCP 사이에 종이를 끼움	수행 못함 종이는 쥐지만 저항을 이기지 못함 저항에 대해 종이를 쥐고 있음	0	1	2
엄지 대립 엄지와 검지로 펜을 잡게 하고 위쪽으로 저항을 줌	수행 못함 펜은 쥐지만 저항을 이기지 못함 저항에 대해 펜을 쥐고 있음	0	1	2
원통 쥐기(cylinder grip) 엄지와 네 손가락으로 작은 캔을 쥐게 하고 위쪽으로 저항을 줌	수행 못함 캔은 쥐지만 저항을 이기지 못함 저항에 대해 캔을 쥐고 있음	0	1	2
구형 쥐기(spherical grip) 손가락 외전/굴곡, 엄지와 네 손가락으로 테니스공 쥐기	수행 못함 공을 쥐지만 저항을 이기지 못함 저항에 대해 공을 쥐고 있음	0	1	2
	C 총점(최대 14점)			
D. 협응력/속도: 양팔로 1회 시도 후 눈을 가리고 검지 끝으로 무릎에서 코로 가져가기를 최대 빠르게 5회 실시		**뚜렷함**	**약간**	**없음**
떨림(tremor)		0	1	2
운동조절이상(dysmetria)	심함 또는 비조직적 약함 그리고 조직적 운동조절이상 없음	0	1	2
		>5초	2~5초	<1초
시간(time)	비마비측보다 5초 이상 느림 비마비측보다 2~5초 느림 마비측과 비마비측 차이가 1초 이하	0	1	2
	D 총점(최대 6점)			
	A~D 총점(최대 66점)			

PIP: 몸쪽손가락뼈사이관절(proximal interphalangeal joint), DIP: 먼쪽손가락뼈사이관절(Distal interphalangeal joint, DIP joint), MCP: 손허리손가락관절(metacarpophalangeal joint), CMC: 손목손허리관절(carpometacarpal joint)

표 7-24 한국판 푸글메이어 평가(K-FMA)(계속)

H. 감각(상지): 눈을 가리고 시행, 비마비측과 비교		감각 없음	감각저하	정상
가벼운 터치(light touch)	위팔, 전완	0	1	2
	손바닥	0	1	2
		없음 3/4 미만 정확	3/4 정확 상당한 차이	100% 정확 거의 차이 없음
자세(position) 약간의 자세변경	어깨	0	1	2
	팔꿈치	0	1	2
	손목	0	1	2
	엄지(IP-관절)	0	1	2
			H 총점(최대 12점)	

J. 수동관절동작: 상지				수동움직임 시 관절 통증: 상지		
앉은 자세, 비마비측과 비교	몇 도 정도인 약간의 감소 (어깨 10° 미만)	감소	정상	동작 끝에서 심한, 지속적 통증	약간 통증	통증 없음
어깨						
굴곡(0~180°)	0	1	2	0	1	2
외전(0~90°)	0	1	2	0	1	2
외회전	0	1	2	0	1	2
내회전	0	1	2	0	1	2
팔꿈치						
굴곡	0	1	2	0	1	2
신전	0	1	2	0	1	2
전완						
회내전	0	1	2	0	1	2
회외전	0	1	2	0	1	2
손목						
굴곡	0	1	2	0	1	2
신전	0	1	2	0	1	2
손가락						
굴곡	0	1	2	0	1	2
신전	0	1	2	0	1	2
총점(최대 24점)				**총점(최대 24점)**		

A. 상지	/36
B. 손목	/10
C. 손	/14
D. 협응력/속도	/6
총점 A~D(운동기능)	**/66**

H. 감각	/12
J. 수동관절동작 수동움직임 시 관절 통증	/24

표 7-24 한국판 푸글메이어 평가(K-FMA)(계속)

하지 감각운동기능평가(K-FMA-LE)					
E. 하지(lower extremity): 바로 누운 자세					
I. 반사			무		유
굴근: 무릎굴근			0		2
신근: 슬개골, 아킬레스건			0		2
		하위총점 I(최대 4점)			
II. 시너지 내에서 수의적 움직임(바로 누운 자세)			불가	부분	완전
굴근공동운동: 최대 힙굴곡(외전/외측회전), 무릎 및 발목관절에서 최대 굴곡(건 원위부를 촉진하여 능동 무릎굴곡을 확인함)	힙	굴곡	0	1	2
	무릎	굴곡	0	1	2
	발목	배측굴곡	0	1	2
신근공동운동: 굴근공동운동 자세에서 힙 신전/내전, 무릎 신전 및 발목관절 저측굴곡, 저항을 주어 능동움직임을 확인하고, 움직임과 근력 모두 평가한다.	힙	신전	0	1	2
		내전	0	1	2
	무릎	신전	0	1	2
	발목	저측굴곡	0	1	2
		하위총점 II(최대 14점)			
III. 시너지가 결합된 움직임(앉은 자세, 의자/침대 끝에서 무릎 10cm 앞으로)			없음	부분	완전
무릎굴곡: 능동 혹은 수동으로 무릎 신전 상태에서	능동움직임 없음		0		
	무릎굴곡 90° 이하, 슬굴곡근건 촉진됨			1	
	무릎굴곡 90° 이상, 슬굴곡근건 촉진됨				2
발목 배측굴곡: 비마비측과 비교	능동 움직임 없음		0		
	제한된 배측굴곡			1	
	완전 배측굴곡				2
		하위총점 III(최대 4점)			
IV. 시너지가 거의 나타나지 않거나 완전한 수의적 움직임(선 자세, 힙 0°)			없음	부분	완전
무릎 90° 굴곡: 힙 0°, 균형유지를 위해 잡아줘도 됨	능동움직임 없음 / 힙굴곡이 바로 동반됨		0		
	무릎굴곡 90° 미만 또는 움직임 동안 힙굴곡			1	
	힙굴곡 없이 무릎굴곡 90°				2
발목 배측굴곡: 비마비측과 비교	능동움직임 없음		0		
	제한된 배측굴곡			1	
	완전 배측굴곡				2
		하위총점 IV(최대 4점)			
V. 정상 반사(바로 누운 자세, IV부에서 4점 만점을 얻은 경우만 평가, 비마비측과 비교)			없음	부분	완전
반사	IV부에서 0점 또는 3회 중 2회에서 현저한 항진		0		
무릎굴근	1회의 현저한 항진 또는 2회의 항진			1	
아킬레스건, 슬개골	1회의 항진, 현저한 항진은 없음				2
		하위총점 V(최대 2점)			
		E 총점(최대 28점)			

표 7-24 한국판 푸글메이어 평가(K-FMA)(계속)

F. 협응력/속도 (바로 누운 자세, 양쪽 다리로 1회 시도 후, 눈을 가리고 발뒤꿈치로 반대쪽 무릎뼈 위로 가져오기를 최대 빠르게 5회 실시)		뚜렷함	약간	없음
떨림(tremor)		0	1	2
운동조절이상(dysmetria)	심함 또는 비조직적 약한 그리고 조직적 운동조절이상 없음	0	1	2
		>5초	2~5초	<1초
시간(time)	비마비측보다 5초 이상 느림 비마비측보다 2~5초 느림 마비측과 비마비측 차이가 1초 이하	0	1	2
	F 총점(최대 6점)			
	E~F 총점(최대 34점)			

H. 감각(하지): 눈을 가리고 시행, 비마비측과 비교		감각 없음	감각저하	정상
가벼운 터치(light touch)	다리	0	1	2
	발	0	1	2
		없음 3/4 미만 정확	3/4 정확 상당한 차이	100% 정확 거의 차이 없음
자세(position) 약간의 자세변경	힙	0	1	2
	무릎	0	1	2
	발목	0	1	2
	엄지(IP 관절)	0	1	2
			H 총점(최대 12점)	

J. 수동관절동작: 하지					수동움직임 시 관절 통증: 하지		
앉은 자세, 비마비측과 비교		몇 도 정도인 약간의 감소 (어깨 10° 미만)	감소	정상	동작 끝에서 심한, 지속적 통증	약간 통증	통증 없음
힙	굴곡	0	1	2	0	1	2
	외전	0	1	2	0	1	2
	외측회전	0	1	2	0	1	2
	내측회전	0	1	2	0	1	2
무릎	굴곡	0	1	2	0	1	2
	신전	0	1	2	0	1	2
발목	배측굴곡	0	1	2	0	1	2
	저측굴곡	0	1	2	0	1	2
발	내회전	0	1	2	0	1	2
	외회전	0	1	2	0	1	2
총점(최대 20점)					**총점(최대 20점)**		

E. 하지	/28	H. 감각	/12
F. 협응력	/6	J. 수동관절동작	/20
총점 E~F(운동기능)	**/34**	관절통증	/20

IP, interphalangeal

(2) 척수손상 환자의 기능평가

① 운동 및 감각 검사

운동 및 감각 검사(motor and sensory test)는 미국척수손상학회에서 개발된 ASIA 장애척도(American Spinal Injury Association Impairment Scale)로 척수손상 환자의 운동 및 감각을 검사한다(표 7-25).

② 미국 ASIA 손상등급평가

ASIA 장애척도 방법이 가장 널리 사용되고 있다(표 7-26).

현재 가장 널리 사용되고 있는 척수손상 환자의 기준은 척수손상 환자의 운동별 핵심근육(표 7-27)과 척수손상 환자의 표준신경학적 분류기록 중 운동점수(표 7-28)로 나뉜다.

표 7-25 ASIA 장애척도

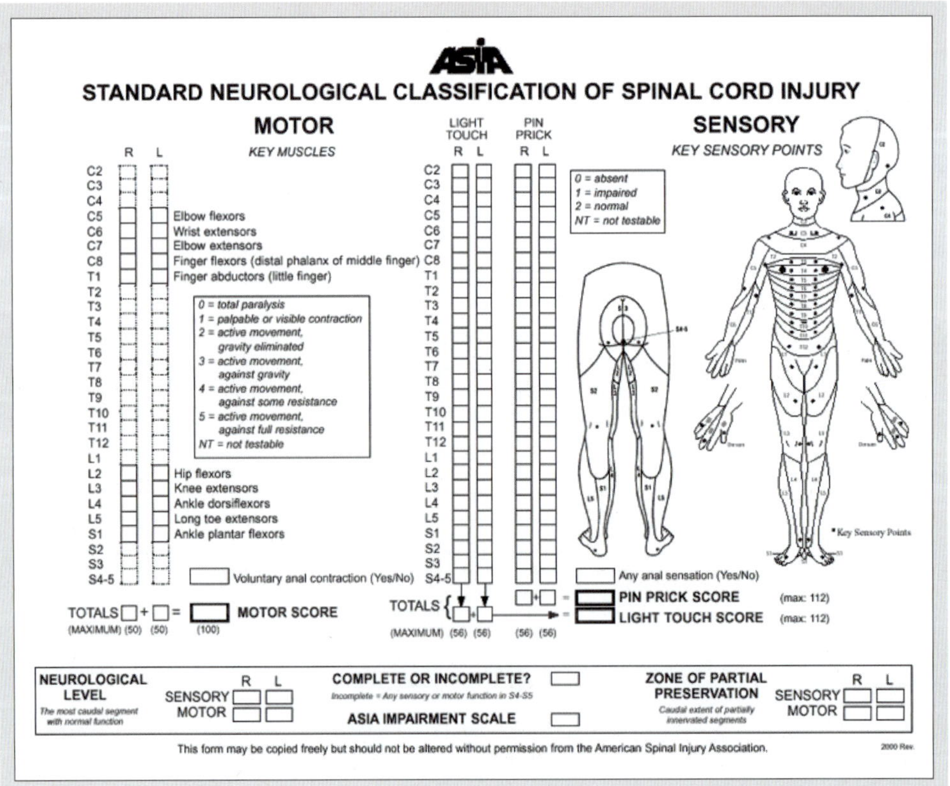
ASIA
STANDARD NEUROLOGICAL CLASSIFICATION OF SPINAL CORD INJURY

MOTOR — KEY MUSCLES (R, L)
C2, C3, C4
C5 Elbow flexors
C6 Wrist extensors
C7 Elbow extensors
C8 Finger flexors (distal phalanx of middle finger)
T1 Finger abductors (little finger)
T2, T3, T4, T5, T6, T7, T8, T9, T10, T11, T12, L1
L2 Hip flexors
L3 Knee extensors
L4 Ankle dorsiflexors
L5 Long toe extensors
S1 Ankle plantar flexors
S2, S3, S4-5

0 = total paralysis
1 = palpable or visible contraction
2 = active movement, gravity eliminated
3 = active movement, against gravity
4 = active movement, against some resistance
5 = active movement, against full resistance
NT = not testable

Voluntary anal contraction (Yes/No)

TOTALS ☐ + ☐ = ☐ MOTOR SCORE
(MAXIMUM) (50) (50) (100)

SENSORY — KEY SENSORY POINTS
LIGHT TOUCH (R, L) / PIN PRICK (R, L): C2–S4-5

0 = absent
1 = impaired
2 = normal
NT = not testable

Any anal sensation (Yes/No)

TOTALS ☐ + ☐ = PIN PRICK SCORE (max: 112)
☐ + ☐ = LIGHT TOUCH SCORE (max: 112)
(MAXIMUM) (56) (56) (56) (56)

* Key Sensory Points

NEUROLOGICAL LEVEL — The most caudal segment with normal function — SENSORY R L / MOTOR R L
COMPLETE OR INCOMPLETE? ☐ — Incomplete = Any sensory or motor function in S4-S5
ASIA IMPAIRMENT SCALE ☐
ZONE OF PARTIAL PRESERVATION — Caudal extent of partially innervated segments — SENSORY R L / MOTOR R L

This form may be copied freely but should not be altered without permission from the American Spinal Injury Association.
2000 Rev.

표 7-26 미국 ASIA 손상등급 평가

A. 완전	S4~S5 분절에 감각 및 운동 기능이 전혀 나타나지 않음
B. 불완전	S4~S5 분절에 포함하여 손상부위 이하로 감각은 정상, 운동기능은 이상이 나타남
C. 불완전	손상부위 이하로 운동기능이 일부 잔존하나 주요 근육의 절반 이상이 맨손근력검사 Fair 이하임
D. 불완전	손상부위 이하로 운동기능이 일부 잔존하나 주요 근육의 절반 이상이 맨손근력검사 Fair 이상임
E. 정상	운동과 감각기능이 정상이고 약간의 떨림이 나타남

표 7-27 척수손상 환자의 운동별 핵심근육

운동수준	핵심근육
C1~C4	가로막(diaphragm)호흡
C5	위팔두갈래근(biceps brachii muscle), 위팔근(brachialis muscle)
C6	짧은노쪽손목폄근(extensor carpi radialis brevis) 긴짧은노쪽손목폄근(extensor carpi radialis longus & brevis)
C7	위팔세갈래근(triceps brachii muscle)
C8	깊은손가락굽힘근(flexor digitorum profundus muscle)
T1	새끼모음근[adductor digiti minimi (5th finger)]
T2~L1	비보징후(Beevor's sign)
L2	엉덩허리근(iliopsoas muscle)
L3	넙다리네갈래근(quadriceps femoris muscle)
L4	앞정강근(tibialis anterior muscle)
L5	긴엄지폄근(extensor hallucis longus muscle)
S1	장딴지근(gastrocnemius muscle) 가자미근(soleus muscle)
S2~S5	항문조임근(anal sphincter)

표 7-28 척수손상 환자의 표준신경학적 분류기준 및 운동점수

위치	핵심근육	좌/우
C5	팔꿈치굽힘근(elbow flexors)	
C6	손목폄근(wrist extensors)	
C7	팔꿈치폄근(elbow extensors)	
C8	손가락굽힘근[가운데손가락 끝마디뼈(finger flexors; distal phalanx of middle finger)]	
T1	손가락벌림근[새끼손가락(finger abductors; little finger)]	
L2	엉덩관절굽힘근(hip flexors)	
L3	무릎폄근(knee extensors)	
L4	발목등쪽굽힘근(ankle dorsiflexors)	
L5	엄지발가락폄근(long toe extensors)	
S1	발목발바닥쪽굽힘근(ankle plantar flexors)	
합계		

(3) 외상성 뇌손상의 기능평가

① 글라스고우 혼수 척도

- 글라스고우 혼수 척도(glasgow coma scale, GCS)는 1974년 스코틀랜드의 글라스고우 대학의 신경외과 교수 Graham Teasdale & Bryan J. Jennett이 개발하였다.
- 외상으로 인한 신경학적 손상이 의심되는 환자, 응급환자, 중환자 등에서 다양하게 쓰인다.
- 외상성 뇌손상 이후 환자의 의식수준을 평가하는 데 가장 흔히 사용되는 검사이다(표 7-29).
- 눈반응, 언어반응, 운동반응을 통해 환자의 의식수준 또는 상태를 수치화하여 평가한다.
  - 3~8점: 중증의식상태
  - 9~12점: 중도의식상태

표 7-29 글라스고우 혼수 척도

관찰반응	반응	점수
눈뜨기반응(eye opening)	스스로 눈을 뜸	4
	지시에 의해 눈을 뜸	3
	통증자극에 의해 눈을 뜸	2
	전혀 눈을 뜨지 못함	1
운동반응(motor response)	운동지시에 따름	6
	동통에 국소적 반응을 보임	5
	자극에 움츠림	4
	이상굽힘반응이 나옴	3
	이상폄반응이 나옴	2
	무반응	1
언어반응(verbal response)	지남력이 있음(적응: 오늘이 무슨 요일이죠?)	5
	대화 혼란	4
	부적절한 언어를 사용	3
	이해 불명의 소리	2
	무반응	1

- 13~15점: 경도의식상태

- 점수가 낮을수록 환자의 신경학적 상태가 나쁨을 의미한다.

② 라파포트 장애등급 척도

- 라파포트 장애등급 척도(Rappaport disability rating scale, DRS)는 1982년 Rappaport가 개발하였다.
- 외상성 뇌손상으로부터 기능적 회복단계를 기술하기 위하여 개발된 척도이다.
- 0~29점까지 총 30등급으로 기술한다.
  - 29점은 사망, 0점은 장애가 없는 것으로 나타난다(표 7-30).

표 7-30 라파포트 장애등급 척도

범주	항목	내용	점수
각성, 인식반응	눈뜨기 의사소통 운동반응	0=자발적, 1=말에 의해, 2=통증에 의해, 3=없음 0=올바름, 1=혼란스러움, 2=부적절함, 3=이해할 수 없음, 4=못함 0=반응, 1=한정된 반응, 2=철회, 3=굽힘, 4=뻗힘, 5=없음	0~12
자조활동 인지능력	먹기 화장실가기 몸치장하기	0=온전함, 1=부분적, 2=최소한, 3=못함 0=온전함, 1=부분적, 2=최소한, 3=못함 0=온전함, 1=부분적, 2=최소한, 3=못함	0~9
타인에 대한 의존	기능 수준	0=완전히 독립적, 1=특정 환경에서만 독립적, 2=가벼운 의존, 3=중도 의존, 4=중증 의존, 5=완전한 의존	0~5
정신사회적 적응성	취업가능성	0=제한 없음, 1=특정 직업, 2=안전한 작업장, 3=취업 못함	0~3
총 장애 점수			0~29

③ 란초 로스 아미고스 인지기능 척도

- 란초 로스 아미고스 인지기능 척도(Rancho Los Amigos level of cognitive functioning scale, LCFS)는 대상자의 인지능력을 평가하는 데 사용한다.
- 외상성 뇌손상 환자에게서 나타나는 예측 가능한 인지행동적인 회복을 알아보는 기술적인 척도이다.
- 인지기능 수준은 크게 세 가지, 즉 낮은수준 단계, 중간수준 단계, 높은수준 단계로 구분한다.
- 인지기능은 10등급으로 나누는데 1등급은 무반응, 10등급은 명확한 목적-타당함 상태이다(표 7-31).

표 7-31 란초 로스 아미고스 인지기능 척도

구분	분류기준	반응
낮은 수준 단계	Ⅰ. 무반응(no response)	어떤 자극에도 반응이 없음
	Ⅱ. 일반적 반응(generalized response)	자극에 대한 지속적이지 못하고 목적 없는 반응
	Ⅲ. 국소적 반응(localized response)	자극에 대한 구체적이지만 지속적이지 못한 반응
중간 수준 단계	Ⅳ. 혼란성–초조성(confused–agitated)	심각하게 흥분되고 고조된 반응, 공격적일 수 있음
	Ⅴ. 혼란성–부적합(confused–inappropriate)	간단한 지시에 반응을 보이지만 복잡한 지시에는 혼돈된 양상
	Ⅵ. 혼란성–타당함(confused–appropriate)	보다 목표 지향적인 반응이 나타나지만 지시가 필요
높은 수준 단계	Ⅶ. 자동–타당함(automatic–appropriate)	일상과제를 자동적으로 완수하지만 로봇같이 반응하며 판단 및 문제해결력 부족
	Ⅷ. 명확한 목적–타당함 (purposeful–appropriate)	일상과제를 적절히 수행하지만 타인의 요구와 관점을 알아차리거나 계획을 수립하는 데 있어서 도움을 필요로 하는 미세한 장애
	Ⅸ. 명확한 목적–타당함 (purposeful–appropriate, stand–by assistance on request)	일상과제를 효율적으로 수행하나 문제를 예견하고 수행을 완성하는 데 있어서 전반적인 암시 필요
	Ⅹ. 명확한 목적–타당함 (purposeful–appropriate, modified independent)	다양한 과제에 적절히 반응하나 시간의 지연이 보이고 일시적인 차단이 필요, 인지적 보상전략과 필요에 따라 과제를 조정

5 심장호흡계 진단평가

심장호흡계 관련 진단평가는 신체검사, 허파기능검사, 이학적 검사, 의학적 검사 등을 실시한다.

1) 신체검사

(1) 환자외모 관찰

- 환자의 외모 관찰은 물리치료실에 들어오면서부터 시작되어야 한다.
- 팔다리의 끝을 관찰한다.
- 피부색의 변화(예: 청색증)를 관찰한다.
- 귓볼주름은 비만환자에게 나타나며, 일반인보다 심장혈관 질환의 발병률이 3배 이상 높게 나타난다.

(2) 촉진검사

- 촉진검사는 환자의 순환을 간단하고 쉽게 평가할 수 있는 검사방법이다.
- 손가락과 발가락에 온과 냉의 자극을 주어 나타나는 반응을 관찰한다.
- 정확한 검사를 위해 손가락 부위에 탐침을 통한 산소를 측정한다.

(3) 활력징후 Vital sign

① 체온

- 정상인의 평균 체온(temperature)은 37℃이다.
- 만약 환자의 체온이 증가한다면 감염을 의심할 수 있다.
- 환자 손의 체온이 따뜻하게 느껴진다면 갑상선기능항진증(thyrotoxicosis)을 의심할 수 있다.
- 환자 손의 체온이 차갑게 느껴진다면 갑상선기능저하증(hypothyroidism)이나 말초순환장애를 고려하면서 관찰한다.

② 혈압검사

- 혈압(blood pressure)은 혈액이 혈관을 흐르고 있을 때, 혈관 벽에 미치는

표 7-32 정상적인 맥박의 특성

구분	내용
맥박수	60~100bpm, 높고 낮음에 따라 심박출량에 영향을 줌
호흡	들숨 시 약간 감소하고, 날숨 시 증가한다.
혈압	혈압계 커프에 공기가 들어갈 때 사라지고, 빠져나올 때 나타난다.
심음	제1 심음 직후에 짧게 촉진된다.
리듬	규칙적 리듬, 불규칙적 리듬은 심박출량의 감소를 뜻한다.
강도	일관성이 있고 강하다. 일관성이 없고 약할 경우에는 심장수행능력이 다소 부족함을 의미한다.

압력이다.

- 부위에 따라 동맥압, 정맥압, 모세혈관으로 구분한다.
- 일반적으로 우리가 알고 있는 혈압은 동맥압이며, 이것은 수축기혈압, 이완기혈압, 맥압으로 나눌 수 있다.

③ 맥박수검사

- 맥박수검사(pulse rate)는 모든 심장혈관계 상태나 심장의 수축과 이완 상태에 대한 정보를 제공받을 수 있다(표 7-32).
- 측정방법은 검사자의 집게와 가운데 손가락을 환자의 노동맥(radial artery) 위에 가볍게 올린 후, 맥박이 뛰는 부분을 체크하며 또한 규칙성을 촉진한다.
- 분당 심장박동수는 1분 동안의 맥박수를 말하며, 보통 15초 동안 맥박을 체크한 후, 4를 곱해서 1분을 계산한다.

2) 허파기능검사

- 허파기능검사(pulmonary function tests, PFTs)는 산소를 들이마시고 이산화탄소를 배출하면서 호흡 과정의 기능을 검사하는 방법이다.
- 호흡기계 기능을 평가하는 데 사용되는 유용한 도구로 호흡과 관련된 질환의 상태를 객관적으로 평가한다.

• 4가지 허파부피(lung volume)와 4가지 허파용량(lung capacity)을 구분한다(표 7-33, 그림 7-18).

표 7-33 허파기능검사

구분	내용
허파부피(lung volume)	
남은공기량(residual volume, RV)	최대로 숨을 내쉰 뒤 남아 있는 허파부피
일회호흡량(tidal volume, TV)	안정 상태에서 호흡 시 들이마시거나 내쉴 수 있는 공기량
날숨예비량(expiratory reserve volume, ERV)	1회 호흡에서 평소처럼 숨을 내쉰 뒤에 힘을 더 주어 최대로 더 내쉴 수 있는 공기의 양을 잰 허파부피
들숨예비량(inspiratory reserve volume, IRV)	1회 호흡에서 평소처럼 숨을 들이마신 뒤에 힘을 더 주어 최대로 들이마실 수 있는 공기의 양을 잰 허파부피
허파용량(lung capacity)	
온허파용량(total lung capacity, TLC)	4가지 부피의 합
허파용량(vital capacity, VC)	최대 들숨 후 불어낼 수 있는 최대공기량, 온허파용량의 80% 수준(VC=TV+IRV+ERV)
기능적 잔기용량 (functional residual capacity, FRC)	1회 호흡에서 숨을 내쉬고 남은 허파의 부피(FRC=ERV+RV)
들숨용량(inspiratory capacity, IC)	정상적인 날숨 후 들이마실 수 있는 최대 공기량(IC=ERV+IRV)

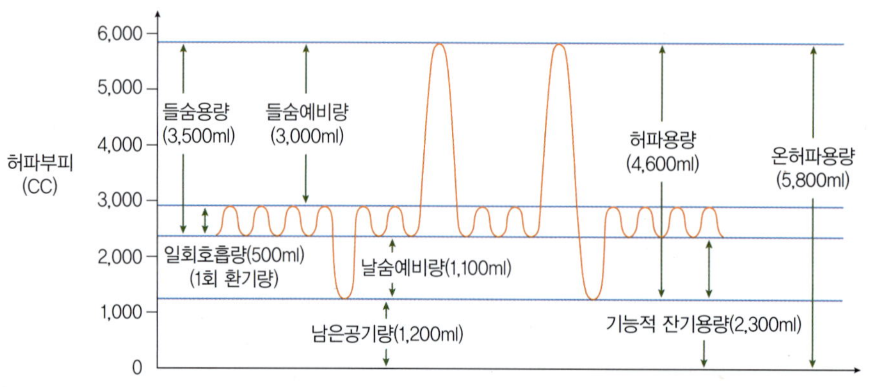

그림 7-18 허파부피와 허파용량을 나타낸 호흡곡선

3) 이학적 검사

(1) 목정맥 확장검사

- 목정맥(jugular vein)의 압력이 높아졌을 때 측정하는 검사이다.
- 측정방법은 등을 45° 바로 누운 자세에서 머리를 45° 거상하면서 동시에 몸을 점점 세우면서 측정한다.
- 목정맥 압력의 상승은 오른쪽 심방기능상실, 위대정맥 폐쇄 그리고 고혈압을 의미한다.

(2) 말초혈액 순환검사(동맥경화검사)

- 손가락 끝에서 얻어진 신호를 분석하여 혈관의 탄력도와 경화도 등 혈액순환 상태를 분석하여 동맥경화나 말초순환장애 등 각종 심장혈관계 질환을 조기에 진단하는 검사이다.
- 검사 소요시간은 약 2분 정도이다.
- 파형과 혈관 상태를 분석하여 자신의 혈관 상태가 7단계 중 어느 단계에 속하는지 알 수 있다(표 7-34).

표 7-34 말초혈액 순환검사 7단계

단계	1단계	2단계	3단계	4단계	5단계	6단계	7단계
APG 유형	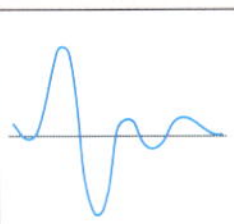	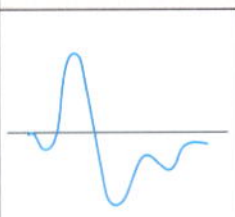	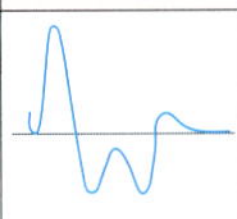	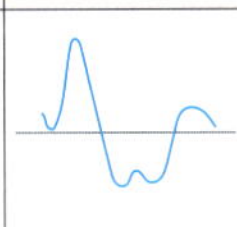	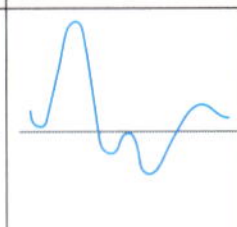	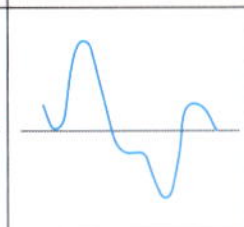	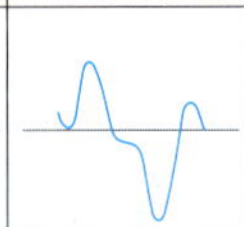
혈관 상태	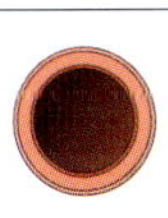	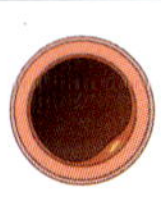	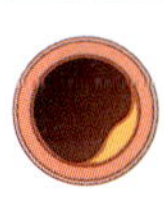	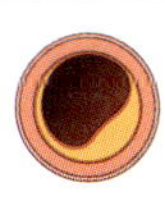	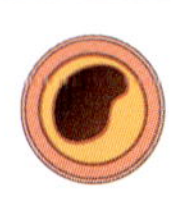	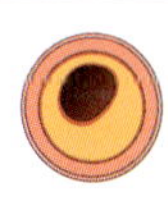	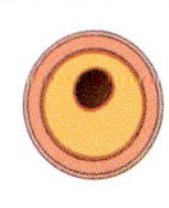
설명	혈액순환 및 혈관 상태 양호함	혈액순환 및 혈관 상태는 양호하나 주의가 필요함	혈관 노화가 시작됨		혈액순환이 잘 안 되고 혈관 노화가 진행된 상태임	혈액순환 장애가 우려됨	

4) 운동부하검사

- 가슴에서 나타나는 증상과 이와 연관된 운동을 평가하기 위해 사용된다.
- 운동처방의 기초가 되는 검사로 심장호흡기능을 정밀하게 평가하여 진단할 수 있다.
- 심장허파기능이 저하된 환자에게 개인에 맞는 적절한 운동강도를 결정하는 것이 중요하다.

(1) 트레드밀

- 운동부하검사 동작의 형태는 걷기나 달리기 자세이므로 검사에 대한 적응이 쉬워 가장 널리 사용하고 있는 방법이다.
  - 장점: 모든 사람이 쉬운 방법으로 검사를 받을 수 있다.
  - 단점: 경제적 부담이 크며 불안정하여 혈압측정이나 채혈이 어렵다.

(2) 자전거에르고미터

- 자전거 바퀴의 회전수와 페달에 가해지는 장력에 의해 운동강도를 조절한다.
  - 장점: 팔이 고정되어 심전도측정이 가능하며 혈압이나 채혈측정이 가능하다.
  - 단점: 다리만 사용하게 되어 산소섭취량이 최대에 도달하기 전 다리 근육에 피로가 나타나게 된다.

(3) 팔에르고미터

- 팔 운동을 이용하여 운동강도를 조절한다.
- 자전거 에르고미터와 생리적 변화는 비슷하다.
  - 장점: 척수손상으로 인해 보행이 불가능한 사람에게 유용하게 사용될 수 있다.
  - 단점: 팔을 사용하게 되어 혈압측정이나 채혈이 어렵다.

(4) 스텝검사

- 계단의 높낮이와 스텝 반복 횟수를 이용하여 운동강도를 조절하는 방법이다.
  - 장점: 검사 시 신체 전부분이 움직이므로 트레드밀과 동일한 수준의 검사

법이다.

– 단점: 사람마다 신체적 조건이 다르기 때문에 운동강도를 표준화하기 어렵고, 점증 강도 조절이 불가능하다.

5) 의학적 검사

(1) 심전도검사

- 가슴과 팔다리에 부착된 전극을 통해 심장의 전기적 활동을 기록하는 것이다.
- 심전도를 통해 심장의 손상이 있는지 여부를 확인할 수 있다.

(2) 가슴부위 X선검사

- 허파뿐만 아니라 심장의 크기와 모양, 주요 혈관의 상태를 알아보기 위해 측정한다.
- 심장과 혈관의 확장, 허파혈류량 그리고 허파부종을 측정하는 데 가장 쉽고 편리한 검사이다.
- 심장호흡계 환자의 초기 진단과 치료 전·후 병의 경과와 변화를 바로 알 수 있다.

(3) 심장초음파 검사

- 초음파 장비를 이용하여 심장의 해부학적 구조와 기능을 평가한다.
- 경흉부 심초음파, 경식도 심초음파, 부하 심초음파, 심근조영 심초음파, 삼차원 심초음파로 구분한다.

(4) 심장혈관조영술

- 혈관 속으로 X선 촬영 시 보이는 물질(심도자)을 넣어 압력과 산소포화도 등을 검사하거나 조영제를 주사하여 영상으로 검사하는 방법이다.

(5) 심장효소 및 지질 검사

- 심장효소 및 지질 검사로는 크레아틴키나아제, 유산탈수소효소, 총콜레스테롤, 고밀도지질단백질(high density lipoprotein, HDL), 저밀도지질단백질

(low density lipoprotein, LDL), 중성지방을 검사하여 심장의 질환 및 위험 인자를 검사할 수 있다.

(6) 목동맥 혈류초음파

- 목에서 뇌로 이어지는 혈관 목동맥의 혈류를 검사하는 초음파이다.
- 목동맥의 좁아진 상태나 목동맥으로 흐르는 혈류의 상태를 신속하게 검사한다.
- 혈류에서 최고속도가 125 cm/s 이하일 때 정상으로 판독한다.

(7) 협심증의 평가

- 관상동맥의 폐쇄나 협착에 의해 심장근육에 충분한 혈액공급이 이루어지지 않아 생기는 가슴부위의 통증을 말한다(표 7-35).
- 안정형 협심증, 이형성 협심증, 불안정형 협심증으로 구분할 수 있다.

(8) 운동자각도

- 운동자각도(Borg scale)는 1982년 Borg에 의해 개발되었다.
- 운동 처방 시 환자의 힘든 정도를 파악하는 데 주로 쓰이는 도구이다.
- 일반적으로 심박수를 기준으로 측정한다.
- 운동 수행 시 자신이 느끼는 운동 강도를 표시하여 나타내는 지표이다.
- 안정 시부터 최대 힘들 때까지 15단계로 구분되며, 힘든 정도를 단계적 의사표시로 나타낸다(표 7-36).

표 7-35 협심증 척도

단계	증상
1	불편함에 대한 초기 자각과 매우 경미한 감지
2	통증의 강도와 불편감이 증가되고 중등도의 불편감 감지
3	중등도의 심각한 가슴부위 불편감
4	지금까지 경험해 보지 못한 참을 수 없는 가슴 통증 유발

표 7-36 운동자각도

운동자각도		수정된 운동자각도	
6		0	전혀 없다(nothing at all)
7	매우 가볍다(very, very light)	0.5	매우 약하다(very, very weak)
8		1	상당히 약하다(very, very weak)
9	상당히 가볍다(very light)	2	약하다(weak)
10		3	보통이다(moderate)
11	가볍다(fairly light)	4	약간 강하다(somewhat strong)
12		5	강하다(strong)
13	약간 힘들다(somewhat hard)	6	
14		7	상당히 강하다(very strong)
15	힘들다(hard)	8	
16		9	
17	상당히 힘들다(very hard)	10	매우 강하다(very, very strong), 최대이다
18			
19	최대이다		
20			

6 노인성 진단평가

노인성 진단평가는 균형과 낙상, 당뇨, 뼈엉성증, 요실금, 치매 등을 실시한다.

1) 균형과 낙상

(1) 수행목적 이동 사정법

- 수행목적 이동 사정법(performance oriented mobility assessment, POMA)은 1986년 Tinetti에 의해 개발되었다.
- 노인의 낙상위험도 결정과 노인의 균형과 운동성 여부를 측정하는 도구이다.
- 균형검사와 보행검사로 구성되어 있다.
- 균형검사는 16점, 보행검사는 12점으로 총 28점이다.
  - 19점 이하: 낙상의 위험도가 높은 것으로 예견함
  - 19~24점: 중증의 낙상위험도를 가짐
  - 25~28점: 낮은 낙상위험도를 가짐
- 측정시간은 10~15분 정도 소요된다.

수행목적 이동 사정법의 자세한 평가 내용은 표 7-37과 같다.

표 7-37 수행목적 이동 사정법 – 균형검사(balance tests)

초기 준비: 피평가자는 팔이 없는 단단한 의자에 앉아서 시행함		척도	점수
1. 앉은 자세 균형	의자에 기대거나 비스듬함	= 0	
	흔들림 없이 안정감 있음	= 1	
2. 의자에서 일어서기	도움 없이 일어서지 못함	= 0	
	팔을 이용하여 일어섬	= 1	
	팔 지지 없이 일어섬	= 2	
3. 일어서려는 시도	도움 없이 일어서지 못함	= 0	
	1회 이상 시도	= 1	
	한 번에 일어섬	= 2	

표 7-37 수행목적 이동 사정법 – 균형검사(balance tests)(계속)

4. 일어서서 곧바로 균형유지 (첫 5초)	불안정(흔들림, 발움직임, 몸통 흔들림)	= 0	
	지지나 보행기로 안정적	= 1	
	지지나 보행기 없이 안정적	= 2	
5. 선 자세 균형	불안정	= 0	
	지지나 지팡이를 사용하여 안정적이나 10cm(4inch) 이상 발을 벌림	= 1	
	지지 없이 좁게 서기	= 2	
6. 한 발 들고 서 있기	넘어지기 시작	= 0	
	비틀거림, 붙잡음	= 1	
	안정	= 2	
7. 눈감고 서기(6번 항목 검사)	불안정	= 0	
	안정	= 1	
8. 360° 돌기	돌기 중단	= 0	
	지속적인 돌기	= 1	
	불안정(붙잡음, 비틀거림)	= 0	
	안정	= 1	
9. 앉기	불안정: 거리를 잘못 판단, 의자로 넘어짐	= 0	
	팔 사용 또는 부드럽지 못함	= 1	
	안정: 부드러운 동작	= 2	
10. 걷기 시작('가세요' 직후)	멈칫하거나 출발을 여러 번 시도함		
	주저 없음		
11. 보장과 길이	오른발 유각기		
	들린 발이 반대편 발을 지나가지 못함	= 0	
	들린 발이 왼발을 지나감	= 1	
	바닥에서 오른발을 완전히 들어 올리지 못함	= 0	
	바닥에서 오른발을 완전히 들어 올림	= 1	

표 7-37 수행목적 이동 사정법 – 균형검사(balance tests)(계속)

	왼발 유각기		
	들린 발이 반대편 발을 지나가지 못함	= 0	
	들린 발이 오른발을 지나감	= 1	
12. 걸음 대칭성	오른발과 왼발의 보장이 동일하지 않음	= 0	
	오른발과 왼발의 보장이 거의 동일함	= 1	
13. 걸음 연속성	걸음 사이 연속적이지 못하거나 멈춤	= 0	
	멈춤없이 지속적임	= 1	
14. 경로	많이 벗어남	= 0	
	약간 벗어나거나 보행보조도구 사용	= 1	
	보행보조도구 없이 똑바로 걸음	= 3	
15. 몸통	많이 흔들리거나 보행보조도구 사용	= 0	
	걷는 동안 흔들리지 않지만 무릎이나 몸통이 굽혀지거나 팔이 뻗침	= 1	
	보행보조도구와 팔을 사용하지 않고, 몸통이 굽혀지지도 않고 흔들림이 없음	= 2	
16. 걷기	뒤꿈치가 떨어짐	= 0	
	걷는 동안 뒤꿈치가 거의 붙음	= 1	
		보행점수	–/12
		균형점수	–/16
		총점(보행점수 + 균형점수)	–/28

(2) 버그균형평가

- 버그균형평가(Berg balance test)는 노인의 균형과 낙상 예측 평가표이다(표 7-38).
- 측정시간은 약 20분 정도 소요된다.
- 14개 항목으로 각 항목 당 최고점은 4점, 최저점은 0점이며, 총 56점으로 구성되었다.
  - 총점 20점 이하: 보행불가, 낙상 고위험군
  - 총점 20점 이상, 40점 이하: 낙상의 중도위험군, 보조기 이용하여 보행가능
  - 총점 40점 이상: 독립적인 보행가능

표 7-38 버그균형평가

이름		연령/성별	
진단명		장애	
병력번호		임상과	

내용	날짜			
	/	/	/	/
1. 앉은 상태에서 서기				
2. 도움 없이 서 있기				
3. 기대지 않고 스스로 앉기				
4. 선 상태에서 앉기				
5. 이동하기				
6. 눈 감고 서 있기				
7. 양발을 모으고 서 있기				
8. 선 자세에서 팔을 펴고 뻗기				
9. 선 자세에서 바닥의 물건 잡아 올리기				
10. 선 자세에서 양쪽 어깨를 넘어 뒤돌아 보기				
11. 360° 돌기				
12. 선 자세에서 발판에 양발을 교대로 놓기				
13. 한 발을 다른 발 앞에 놓고 지지 없이 서 있기				
14. 한 발로 서 있기				
합계 점수	/56	/56	/56	/56

1. 앉은 상태에서 서기

지시: 서 보세요. 이때 지지하기 위해 두 손을 사용하지 마십시오.

- 4점: 손을 사용하지 않고 독립적으로 일어서고 안정화할 수 있다.
- 3점: 손을 사용하여 독립적으로 일어설 수 있다.
- 2점: 여러 번 시도 후 양손을 사용하여 일어설 수 있다.
- 1점: 서거나 안정화되기 위해서 최소(25%)의 도움이 필요하다.
- 0점: 서기 위해서는 중등도 도움(50%) 또는 최대 도움(75%)이 필요하다.

2. 도움 없이 서 있기

지시: 붙잡지 말고 2분 동안 서 있어 보세요.

- 4점: 안전하게 2분 동안 서 있을 수 있다.
- 3점: 감독하에 2분 동안 서 있을 수 있다.
- 2점: 의지하지 않고 30초간 서 있을 수 있다.
- 1점: 의지하지 않고 30초간 서 있기 위해 여러 번의 시도가 필요하다.
- 0점: 도움 없이는 30초간 서 있을 수 없다.

※ 의지하지 않고 2분간 서 있을 수 있다면, 3번 항목은 검사하지 말고 3항목을 만점 처리하고, 4번 항목으로 가시오.

3. 기대지 않고 스스로 앉기

지시: 두 팔에 의지하고 2분간 앉아 있으세요.

- 4점: 안전하게 2분 동안 앉아 있을 수 있다.
- 3점: 감독하에 2분 동안 앉아 있을 수 있다.
- 2점: 30초간 앉아 있을 수 있다.
- 1점: 10초간 앉아 있을 수 있다.
- 0점: 10초간 지지 없이 앉아 있을 수 없다.

4. 선 상태에서 앉기

지시: 앉아보세요.

- 4점: 양손을 최소한으로 사용하여 안전하게 앉을 수 있다.
- 3점: 양손을 사용하여 앉기 조절이 가능하다.

- 2점: 양다리를 의자에 기대어 앉기 조절이 가능하다.
- 1점: 독립적으로 앉지만 털썩 주저 앉는다.
- 0점: 앉기에 도움이 필요하다.

5. 이동하기

지시: 한쪽으로 이동할 수 있도록 의자를 배열해 놓는다. 팔걸이가 있는 의자로 가도록 환자에게 이동을 요구한다. 그리고 팔걸이가 없는 의자로 가도록 환자에게 이동을 요구한다(검사자는 팔걸이가 있는 의자 또는 팔걸이가 없는 의자를 사용할 수도 있다).

- 4점: 양손을 최소한으로 사용하여 안전하게 이동할 수 있다.
- 3점: 양손을 적절히 사용하여 안전하게 이동할 수 있다.
- 2점: 구두 지시 또는 감독하에 이동할 수 있다.
- 1점: 1명의 도움이 필요하다.
- 0점: 도움이나 안전을 위해 2명의 도움이 필요하다.

6. 눈 감고 서 있기

지시: 두 눈을 감고 10초 동안 서 있어 보세요.

- 4점: 안전하게 10초간 서 있을 수 있다.
- 3점: 감독하에 10초간 서 있을 수 있다.
- 2점: 3초간 서 있을 수 있다.
- 1점: 눈을 감은 채로 3초간 유지하기가 어려우나 잠깐은 설 수 있다.
- 0점: 넘어지지 않으려면 도움이 필요하다.

7. 양발을 모으고 서 있기

지시: 양발을 모으고 잡지 말고 서 보세요.

- 4점: 독립적으로 양발을 모으고 안전하게 1분간 서 있을 수 있다.
- 3점: 독립적으로 양발을 모으고 감독하에 1분간 서 있을 수 있다.
- 2점: 독립적으로 양발을 모으고 30초간 서 있을 수 있다.
- 1점: 자세유지에 도움이 필요하지만 15초간 서 있을 수 있다.
- 0점: 자세유지에 도움이 필요하고 15초간 서 있을 수 없다.

8. 선 자세에서 팔을 펴고 뻗기

지시: 팔을 90°로 올리시오. 손가락을 펴고 가능한 한 앞쪽으로 멀리 뻗어 보세요(피검자가 팔을 90°로 들고 있는 동안 자를 손톱 끝에 놓는다. 손을 앞으로 뻗는 동안 자가 손가락에 닿지 않도록 한다. 측정된 거리는 손가락을 앞쪽으로 가장 멀리 뻗었을 때의 거리이다. 가능하면 몸통을 비틀어서 앞쪽으로 뻗지 못하도록 두 손을 모두 사용하여 뻗도록 한다).

- 4점: 25cm(10inch) 이상 앞으로 뻗을 수 있다.
- 3점: 12.5cm(5inch) 이상 안전하게 앞으로 뻗을 수 있다.
- 2점: 5cm(2inch) 이상 안전하게 앞으로 뻗을 수 있다.
- 1점: 앞으로 뻗을 수 있지만 감독이 필요하다.
- 0점: 시도하는 동안 균형을 잃고 외부의 도움이 필요하다.

9. 선 자세에서 바닥의 물건 잡아 올리기

지시: 피검사의 발 앞에 있는 신발/슬리퍼를 집어보세요.

- 4점: 쉽고 안전하게 슬리퍼를 주울 수 있다.
- 3점: 슬리퍼를 주울 수 있지만 감독이 필요하다.
- 2점: 슬리퍼는 주울 수 없지만 슬리퍼로부터 5cm까지 접근할 수 있고, 독립적으로 균형을 유지할 수 있다.
- 1점: 시도하는 동안 도움이 필요하며 주울 수 없다.
- 0점: 시도할 수 없고 균형을 잃지 않고 넘어지지 않기 위해 도움이 필요하다.

10. 선 자세에서 양쪽 어깨를 넘어 뒤돌아 보기

지시: (선 자세에서) 좌측 어깨를 넘어 뒤를 돌아보세요. 우측 어깨를 넘어 뒤를 돌아보세요. 검사자는 피검자가 더 잘 뒤돌아볼 수 있도록 피검자 뒤에서 물건을 들고 있어도 된다.

- 4점: 체중이동을 잘하며 양쪽 어깨 넘어 잘 뒤돌아 볼 수 있다.
- 3점: 한 쪽은 가능하나 반대쪽은 체중이동이 잘 되지 않는다.
- 2점: 옆으로 돌아보기까지만 균형유지가 가능하다.
- 1점: 돌아볼 때 감독이 필요하다.
- 0점: 균형을 잃거나 넘어지는 것을 방지하기 위해 도움이 필요하다.

11. 360° 돌기

지시: 한 바퀴를 완전히 돌고 또 반대 방향으로 한 바퀴를 완전히 돌아보세요.

- 4점: 4초 내에 안전하게 360° 돌 수 있다.
- 3점: 4초 내에 한 쪽으로만 360° 돌 수 있다.
- 2점: 안전하게 돌 수 있으나 시산이 오래 걸린다.
- 1점: 근접 감독이나 말로 지시를 해야 한다.
- 0점: 도는 동안 도움이 필요하다.

12. 선 자세에서 발판에 양발을 교대로 놓기

지시: 양발을 발판에 각각 교대로 올려놓아 보세요. 4번 반복해서 양발을 교대로 발판에 올려놓아 보세요.

- 4점: 발판에 8번 오르내리기를 20초 이내에 한다.
- 3점: 발판에 8번 오르내리기를 20초 이상 걸린다.
- 2점: 감독하에 도움 없이 4번 오르내릴 수 있다.
- 1점: 최소한의 도움으로 2번 오르내릴 수 있다.
- 0점: 시도할 수 없거나 넘어지지 않기 위해 도움이 필요하다.

13. 한 발을 다른 발 앞에 놓고 지지 없이 서 있기

지시: (피검자에게 시범을 보여준다) 한 발을 다른 발 바로 앞에 놓는다. 피검자가 발을 다른 발 바로 앞에 놓고 설 수 없다면, 설 수 있을 만큼 발을 앞으로 더 내밀어 앞발의 뒤꿈치가 뒷발의 앞꿈치보다 앞으로 가게 하고 서도록 한다(보장이 한 발 길이를 초과하고, 보폭은 거의 정상범위라면 3점을 준다).

- 4점: 30초간 독립적으로 한 발을 다른 발 앞에 붙여서 놓을 수 있다.
- 3점: 30초간 독립적으로 한 발을 다른 발 앞에 띄어서 놓을 수 있다.
- 2점: 30초 동안 유지가 가능하며 독립적으로 작은 보폭으로 발 놓기를 할 수 있다.
- 1점: 15초간 유지가 가능하나 발 놓을 때 도움이 필요하다.
- 0점: 발 놓기 및 서 있는 동안 균형을 잃는다.

14. 한 발로 서 있기

지시: 잡지 말고 가능한 한 오래 한발로 서 보세요.

- 4점: 독립적으로 10초 이상 유지하며 한 발 서기를 할 수 있다.
- 3점: 독립적으로 5~10초 유지하며 한 발 서기를 할 수 있다.
- 2점: 독립적으로 3초 또는 그 이상의 시간을 유지하며 한 발 서기를 할 수 있다.
- 1점: 3초 동안 한 발 서기를 유지할 수 없지만 독립적으로 서 있을 수 있다.
- 0점: 넘어짐을 방지하기 위해 도움이 필요하며 서 있을 수 없다.

(3) 일어나 걸어가기 검사

- 일어나 걸어가기 검사(Timed Up and Go test, TUG)는 균형능력을 빠르게 평가할 수 있는 기능적 운동평가 도구이다.
- 측정은 '의자에서 일어서기', '3m 걷기', '회전하기', '되돌아 걸어오기', '다시 의자에 앉기' 동작으로 구성되어 있다(그림 7-19).
- 전체 소요시간(단위: 초)으로 보행 및 균형능력을 평가한다.
- 3m를 걸어 표시된 지점을 돌아오는 과정을 수행한다.
- 노인의 낙상위험도와 균형능력을 평가할 때 측정한다.
  - 10초 이하: 정상
  - 10초 이상, 20초 이하: 외부 생활에서 약간의 도움 필요
  - 30초 이상: 대부분의 활동에서 도움 필요

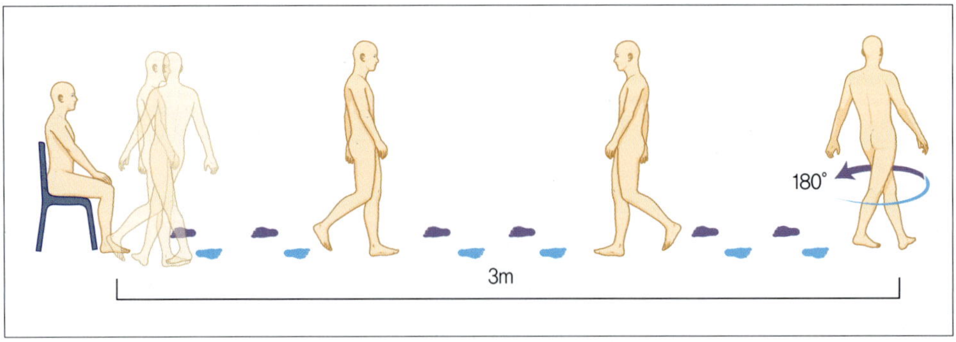

그림 7-19 일어나 걸어가기 검사

2) 당뇨

미국당뇨병학회에서는 45세 이상 성인에게 당뇨병 선별검사를 위한 혈당검사를 받도록 권고하고 있다. 검사 결과가 정상이면 매 3년마다 검사를 받아야 하며, 45세 이전이라도 당뇨병 발생의 위험인자(비만, 임신성 당뇨병, 고혈압, 이전 검사에서 당뇨병 전 단계로 나온 경우)가 있으면 매년 혈당검사를 시행할 것을 권고하고 있다.

(1) 손가락 채혈을 통한 혈당검사

이 검사는 저 비용의 쉽고 빠른 검사 방법이다. 대부분 사람들이 당뇨병을 알아보기 위한 첫 번째 검사로 이 방법을 사용한다. 손가락 채혈을 통한 혈당검사는 몇 분도 채 걸리지 않으며, 손가락 끝에서 한 방울의 피를 내어 검사 스트립에 떨어뜨리기만 하면 된다. 검사 스트립은 특수한 화학처리가 된 것으로, 혈액을 떨어뜨린 후 기계에 넣으면 액정화면에서 혈당수치가 나타난다. 검사 결과가 126mg/dl 이상이면 정확한 당뇨병 진단을 위해 공복상태 혈당검사를 시행하게 된다.

(2) 공복상태 혈당검사

8시간 이상 공복 후 측정한 혈당이 126mg/dL 이상인 경우 당뇨병으로 진단된다. 당뇨병의 증상이 없다면 다시 측정한 후 두 번의 결과를 보고 판정을 내리는 것이 정확하다. 공복혈당(fasting glucose)이 100~125mg/dl 사이로 나온다면, 정상치가 아닌 공복혈당장애(impaired fasting glucose)로 분류한다. 이는 당뇨병 전 단계 또는 당뇨병이 생길 위험도가 높은 상태이다. 공복혈당장애가 있는 사람은 1년 후 약 10%에서 당뇨병이 발병한다고 한다.

(3) 75g 경구 당부하검사

포도당 75g을 녹인 용액을 마시고 2시간 후 측정한 혈당이 200mg/dL 이상인 경우 당뇨병으로 진단된다. 포도당을 마신 후에는 가만히 앉아 있다가 측정한다(그림 7-20).

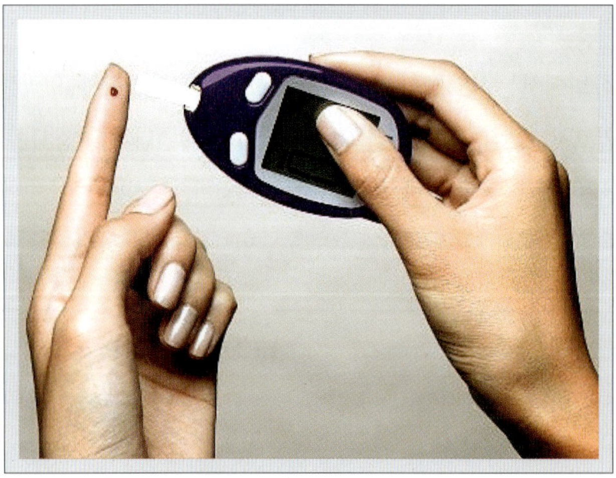

그림 7-20 당부하검사

3) 뼈엉성증

뼈엉성증(osteoporosis)은 나이가 듦에 따라 뼈의 재형성 및 뼈 소실을 유발하는 내·외부적 요인에 의해 발생한다. 과거에는 성장기에만 뼈가 자란다는 개념이 있었으나, 최근 의학계에서 밝혀낸 바에 따르면, 뼈는 일생 동안 끊임없이 오래된 뼈의 조직은 흡수하고, 새로운 뼈를 만들어내는 대사 과정이 진행되고 있다고 한다. 뼈엉성증은 이러한 뼈의 대사 과정에서 문제가 발생하여 유발되는 질환이다.

(1) 단순 방사선검사

가장 선호하는 검사 방법인 단순 방사선검사는 뼈를 촬영하여 직접적으로 뼈의 밀도를 알아보는 방법이다.

(2) 뼈밀도 검사

뼈밀도 검사는 뼈의 밀도를 측정하여 정상인의 지표 수준과 비교하여 뼈의 양이 충분한지를 평가하는 검사인데 연령에 따라 뼈밀도는 감소된다.

현재 국내에서 사용되고 있는 뼈밀도 측정법 중 세계보건기구(WHO)에서 인정하는 검사법은 이중에너지방사선흡수법(dual energy X-ray absorptiom-

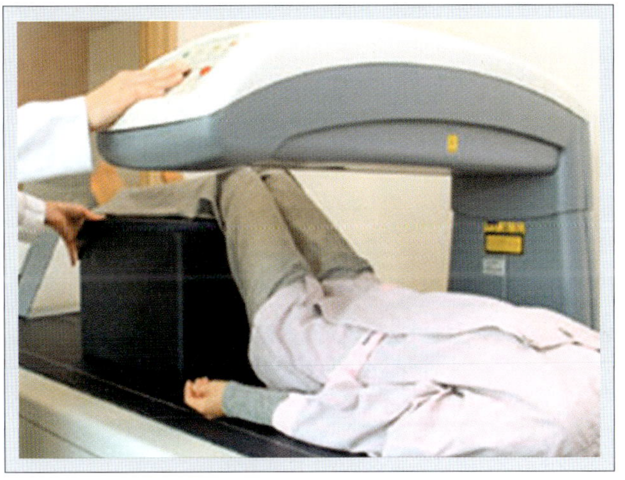

그림 7-21 뼈밀도 검사

etry, DXA)으로 척추, 넙다리뼈, 노뼈의 뼈밀도를 평가하여 진단한다. 측정된 검사 결과에서 T-점수가 −2.5 이하인 경우에 뼈엉성증, −1.0에서 −2.5까지를 뼈감소증(osteopenia)으로 진단한다(그림 7-21).

(3) 정량적 전산화단층촬영

정량적 전산화단층촬영(quantitive computed tomography, QCT)은 주로 척추와 대퇴골 부분의 CT 촬영을 시행한 후, 뼈밀도를 정량적으로 환산하는 방법이다.

4) 요실금

요실금(urinary incontinence)은 노화로 인해 골반 근육층이 약해져서 요도나 방광목이 아래로 처지면, 요도로 전달되는 복압의 강도가 약해져 소변이 새는 증상이다.

요실금은 기침이나 재채기 또는 웃을 때, 즉 복압이 상승할 때 속옷에 자기도 모르게 소변이 묻어 나오는 증상이다.

(1) 1시간 패드검사

1회용 기저귀를 착용하게 한 후, 약 1시간 동안 복압증가를 유발하는 운동을 시킨 후 소변이 샌 양을 측정하여 요실금 정도를 파악한다.

(2) 신체검사

소변이 마려운 상태에서 검사대에 서서 아랫배에 힘을 주거나 기침을 시킨 다음, 요실금이 있는지 확인한다. 이어서 소독된 면봉을 요도에 삽입한 다음 아랫배에 힘을 주어 면봉이 움직이는 각도를 측정하여 요도과다이동성을 진단한다.

(3) 요역동학검사

요역동학검사는 방광과 요도의 생리적인 기능을 측정하는 방법으로 방광 내로 식염수를 서서히 주입한 다음 요의를 느끼면 소변을 보게 한다. 이러한 배뇨 과정을 통해 방광과 요도의 생리적인 기능 변화를 방광 내에 삽입한 가는 관을 통하여 측정하는 방법이다.

5) 치매

치매(dementia)는 정상적으로 생활해오던 사람에게 후천적인 다양한 원인으로 인해, 기억력을 비롯한 여러 가지 인지기능의 장애가 나타나 일상생활이 어려울 정도로 심한 영향을 주는 상태이다. 치매는 어떤 하나의 질병명이 아니라, 특정한 조건에서 여러 증상이 함께 나타나는 증상의 묶음으로 정의한다.

(1) 신경심리검사

치매에서 가장 중요한 증상은 인지기능의 저하이다. 따라서 치매 진단을 위해서는 인지기능이 실제로 저하되었는지, 저하되었다면 얼마나 저하되었는지 평가하며, 환자의 인지기능 감퇴가 정상적인 노화 과정에 의한 것인지, 아니면 치매로 인한 것인지 감별하기 위해 신경심리검사를 시행한다.

① 전반적 퇴화척도

- 전반적 퇴화척도(Global Deterioration Scale, GDS)는 인지장애뿐만 아니라 기능장애에 대해서도 평가할 수 있다.
- 치매 초기에 실시하는 검사로 시간이 지남에 따라 치매가 진행 중임을 확인할 수 있는 유용한 척도이다.
- 기억력과 일상생활활동에 초점이 맞추어진 평가척도이다.
- 치매 환자의 치료 경과나 예후를 평가하는 데 유용하게 사용된다.

전반적 퇴화척도의 자세한 내용은 표 7-39와 같다.

표 7-39 전반적 퇴화척도(GDS)

1=□	인지장애 없음	• 임상적으로 정상. 주관적으로 기억장애를 호소하지 않음 • 임상면담에서도 기억장애가 나타나지 않음
2=□	매우 경미한 인지 장애	• 건망증의 시기 • 주관적으로 다음과 같은 기억장애를 주로 호소함 – 물건을 둔 곳을 잊음 – 전부터 잘 알고 있던 사람 이름 또는 물건 이름이 생각나지 않음 • 임상면담에서 기억장애의 객관적인 증거는 없음 • 직장이나 사회생활에 문제 없음 • 이러한 자신의 증상에 적절한 관심을 보임
3=□	경미한 인지장애	• 분명한 장애를 보이는 가장 초기 단계 • 숙련된 임상가의 자세한 면담에 의해서만 객관적인 기억장애가 드러남 • 새로 소개 받은 사람의 이름을 기억하기 어려울 수 있음 • 책을 읽어도 예전에 비하여 기억하는 내용이 적을 수 있음 • 단어나 이름이 금방 떠오르지 않는 것을 주위에서 알아차리기도 함 • 귀중품을 엉뚱한 곳에 두거나 잃어버린 적이 있을 수 있음 • 낯선 곳에서 길을 잃은 적이 있을 수 있음 • 임상검사에서는 집중력의 감퇴를 보일 수 있음 • 직업이나 사회생활에서 수행 능력이 감퇴함 • 동료가 환자의 업무 수행 능력이 떨어짐을 느낌 • 환자는 이와 같은 사실을 부인할 수 있음 • 경하거나 중등도의 불안증이 동반될 수 있음 • 현재 상태로는 더 이상 해결할 수 없는 힘든 사회적 요구에 직면하면 불안증이 증가됨

표 7-39 전반적 퇴화척도(GDS)(계속)

4 = □	중등도의 인지장애	• 후기 혼동의 시기. 자세한 임상면담 결과 분명한 인지장애 • 다음 영역에서 분명한 장애가 있음 – 자신의 생활 중 최근 사건과 최근 시사 문제를 잘 기억하지 못함 – 자신의 중요한 과거사를 잊기도 함 – 순차적 빼기(예: 100–7, 93–7…)에서 집중력장애가 관찰됨 – 혼자 외출하는 것과 금전 관리에 지장이 있음 • 다음 영역에서는 장애가 없음 – 시간이나 사람에 대한 지남력 – 잘 아는 사람과 낯선 사람을 구분하는 것 – 익숙한 길로 다니는 것 • 더 이상 복잡한 일을 효율적이고 정확하게 수행할 수 없음 • 자신의 문제를 부정하려고 함 • 감정이 무디어지고 도전적인 상황을 피하려고 함
5 = □	초기 중증의 인지장애	• 초기 치매. 다른 사람의 도움 없이는 더 이상 지낼 수 없음 • 자신의 현재 일상생활과 관련된 주요한 사항을 기억하지 못함 (예: 집 주소나 전화번호, 손자와 같은 가까운 친지의 이름 또는 자신이 졸업한 학교의 이름을 기억하기 어려움) • 시간(날짜, 요일, 계절 등)이나 장소에 대한 지남력이 자주 상실됨 • 교육을 받은 사람이 40에서 4씩 또는 20에서 2씩 거꾸로 빼나가는 것을 하지 못하기도 함 • 이 단계의 환자들은 대개 자신이나 타인에 관한 주요한 정보는 간직하고 있음 • 자신의 이름을 알고 있고 대개 배우자와 자녀의 이름도 알고 있음 • 화장실 사용이나 식사에 도움을 필요로 하지는 않으나 적절한 옷을 선택하거나 옷을 입는 데는 문제가 있을 수 있음(예: 신발을 좌우 바꾸어 신음)
6 = □	중증의 인지장애	• 중기 치매. 환자가 전적으로 의존하고 있는 배우자의 이름을 종종 잊음 • 최근의 사건이나 경험들을 거의 기억하지 못함 • 오래된 일은 일부 기억하기도 하나 매우 피상적임 • 일반적으로 주변 상황, 연도, 계절을 알지 못함 • '1~10' 또는 거꾸로 '10~1'까지 세는 데 어려움이 있을 수 있음 • 일상생활에 상당한 도움을 필요로 함(예: 대소변 실수가 있음) • 외출 시 도움이 필요하나 때때로 익숙한 곳에 혼자 가기도 함 • 낮과 밤의 리듬이 자주 깨짐 • 거의 항상 자신의 이름은 기억함 • 잘 아는 사람과 낯선 사람을 대개 구분할 수 있음 • 성격 및 감정의 변화가 나타나고 기복이 심함 – 망상적인 행동(예: 자신의 배우자가 부정하다고 믿음, 주위에 마치 사람이 있는 것처럼 이야기하거나 거울에 비친 자신과 이야기함) – 강박적 증상(예: 단순히 바닥을 쓸어내는 행동을 반복함) – 불안증, 초조, 과거에 없었던 난폭한 행동이 나타남 – 무의지증, 즉 목적 있는 행동을 결정할 만큼 충분히 길게 생각할 수 없기 때문에 나타나는 의지의 상실임

표 7-39 전반적 퇴화척도(GDS)(계속)

7=□	후기 중증의 인지장애	• 말기 치매. 모든 언어 구사 능력이 상실됨 • 흔히 말은 없고 단순히 알아들을 수 없는 소리만 냄 • 요실금이 있고 화장실 사용과 식사에도 도움이 필요함 • 기본적인 정신운동 능력이 상실됨(예: 걷기) • 뇌는 더 이상 신체에 무엇을 하라고 명령하는 것 같지 않음 • 전반적인 피질성 또는 국소적 신경학적 징후나 증상이 자주 나타남

② 임상적 치매평가척도

- 임상적 치매평가척도(Clinical Dementia Rating, CDR)는 1979년 치매 심각도에 따른 단계를 평가하기 위해 개발되었다.
- 인지기능의 6영역(기억력, 지남력, 판단력과 문제해결 능력, 사회활동, 집안생활과 취미, 위생과 몸치장)을 평가한다.
- 0부터 3점까지의 5점 척도로 구성되었다.
- 0은 인지기능장해가 없음을 의미한다.

임상적 치매평가척도의 자세한 내용은 표 7-40과 같다.

표 7-40 임상적 치매평가척도

	기억력	지남력	판단력과 문제해결 능력	사회활동	집안생활과 취미	위생 및 몸치장
CDR 0	• 기억장애가 전혀 없거나 경미한 건망증이 때때로 나타남	• 정상	• 일상생활의 문제를 잘 해결하고 사업이나 재정문제도 잘 처리함 • 과거에 비해 판단력은 아직 좋음	• 직장생활, 물건사기, 자원봉사, 사회적 활동 등에서 보통수준의 독립적 기능이 가능함	• 집안생활, 취미생활, 지적인 관심이 잘 유지되어 있음	• 정상

표 7-40 임상적 치매평가척도(계속)

CDR 0.5	• 경하지만 지속적인 건망증 • 사건의 부분적인 회상만 가능 • '양성 건망증'	• 시간에 대한 경미한 장애가 있는 것 외에는 정상	• 문제해결능력, 유사성, 상이성 해석에 대한 경미한 장애	• 이와 같은 활동에 있어서 장애가 의심되거나 약간의 장애가 있음	• 집안생활, 취미생활, 지적인 관심이 다소 손상되어 있음	• 정상
CDR 1	• 중등도의 기억장애 • 최근 것에 대한 기억장애가 더 심함 • 일상생활에 지장이 있음	• 시간에 대해 중등도의 장애가 있음 • 사람과 장소에 대해서 검사상으로는 정상이나 실생활에서 길찾기에 장애가 있을 수 있음	• 문제해결능력, 유사성, 상이성 해석에 대한 중등도의 장애 • 사회생활에 대한 판단력은 대부분 유지되어 있음	• 이와 같은 활동의 일부에 아직 참여하고 있고 언뜻 보기에는 정상활동을 수행하는 것처럼 보이나, 사실상 독립적인 수행이 불가능함	• 집안생활에 경하지만 분명한 장애가 있고, 어려운 집안일은 포기된 상태임 • 복잡한 취미나 흥미 (예: 바둑)는 포기됨	• 가끔 개인위생에 대한 권고가 필요함
CDR 2	• 심한 기억장애 • 과거에 반복적으로 많이 학습한 것만 기억 • 새로운 정보는 금방 잊음	• 시간에 대한 지남력은 상실되어 있고 장소에 대한 지남력 역시 자주 손상됨	• 문제해결, 유사성, 상이성 해석에 심한 장애 • 사회생활에서의 판단력이 대부분 손상됨	• 집 밖에서 독립적인 활동을 할 수 없으나 외견상으로는 집 밖에서도 기능을 잘 할 수 있어 보임	• 아주 간단한 집안 일만 할 수 있고, 관심이나 흥미가 매우 제한됨	• 옷 입기, 개인위생, 개인 소지품의 유지에 도움이 필요함
CDR 3	• 심한 기억장애 • 부분적이고 단편적인 사실만 보존됨	• 사람에 대한 지남력만 유지되고 있음	• 판단이나 문제해결이 불가능함	• 집 밖에서 독립적인 활동을 할 수 없고, 외견상으로도 가정을 떠나 외부에서는 정상적인 기능을 할 수 없어 보임	• 집안에서 의미 있는 기능 수행이 없음	• 개인위생과 몸치장의 유지에 많은 도움이 필요하며, 자주 대소변의 실금이 있음

표 7-40 임상적 치매평가척도(계속)

CDR 4	• 부분적인 사실조차도 보통 잊어버림 • 난해하거나 부적절한 말을 사용하기 때문에 기억력을 검사하기 힘든 경우가 잦음	• 자신의 이름에 대해서만 때때로 반응함	• 단순한 지시나 명령에 대해서도 수행할 능력이 없음	• 어떠한 사회적 상황에서도 의미 있는 참여를 할 수 없음	• 어떠한 취미활동이나 집안일에도 의미 있는 참여를 할 수 없음	• 옷 입기나 식사를 하려는 시도는 있음 • 도움 없이는 이동하지 못함
CDR 5	• 의미 있는 기억 기능이 전혀 없음 • 이해력이 없거나 둔한 경우가 잦음	• 자신에 대한 인식이 전혀 없음	• 문제에 대한 인식이나 주변 환경에 대한 이해가 전혀 없음	• 어떠한 활동에도 참여할 수 없음	• 어떠한 활동에도 전혀 참여할 수 없음	• 식사 시 먹여 주어야 함 • 누워 지내는 상태임

③ 한국형 간이정신상태검사

한국형 간이정신상태검사(Mini-Mental Status Examination, MMSE)는 30문항으로 이루어졌으며, 20분 내외의 검사 시간이 소요된다. 치매조기검진사업에서 사용되는 검사이다.

④ 하세가와 치매척도

- 하세가와 치매척도(Hasegawa Dementia Scale, HDS)는 일본에서 개발되어 동양권에서 치매 환자나 노인 환자에게 주로 사용된다.
- 한국형 간이정신상태검사에 비하여 교육수준과 연령의 영향을 적게 받는다.
- 언어 유창성 검사와 숫자 거꾸로 대답하기 같은 전두엽 기능검사가 포함된다.

표 7-41 하세가와 치매척도

성명		일시		점수	

1. 올해 연세는 어떻게 되십니까?(2년까지의 오차는 정답으로 간주)

0□ 1□

2. 오늘은 몇년 몇월 며칠 무슨 요일입니까?(연월일, 요일이 정답이면 각각 1점씩)

연 0□ 1□
월 0□ 1□
월 0□ 1□
요일 0□ 1□

3. 우리들이 지금 있는 곳은 어디입니까?
(스스로 응답하면 2점, 5초 후에 집입니까, 병원입니까, 시설입니까? 물어서 정답을 말하면 1점)

0□ 1□ 2□

4. 지금부터 말하는 세 낱말을 말해 보십시오. 뒤에 다시 묻겠습니다. 잘 외워두시기 바랍니다.
(다음 행렬의 하나를 선택하여 동그라미를 쳐둔다.)
① 비행기 ② 연필 ③ 소나무

0□ 1□ 2□

5. 100에서 7을 계속하여 빼십시오.
(100−7은? 그리고 또 7을 빼면? 이라고 질문한다. 최초의 답이 틀리면 중단한다.)

0□ 1□

6. 제가 지금부터 말하는 숫자를 역으로 말해 보십시오.
(6−8−2, 3−5−2−9를 역으로 말하게 한다. 처음이 틀리면 중단한다.)

0□ 1□

7. 조금 전에 외워두었던 낱말을 한번 말해 보십시오.
(4번 항목에서 제시한 것에 대해 스스로 응답하면 2점, 만약 응답이 없으면 다음의 힌트를 주어서 답하면 1점)

① 0□ 1□ 2□
② 0□ 1□ 2□
③ 0□ 1□ 2□

8. (지금부터 다섯 개의 물품을 보입니다. 그것을 감춥니다.) 무엇이 있었는지 말해 보세요.
시계, 열쇠, 지갑, 지우개, 동전

0□ 1□ 2□ 3□ 4□ 5□

9. 알고 있는 야채의 이름을 가능한 많이 말해 보십시오.
(말한 야채의 이름을 기입한다. 도중에 생각하는 시간이 10초를 넘으면 중단한다.
0~5개: 0점, 6개: 1점, 7개: 2점, 8개: 3점, 9개: 4점, 10개: 5점)

0□ 1□ 2□ 3□ 4□ 5□

야채 이름 기입:

- 동작성 과제가 없어 시각기능이나 운동기능 장애가 있는 노인 환자에게도 평가가 가능하다.
- 15점 이하이면 치매로 진단한다.

하세가와 치매척도의 자세한 내용은 표 7-41과 같다.

6) 의학적 검사

(1) 뇌영상검사

뇌영상검사는 뇌의 구조를 주로 확인하는 컴퓨터단층촬영(computed tomography, CT)과 자기공명영상(magnetic resonance imaging, MRI), 뇌의 기능을 확인하기 위한 기능적 자기공명영상(functional magnetic resonance imaging, fMRI)과 양전자방출단층촬영(positron emission tomography, PET)이 있다.

■ 기능적 자기공명영상

치매의 원인에 따라 나타나는 MRI 검사 소견은 다양하다. 치매의 원인 중 가장 흔한 알츠하이머병의 경우 초기에는 기억을 담당하는 부분[해마(hippocampus)와 안쪽관자엽(medial temporal lobe)]의 부피가 줄어드는 위축이 보인다.

(2) 진단의학검사

진단의학검사에는 피검사, 소변검사, 가슴 X선, 심전도검사 등 여러 가지 검사가 있다. 이러한 검사는 기억력 저하나 기타 인지기능의 저하를 일으킬 수 있는 원인을 찾고, 치매 노인의 일반적인 건강 상태를 확인하여 향후 치료계획을 세우는 데 참고하기 위해 시행된다.

임상사례 **재활치료 중 낙상사고**

사례

오늘 살펴볼 의료사고 분쟁 사례는 운동치료 과정에서 낙상사고가 발생한 의료분쟁 사례입니다. 신청인은 우측 중대뇌동맥 경색과 관련된 좌측 편마비 진단을 받아 피신청인이 운영하는 병원의 재활의학과에 입원하였습니다. 지속적인 재활치료와 운동치료 과정 중 주저앉아 넘어지는 사고를 당했고 좌측 대퇴골 근위부위 전자간부 골절, 요추 압박골절 소견을 받아 결국 골절 내고정술까지 받고 입원을 하게 되었다고 합니다.

이번 의료사고 분쟁 사례에 대해서 자세히 알아보도록 하겠습니다.

사건 개요

가. 진료 과정과 의료사고의 발생 경위

신청인(1941년생, 여)은 2014. 5. 16 우측 중대뇌동맥 경색과 관련된 좌측 편마비 진단을 받고, 재활치료를 위해 같은 해 7. 11. 피신청인이 운영하는 ○○병원 재활의학과에 입원하였다.

신청인은 피신청인 병원에 입원한 이후 지속적으로 재활치료 받았으며, 같은 해 9. 18. 18:00경 운동치료 과정 중 주저앉아 넘어지는 사고를 당하였고, 왼쪽 허벅지와 다리 통증을 호소하여 피신청인 병원 의료진으로부터 소염진통제(트라마돌)를 투여 받았다.

신청인은 같은 달 19. 양측 골반 및 미골부위 심한 통증 및 좌측 손 부종소견이 있었고, 이에 피신청인 병원의 의료진이 단순 방사선 검사를 한 결과 '좌측 대퇴골 근위부 골절' 소견이었다.

신청인은 같은 달 19. 고관절 골절의 수술을 위해 □□병원으로 전원되었고, 같은 날 시행한 골반 CT 검사 결과 '좌측 대퇴골 근위부위 전자간부 골절, 요추단순 방사선 검사상 요추2번 압박골절(의증)'소견이었다. 신청인은 같은 달 23. '좌측 대퇴골 전자간부 골절 내고정술'을 받은 후 같은 해 12. 7. 퇴원하였고, 현재 피신청인 병원에 입원중이다.

나. 분쟁의 요지

신청인은 피신청인 병원의 의료진이 피신청인 병원의 업무상 필요에 의한 동영상 촬영을 위해 신청인을 임의로 운동실로 데려와 운동을 시키는 과정에서 낙상사고가 발생하였고, 결국 □□병원에서 좌측 고관절 수술을 받고 장기간의 침상안정으로 대장출혈, 염증, 방광결석 등의 합병증까지 발생하여 신청인의 상태가 이 사건 낙상사고 이전보다 더욱 악화되었으므로, 피신청인은 기왕치료비 및 향후치료비 200만 원, 간병비 6,970,000원, 위자료 2,500만 원 등 합계 4,500만 원을 배상하여야 한다고 주장한다.

이에 대하여 피신청인은 사고 당시 피신청인 병원의 의료진은 신청인의 낙상 예방과 안전을 위하여 4명의 치료사를 배치하였고, 낙상 시에도 치료사가 함께 쓰러지며 신청인의 뇌손상을 막기 위하여 머리를 보호하는 노력을 기울였으며, 낙상사고 이후 발생한 대장게실에 의한 염증, 대장출혈 등은 신청인의 기왕증으로 보이며, 신장결석 또한 장기간의 침상안정으로 인한 것으로 단정하기는 어렵다고 주장하면서, 피신청인 병원의 의료진은 낙상 방지를 위해 최선을 다하였고, 낙상 이후에도 빠른 전원으로 신청인이 신청외 병원에서 적절한 치료를 받도록 노력하였으므로 이 사건 의료행위과정에서 피신청인 병원 의료진에게 잘못은 없다고 주장한다.

사안의 쟁점

- 낙상사고 발생 과정에서 피신청인 병원 의료진의 과실 유무
- 피신청인 병원 의료진의 과실과 신청인에게 발생한 악결과 사이의 인과관계 유무
- 책임제한사유의 유무 및 정도

분쟁해결의 방안

가. 감정결과의 요지

신청인은 고령의 환자로 뇌경색과 관련된 좌측 편마비가 있는 상태이므로 안전사고에 대한 관리가 필요하며, 물리치료과정에서 대퇴골 골절이 발생하였으므로 안전사고에 대한 예방조치를 충분하게 시행하였다고 보기 어렵다. 사고 발생 후 단순 방사선 촬영 결과 골절을 확인하고 □□병원으로 전원하여 수술을 받도록 조치한 것은 적절한 것으로 판단되고, 골절 후 발생한 대장출혈, 소변검사상 이상소견, 방광결석 등의 문제는 사고 및 골절 치료와 직접적인 연관성이 없는 것으로 사료된다.

나. 손해배상책임의 유무 및 범위에 관한 의견

1) 손해배상책임의 유무 – 과실 유무

신청인은 우측 편마비 환자로서 독립적인 보행이 어려운 자에 해당하고, 피신청인 병원의 의료진 또한 이러한 점을 충분히 인지하고 있었을 것으로 보이므로, 피신청인 병원의 의료진으로서는 운동치료과정에서 신청인에게 사고가 발생하지 않도록 사전에 충분한 조치를 취하였어야 할 것으로 보이나, 피신청인은 사고 당시 현장에 4명의 치료사가 함께 있었고, 낙상 방지를 위해 뒤에서 1명이 허리춤을 잡고 있었다고만 주장할 뿐 이를 뒷받침하는 자료는 보이지 아니하고, 그 밖에 신청인의 낙상 방지를 위하여 피신청인 병원 의료진이 취한 조치들 또한 보이지 아니하므로 의료진이 신청인의 낙상방지를 위한 최선의 주의를 기울였다고 보기는 어려울 것으로 판단된다. 다만 낙상사고 이후, 신청인에 대해 방사선 촬영을 하고 좌측 대퇴부 경부 골절 소견으로 바로 □□병원으로 전원한 조치는 적절하였다고 사료된다.

2) 인과관계

신청인이 보행 연습과정에서 주저앉으면서 좌측 대퇴골 전자간 골절이 발생한 것이므로, 앞서 살펴본 피신청인 병원의 의료진의 과실과 신청인에게 발생한 악결과 사이에 인과관계는 인정될 수 있을 것으로 판단된다.

3) 결론

이상의 사정을 종합하면, 피신청인은 이 사건 낙상사고로 인하여 신청인이 입은 손해를 배상할 책임이 있다 할 것이다.

다만, 가해행위와 피해자측의 요인이 결합하여 손해가 발생하거나 확대된 경우에는 피해자측의 요인이 체질적인 소인 또는 질병의 위험도와 같이 피해자측의 귀책사유와 무관한 것이라고 할지라도, 그 질환의 태양 · 정도 등에 비추어 가해자에게 손해의 전부를 배상하게 하는 것이 공평의 이념에 반하는 경우 그 손해의

발생 또는 확대에 기여한 피해자측의 요인을 참작하는 것이 손해의 공평, 타당한 분담을 지도원리로 하는 손해배상제도의 이념에 부합하는바, 신청인에게 골다공증이 있어 적은 외력으로도 전위된 골절이 발생할 수 있는 점, 신청인에 대한 전원조치는 적절하였던 점 등을 고려하여 피신청인의 책임을 일부 제한함이 타당하다 할 것이다.

손해배상책임의 범위

가) 적극적 손해

- 기왕치료비 및 보조구 비용: 신청인이 피신청인 병원, □□병원, ◇◇병원, 이 사건 의료사고 이후 내원한 병원들에 지급한 치료비 및 보조구 비용은 총 금 8,295,130원이다.
- 개호비: 6,970,000원

나) 책임제한의 정도

피신청인의 손해배상책임의 범위를 ○○%로 제한한다.

다) 위자료

신청인의 나이, 피신청인 병원 의료진의 과실 정도, 후유장애의 정도, 신청인에게 상당기간 재활치료가 필요한 점, 신청인이 겪은 육체적 · 정신적 고통의 정도, 통상 의료소송에서 인정되는 위자료 기준 등 조정절차에 나타난 모든 사정을 종합하여 판단한다.

라) 결론

위의 여러 사항과 신청인이 피신청인으로부터 ○○병원 치료비 4,824,470원을 이미 지급받았던 점 등을 고려하여 적정한 손해배상금을 지급하는 것이 적절하다.

처리결과

- 합의에 의한 조정 성립(조정조서)

  당사자들은 조정부로부터 감정결과 및 이 사건 쟁점에 관한 자세한 설명 등을 들은 다음, 앞에서 본 여러 사정들을 신중하게 고려하여 다음과 같은 내용으로 합의하였다.

  - 피신청인은 신청인에게 금 6,000,000원을 지급한다. 신청인은 향후 이 사건과 관련하여 민 · 형사상 이의를 제기하지 아니한다.

출처: 한국의료분쟁조정중재원(2017)

참고문헌

- 박지환 외(2011). STANDARD 물리치료학 개론. 현문사.
- 박지환 외(2013). 신경계물리치료진단평가학. 범문에듀케이션.
- 송명수 외(2014). 척추와 사지 검진. 대한나래출판사.
- 심장호흡물리치료중재학 편집위원회(2017). 심장호흡물리치료중재학. 대한나래출판사.
- 윤세원 외(2014). 물리치료학개론. 범문에듀케이션.
- 이석민 외(2014). 심폐물리치료학. 현문사.
- Carr JH, Shepherd RB, Nordholm L, Lynne D. (1985). Investigation of a new motor assessment scale for stroke patients. Phys Ther, 65(2), 175-180.
- Hagen C, Malkmus D, Durham P. (1979). Levels of cognitive functioning, rehabilitation of the brain injuryed adult comprehensive physical management. Downey CA: professional staff Association of Rancho Los Amigos Hospital.
- L. Don Lehmkuhl et. (1996). Brunstrom`s Clinical Kinesiology. FA Davis, Philadelphia, 6th.
- Osullivan SB, Schmitz TJ. (2007). Physical rehabilitation, 5th ed. FA Davis.
- Rappaport M, Hall KM, Hopkins K, Belleza T, Cope DN. (1982). Disability rating scale for severe head trauma: coma to community. Arch Phys Med Rehabil, 63(3), 118-123.
- Swiss Paraplegic Research. (2006). Translating Interventions into real life gains-a rehab cycle approach. Nottwil, Switzerland: swiss Paraplegic Research.
- Tinetti ME. (1986). Performance-oriented assessment of mobility problems in elderly patients. Journal of the American Geriatrics Society, 34(2), 119-126.
- Word Health Organization. (2002). International classification of functioning, disability and health.

참고사이트

- 대한진단검사의학회 http://www.kslm.org/sub01/sub03.html
- 세브란스병원 내분비 · 당뇨병 센터 http://gs.iseverance.com/dept_clinic/center/endocrinology_diabetes_center/treatment/view.asp?con_no=21286
- 중앙치매센터 https://www.nid.or.kr/main/main.aspx

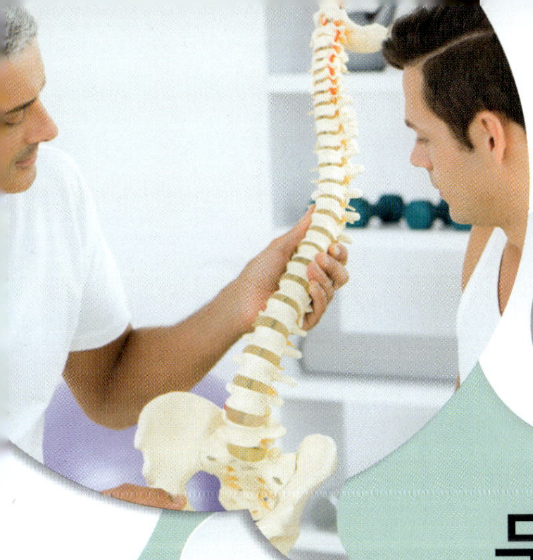

08 물리치료 중재

학습목표

1. 운동치료 정의에 대해 설명한다.
2. 운동치료 목적에 대해 설명한다.
3. 운동치료 분류에 대해 설명한다.
4. 전기치료 개념에 대해 설명한다.
5. 광선치료 개념에 대해 설명한다.
6. 수치료 개념에 대해 설명한다.
7. 수중물리치료 개념에 대해 설명한다.
8. 보조기의 정의와 종류에 대해 설명한다.
9. 의지의 정의와 종류에 대해 설명한다.

핵심용어

- 치료적 운동(therapeutic exercise)
- 물리적 인자치료(physical agents in rehabilitation)
- 수중물리치료(aquatic physical therapy)
- 보조기(orthosis)
- 의지(prosthesis)

1 운동치료

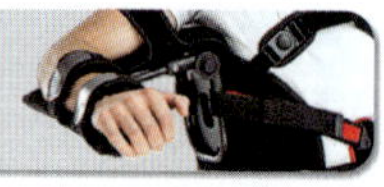

1) 운동치료 정의

운동치료(therapeutic exercise)는 운동(exercise)과 치료(therapy)의 두 가지 의미를 가지고 있으며, 치료적 운동(therapeutic exercise)이라고도 한다. 운동치료는 손상이나 질병으로 인한 근육, 신경, 관절계통의 비정상적인 기능을 정상 또는 정상에 가까운 상태로 회복, 증진시키거나 보다 나은 상태를 유지하기 위해 시행되는 치료적 운동이라고 정의한다.

2) 운동치료 목적

운동치료는 다양한 목적에 따라 다양하게 적용될 수 있다. 손상의 예방 및 치료, 지구력, 근력, 유연성, 협응과 균형의 증진, 움직임 재교육 및 기능적 훈련 등 환자의 손상되거나 약화된 기능적 움직임을 치료적 운동을 통해 회복하는 것이다.

3) 운동치료 분류

(1) 능동보조운동

능동보조운동(active assistive exercise)은 환자가 능동적인 근육 수축을 할 수 있지만, 운동조절이나 수행 능력이 불충분할 때 보조도구나 치료사의 도움을 받아 시행하는 운동이다. 근력이 증가함에 따라 보조하는 힘은 점차적으로 줄인다. 근 재교육의 초기에 주로 시행한다(그림 8-1).

(2) 능동운동

보조기구나 다른 사람의 도움 없이 스스로 움직이는 것을 능동운동(active exercise)이라 한다. 환자에게 적용할 경우, 근력이 양호(fair) 이상일 때 시행하며 불필요한 동작이나 대상작용이 나타나지 않게 치료사가 지도해야 한다(그림 8-2).

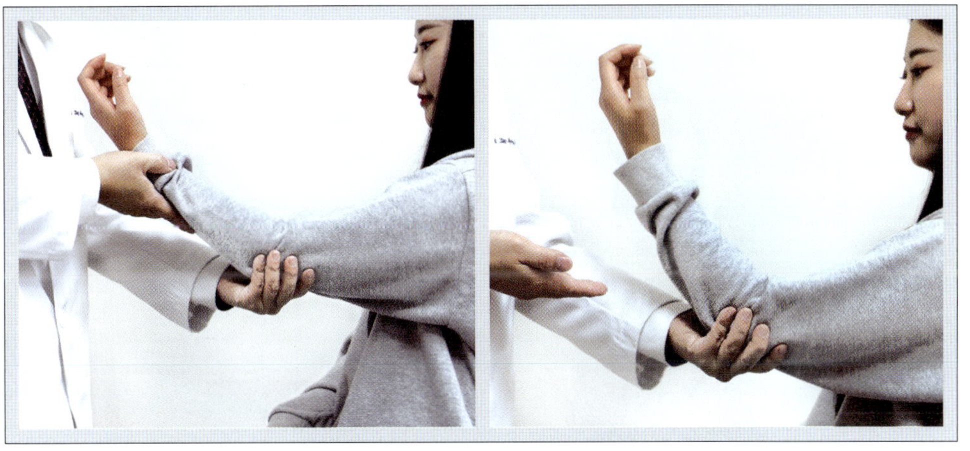

그림 8-1 팔꿉관절 굽힘 능동보조운동

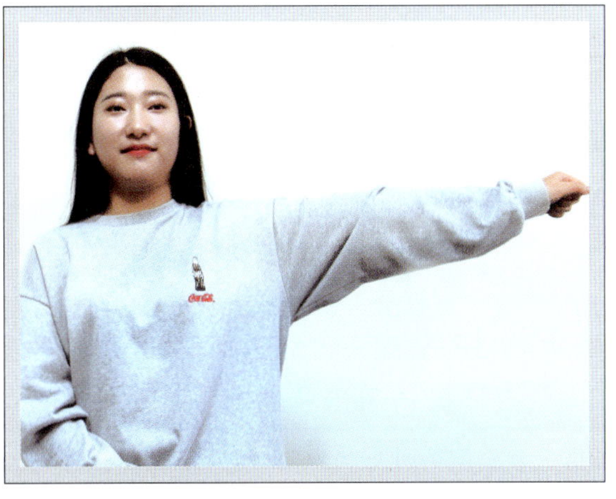

그림 8-2 어깨관절 벌림 능동운동

(3) 저항운동

저항운동(resistive exercise)은 기구나 치료사 또는 중력의 저항을 이겨내고 실시하는 운동이다. 주로 근 재교육의 마지막 단계에서 시행하며, 관절의 안정 위치에서 해당 근육에 환자가 견딜 수 있는 최대 저항의 등척성 수축으로 실시한다(그림 8-3).

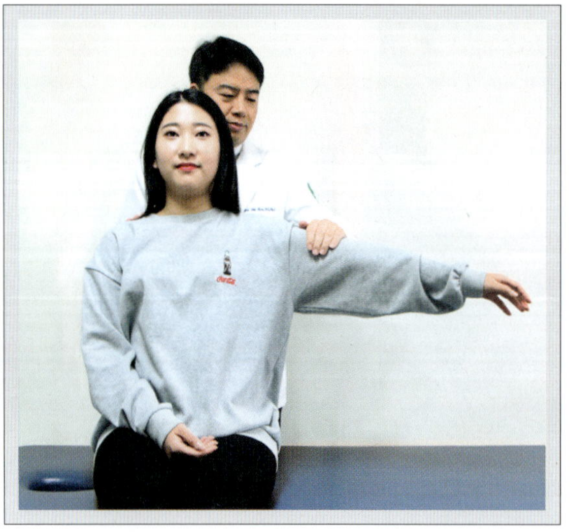

그림 8-3 어깨관절 벌림 저항운동

(4) 수동운동

수동운동(passive exercise)은 이완수동운동, 신장운동, 도수교정운동(강제수동운동)으로 나눌 수 있다.

① 이완수동운동

이완수동운동(relaxed passive exercise)은 근육의 힘을 완전히 뺀 이완 상태로 치료사나 보조기구의 도움을 받아 시행하는 운동으로, 관절가동범위 내에서 통증을 유발하지 않도록 실시한다.

② 신장운동

신장운동(stretch exercise)은 환자의 근력과 상관없이 단축 또는 구축된 연부조직의 가동성을 회복하기 위해 실시하는 운동이다(그림 8-4).

③ 도수교정운동

도수교정운동(passive manipulative exercise)은 주로 관절가동범위를 증가시키기 위해 시행하며, 치료사의 손을 이용하여 지속적이고 신중한 힘 또는 강하고 빠른 힘을 적용하여 실시하는 운동이다(그림 8-5).

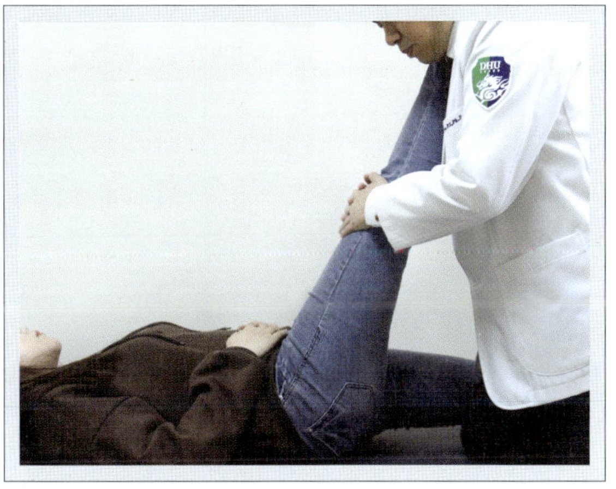

그림 8-4 넙다리뒤근육 신장운동

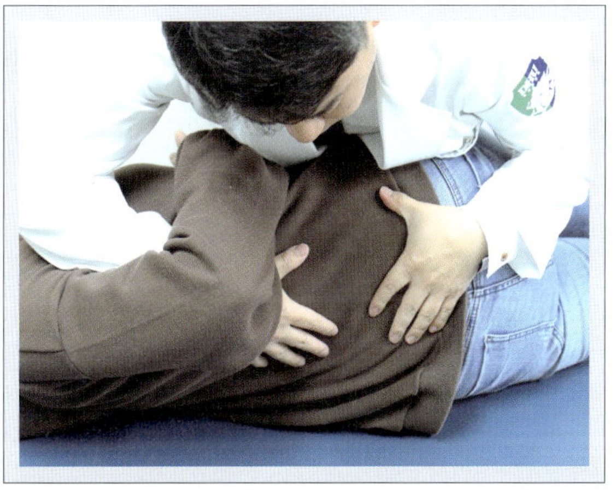

그림 8-5 허리뼈 도수교정운동

(5) 반사운동

의식적인 동작은 모두 대뇌겉질을 거쳐 나타나지만 일상생활을 하다 보면 무의식적으로 일어나는 동작도 많이 볼 수 있다. 무의식적으로 나타나는 운동을 불수의운동이라고 하며 자동적, 방어적, 습관적, 반복적 운동형태를 나타낸다. 치료사의 적절한 자극을 통해 이러한 반사운동(reflex exercise)을 유발하여 자세유지 및 운동촉진을 적용할 수 있다(그림 8-6).

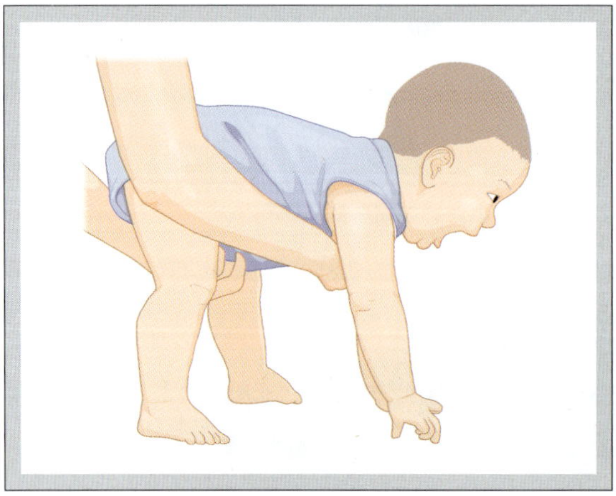

그림 8-6 반사운동

(6) 유산소운동

유산소운동(aerobic exercise)은 주로 지구력 강화나 신진대사 증진을 위해 시행되는 운동이며 신체의 심장혈관계 향상을 목적으로 하는 운동이다. 대표적인 유산소운동은 걷기, 달리기 등이다.

(7) 움직임 재교육 및 기능적 훈련

중추신경계 기능이상 환자에게 주로 적용한다. 중추신경계손상 환자는 인지, 감각, 운동 등 다양한 영역에서 문제가 발생하는데 이런 문제를 적용하기 위해 시행하는 운동을 움직임 재교육 및 기능적 훈련(movement reeducation & functional training)이라고 한다. 대표적으로 고유수용성 신경근촉진법(proprioceptive neuromuscular facilitation, PNF), 보바스 접근법, 루드 접근법, 브룬스트롬 접근법 등이 있다.

2 물리적 인자치료

1) 전기치료

전기치료(electrotherapy)는 전기자극을 신체에 통전시켜 원하는 신체반응을 유도하여 통증감소, 부종감소, 근력증진, 근육이완 및 상처치유 촉진 등 물리치료 분야에서 다양하게 적용되고 있다. 치료목적에 따른 전기치료 분류는 다음과 같다.

(1) 통증조절 전기치료

전기치료는 통증조절을 위한 목적으로 사용되어 왔다. 통증감소의 이론적 기전은 관문조절설, 내재성 아편물질분비 등이 있으며, 전기치료 장비로는 경피신경자극치료기(transcutaneous electrical nerve stimulation, TENS)(그림 8-7), 간섭파전류치료기(ICT)(그림 8-8), 고전압맥동전류자극기(high voltage pulsed current stimulation, HVPS), 미세전류치료기(micro-current electrical neuromuscular stimulation, MENS) 등이 있다.

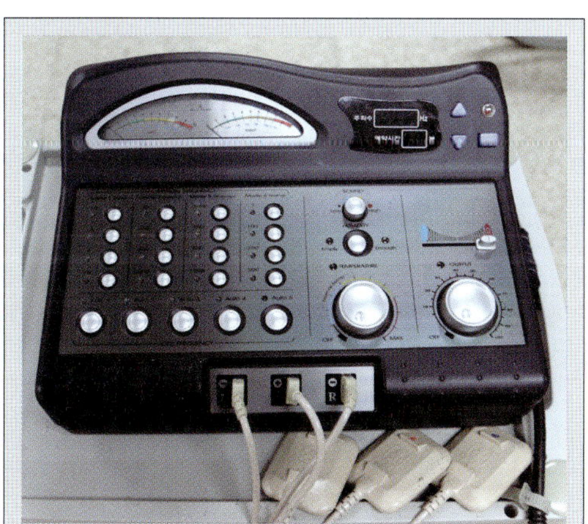

그림 8-7 경피신경자극치료기

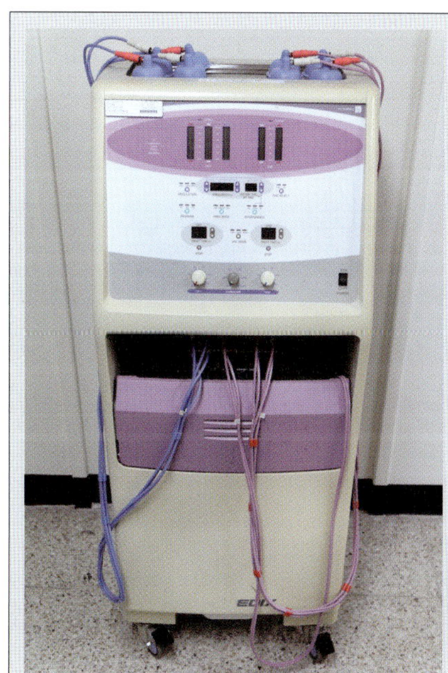

그림 8-8 간섭파전류치료기

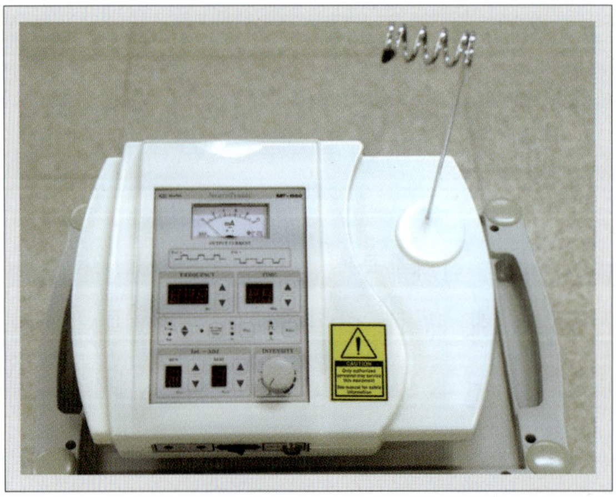

그림 8-9 전기자극치료기

(2) 운동조절 전기치료

일정한 양의 전류가 통전되면 신체 내의 흥분성 조직인 신경과 근육이 전기자극에 반응한다. 전기를 통한 인위적인 근수축은 무용성 위축을 방지하는 데 효과적이다. 탈신경근 전기자극으로는 전기근육자극(electrical muscle stimulation, EMS) 또는 전기자극치료(electrical stimulation therapy, EST)가 사용되고 신경지배근 전기자극으로는 신경근전기자극(euromuscular electrical stimulation, NMES), 기능적 전기자극(functional electrical stimulation, FES) 등이 사용된다(그림 8-9).

(3) 조직치유 전기치료

전기자극이 조직 상처 자체를 치유하지는 못하지만 조직이 치유될 수 있는 적절한 환경을 만들어 주는 역할을 한다. 전기치료 장비로는 고전압맥동전류자극기, 미세전류치료기, 초음파치료기(그림 8-10), 극초단파치료기(그림 8-11) 등이 있다.

(4) 심부투열치료

전류가 통전되어 발생하는 열효과는 통증감소에 효과적이다. 전기치료 장비로는 고주파심부투열치료기, 초음파치료기, 극초단파치료기 등이 있다.

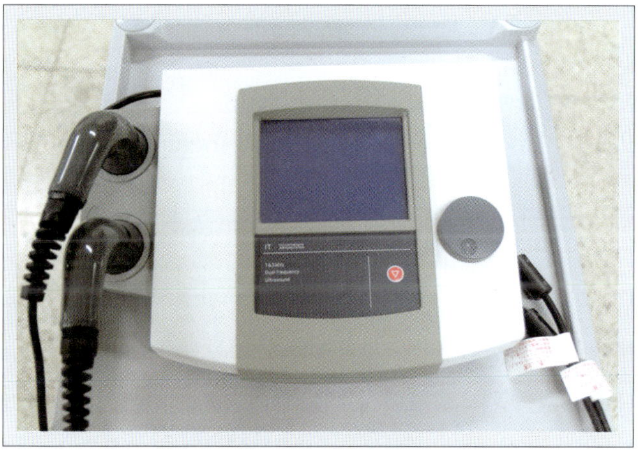

그림 8-10 초음파치료기

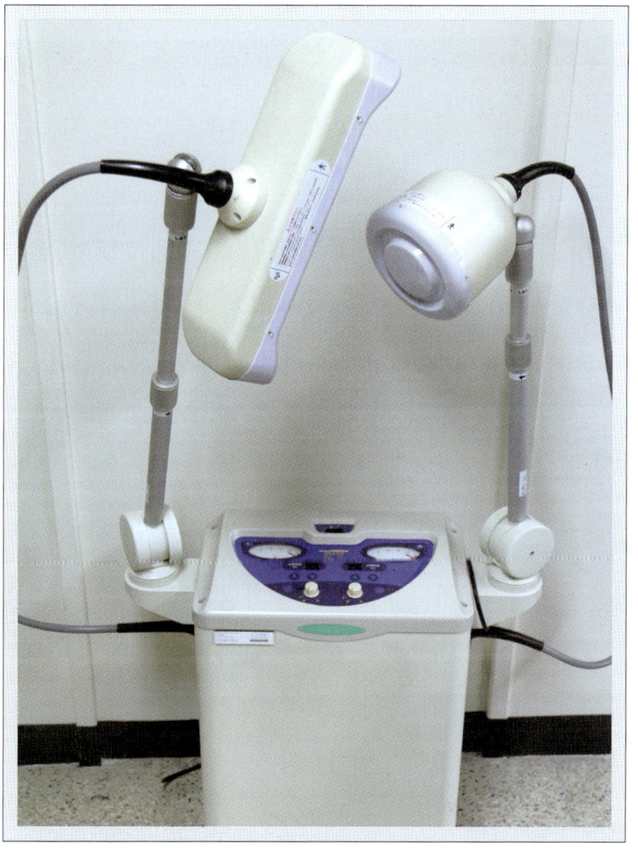

그림 8-11 극초단파치료기

2) 광선치료

다양한 장비에 의해 발생되는 자외선, 가시광선, 적외선, 레이저 등의 광선을 이용하여 질병을 치료하는 것을 광선치료(phototherapy)라고 한다.

(1) 자외선

자외선(ultraviolet ray)은 가시광선 중 보라색 파장보다 짧은 파장대의 광선으로 피부에서 화학반응을 일으키는 효과를 치료적으로 이용하는 것이다. 자외선을 분류하면, UVA는 파장의 길이가 315~400nm인 긴 파장의 자외선이며 치료용으로 가장 많이 이용되고 비타민D를 형성한다. UVB는 파장의 길이가 280~315nm인 자외선으로 국소조사용이나 수술실의 소독용 등으로 이용된다. UVC는 파장의 길이가 200~280nm인 짧은 파장의 자외선이며, 태양광선의 UVC 파장의 광선은 주로 오존층에서 흡수되며 살균작용이 가장 강하다.

자외선을 발생시키는 매질의 종류로는 수은증기램프, 탄소방전등, 크로마이어램프, 형광튜브 등이 있다.

(2) 적외선

적외선(infrared ray)은 열을 가진 모든 물질에서 발생되는데, 태양은 적외선의 가장 중요한 광원이다. 태양광선의 60%는 적외선으로 구성되어 있으며, 약 760~1,000nm의 전자파이다. 파장에 따라서 원위적외선과 근위적외선으로 구분된다. 적외선에 의한 전도열은 신체 표층에 국소적으로 혈액순환을 증가시켜 국소적인 통증감소 효과가 있다.

① 원위적외선

원위적외선은 장파적외선이라고도 하며 가열된 모든 물체는 원위적외선이 방출된다. 1,500~15,000nm의 파장으로 인체 조사 시에 표층 0.1~3mm 이내에서 흡수되어 열로 전환된다. 원위적외선이 흡수되는 층에 온도감각수용기가 분포하여 원위적외선은 근위적외선보다 뜨겁게 느껴진다.

② 근위적외선

근위적외선은 단파적외선이라고도 하며, 빛을 내는 모든 물체에서 근위적외선이 방출된다. 770~1,500nm의 파장으로 인체 조사 시에 10~30mm까지 침투되어 근위적외선, 가시광선, 원위적외선, 근위자외선, 원위자외선 순으로 인체에 가장 깊이 침투한다.

(3) 레이저

유도방출에 의한 광증폭장치(light amplification by the stimulated emission of radiation, LASER)의 약자로 외부에서 에너지를 레이저 매질에 넣어 주면 매질에서 빛이 발생한다. 이때 발생하는 빛이 거울과 부분거울로 구성된 공진기 안에서 유도방출(stimulated emission)을 일으켜 증폭되어 강력한 레이저광선이 된다. 레이저의 생리적 효과는 ATP 합성 증가에 따른 치유효과를 극대화하며 세포막의 투과성을 향상시켜 세포막전위의 정상화를 촉진하고 콜라겐 생산을 증가시켜 상처치유를 돕는다(그림 8-12).

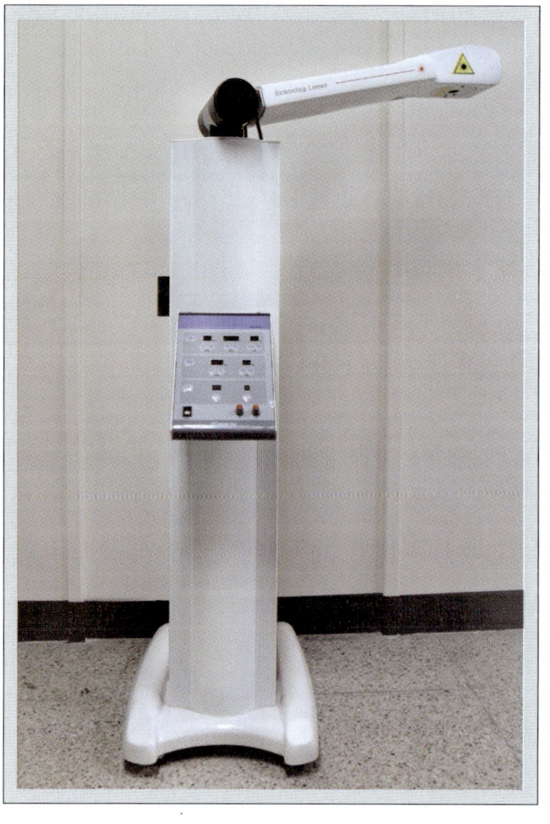

그림 8-12 레이저치료기

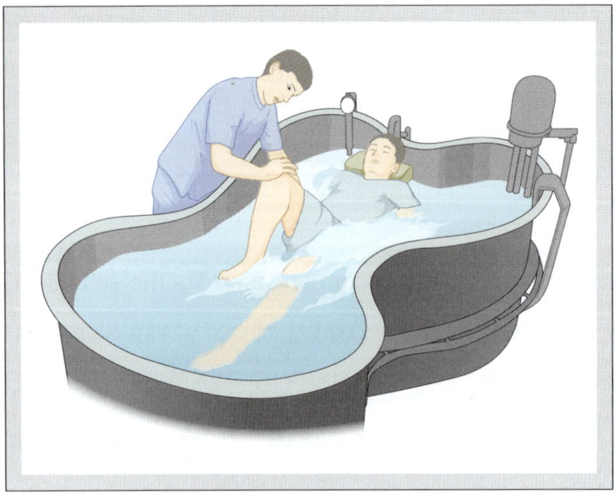

그림 8-13 하버드탱크

3) 수치료

수치료(hydrotherapy)는 물의 온도나 강도를 이용하여 치료하는 것으로 온열치료와 냉치료로 구분할 수 있다. 수치료의 효과는 열 및 기계적 효과에 의해 나타나는데, 열효과는 물의 온도에 의해 발생하고 기계적 효과는 물의 회전이나 압력, 분사, 마찰 등을 적용하여 발생시킬 수 있다. 이러한 자극효과를 통해 진정, 강장, 발한, 진통효과 등을 얻을 수 있다.

수치료의 종류에는 온습포, 침수욕, 와류욕(whirpool), 하버드탱크(그림 8-13), 파라핀욕, 한랭치료 등이 있다.

4) 수중물리치료

수중물리치료(aquatic physical therapy)는 수중운동과 물리치료가 결합된 형태로 부력을 이용해 최소한의 근수축으로 지상에서보다 많은 움직임을 조기에 시작할 수 있는 치료법이다. 미국물리치료사협회는 1992년부터 수중물리치료 분과를 설립하여 발전시켜 왔다. 수중물리치료의 종류는 다음과 같다.

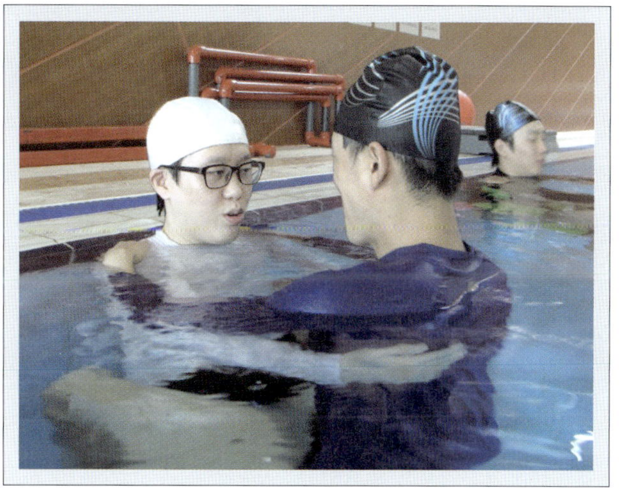

그림 8-14 할리윅기법

① 할리윅기법

할리윅기법(Halliwick method)은 1949년 영국 런던에 있는 할리윅(Halliwick) 장애인 여학교에서 James McMillan에 의해 장애인이 부력 보조기구를 사용하지 않고 독립적이고 안전하게 수영을 할 수 있도록 개발되었다. 그 후 McMillan과 동료 물리치료사들이 수중특수치료(water specific therapy)를 추가시켜 수중물리치료로 발전시켰다. 할리윅기법의 핵심내용은 Halliwick 10 point program으로 수중에서 자세조절을 위한 정신–감각–운동학습 단계이다(그림 8–14).

② 바드라가즈기법

바르라가즈는 스위스의 작은 도시로 주위에 자연온천이 많은데, 이러한 온천이 1930년대에 운동을 위해 사용되기 시작하였다. 바드라가즈기법(Bad Ragaz method)은 몸통과 팔다리의 안정성을 증진시키고 저항운동을 하는 것이다. 목, 골반, 발목에 내측튜브 또는 고리(ring)를 착용시키기 때문에 ring method라는 이름이 붙었다. 1967년 Bridget Davis가 ring method와 고유수용성 신경근촉진법(PNF)을 결합하여 계속 발전시켜 현재는 할리윅기법과 더불어 수중물리치료의 대표적인 기법으로 사용되고 있다.

③ 아이치

아이치(Ai-Chi)는 일본의 Jun Konno가 개발하였으며 수중에서 능동운동을 통하여 인체 경락의 흐름을 원활하게 하려는 기법이다. 단순한 운동으로 깊은 호흡과 팔, 다리 등의 느린 움직임을 통한 이완운동이며 경락스트레칭이라고 할 수 있다.

④ 와츠

와츠(watsu)는 대표적인 수중 근이완기법 중 하나로 1970년대 후반 미국인 Harold Dull에 의해 개발되었다고 알려져 있다. Water(물)와 shiatsu(지압)라는 일본식 영어 단어가 합성되어 만들어진 것으로 온수에 사람을 띄워 신장(stretching)과 운동(moves)을 적용하는 것으로 시작하였다.

3 보조기 및 의지학

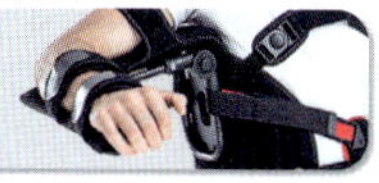

1) 보조기

보조기(orthosis)는 정형외과적 질환이나 신경계 질환으로 인하여 환자의 기능이 손상되거나 장애가 있을 때 움직임을 보조하거나 제한하기 위해 사용하는 도구를 말한다. 보조기의 기능상 착용목적으로는 체중부하를 돕고, 변형을 교정하고 예방하며, 불수의적인 움직임을 조절할 수 있게 하는 것이다. 변형된 부분을 교정하기 위해 사용하는 보조기는 3점 원리를 활용하는데, 한 지점의 압력과 다른 두 지점 이상의 반대압이 있어야 한다는 것이다(그림 8-15).

보조기 적용 시 지켜야 할 원칙으로는 필요한 기간 동안만 사용하도록 해야 하며, 일상생활에서 기능적이고 편안하게 움직일 수 있도록 허용되어야 하며, 보조기의 관절중심과 신체의 관절중심을 부위별로 적절히 설정하고, 미관상 보기 좋아야 한다는 것이다.

보조기의 종류는 적용하는 부위인 팔, 다리, 척추별로 다양하다.

(1) 팔 보조기

어깨팔꿉관절 보조기(shoulder elbow orthosis, SEO), 팔꿉관절 보조기(elbow orthosis, EO), 손목과 손 보조기(wrist hand orthosis, WHO), 손 보조기(hand orthosis, HO) 등이 있다(그림 8-16).

(2) 다리 보조기

엉덩무릎발목발 보조기(hip knee ankle foot orthosis, HKAFO), 무릎발목발 보조기(knee ankle foot orthosis, KAFO), 발목발 보조기(ankle foot orthosis, AFO), 무릎관절 보조기(knee orthosis, KO) 등이 있다(그림 8-17). 무릎을 기준으로 아래쪽을 보조하는 것은 짧은다리 보조기(short leg brace), 무릎 위쪽까지 이어진 것은 긴다리 보조기(long leg brace)라고 한다.

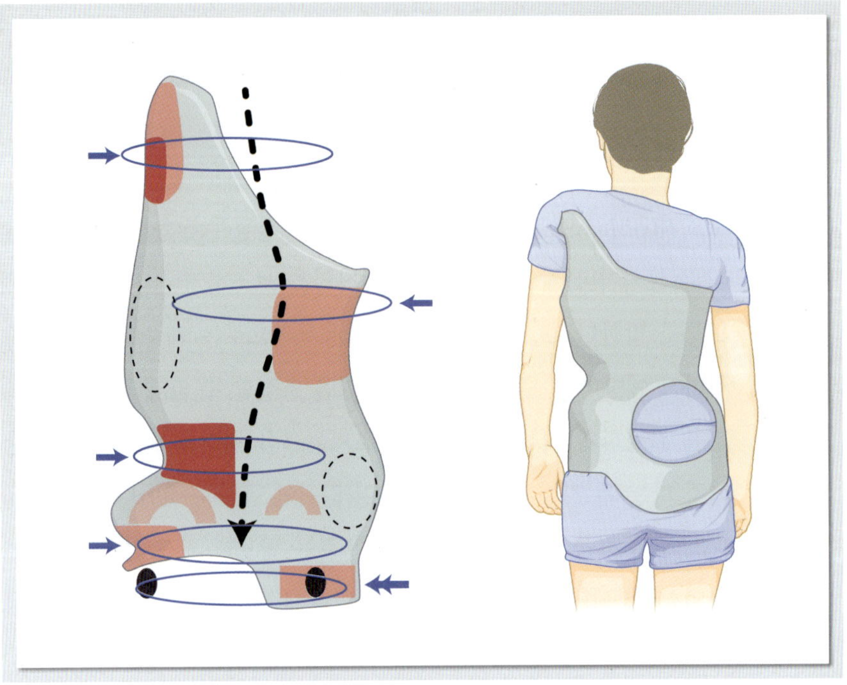

그림 8-15 3점 원리를 이용한 측만증 보조기

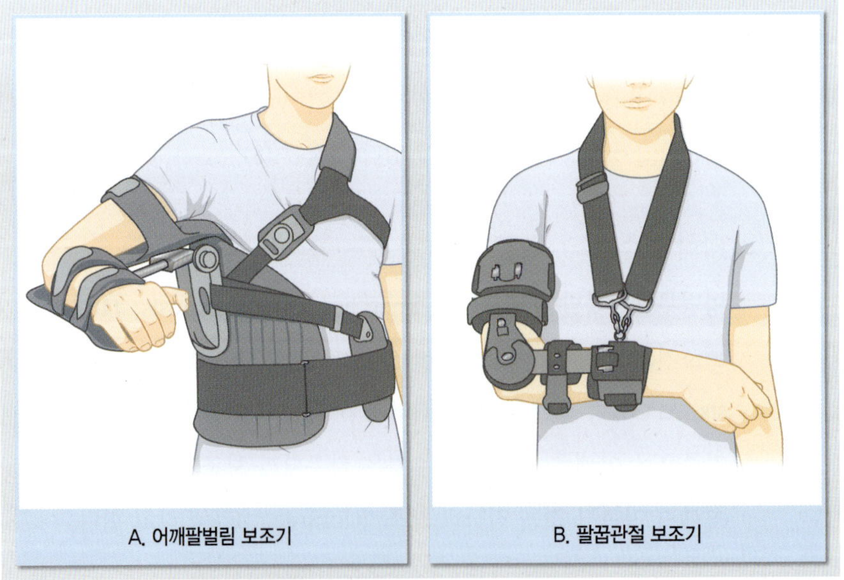

그림 8-16 팔 보조기의 종류

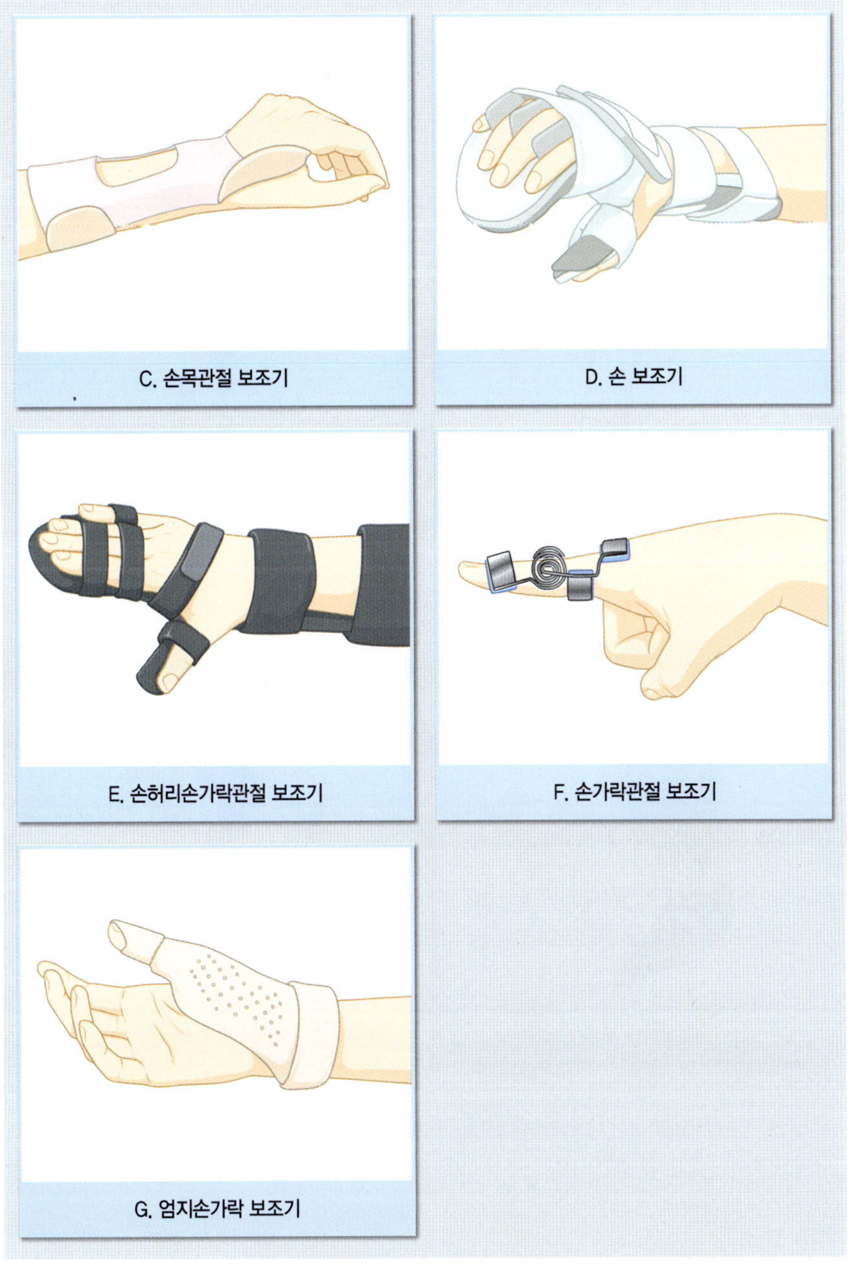

그림 8-16 팔 보조기의 종류(계속)

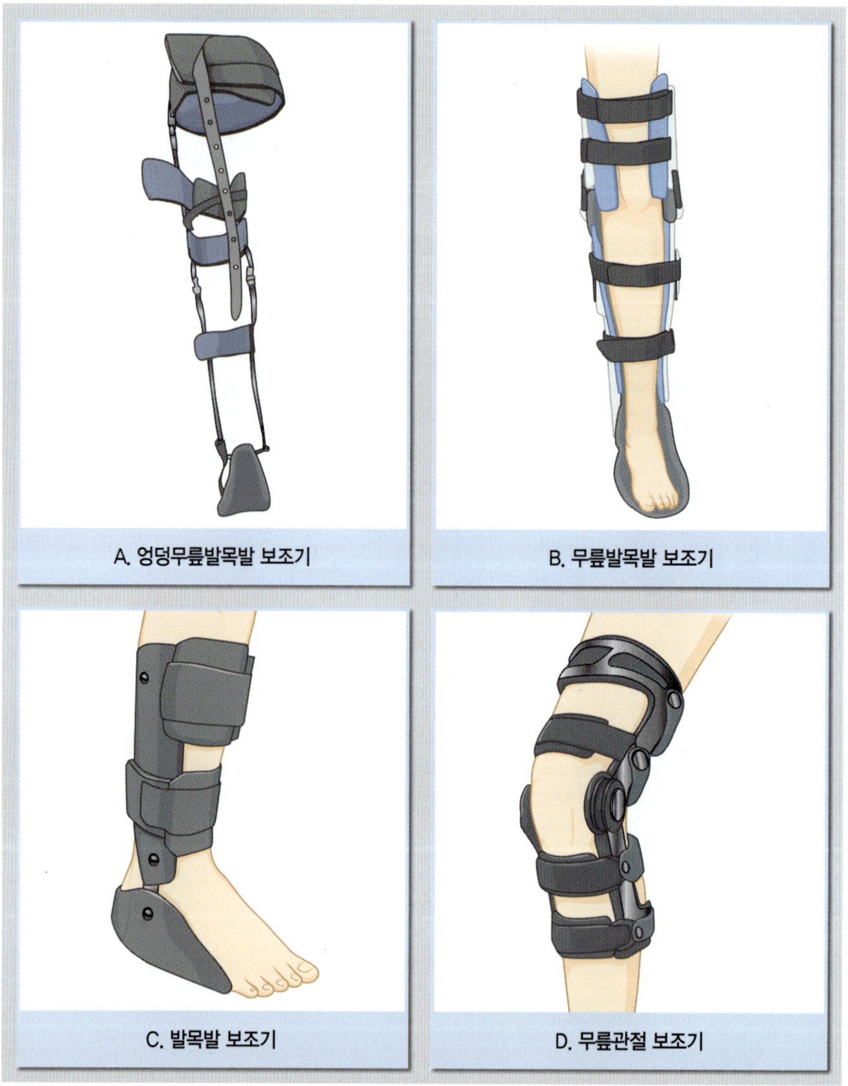

그림 8-17 다리 보조기의 종류

(3) 척추 보조기

재질에 따라 연성척추 보조기(flexible spinal orthosis)와 경성척추 보조기(rigid spinal orthosis)로 나뉘고, 사용부위에 따라 목 보조기(cervical orthosis), 가슴허리엉치 보조기(thoracolumbosacral orthosis, TLSO), 허리엉치 보조기(lumbosacral orthosis), 엉치관절 보조기(sacral orthosis)로 나뉜다(그림 8-18).

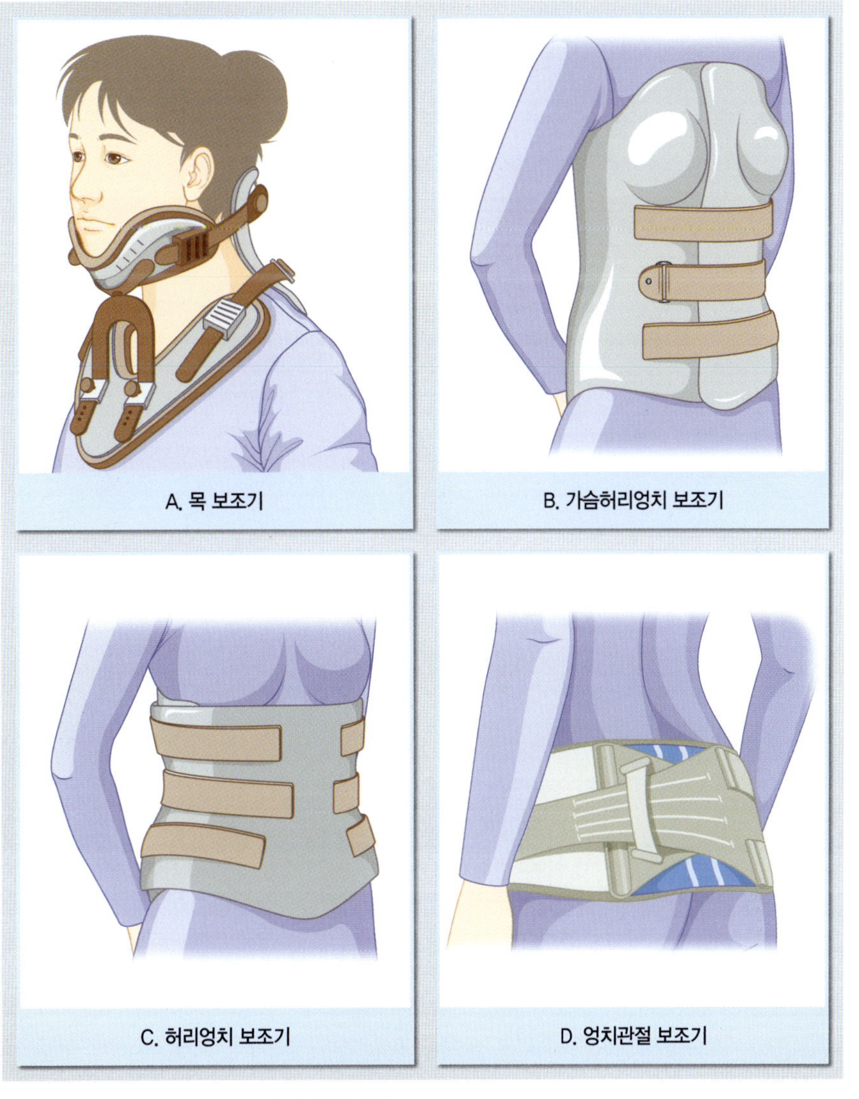

그림 8-18 척추 보조기의 종류

2) 의지학

의지(prosthesis)는 팔다리 부위의 선천적 결손, 사고 혹은 질병으로 인한 절단으로 인해 일부 혹은 전체 부위가 제거되었을 때 사용하는 인공적인 팔다리를 말한다. 의지학은 의지의 종류 및 기능에 대해 연구하는 학문으로 정의한다. 의지의 종류는 팔 의지와 다리 의지가 있다.

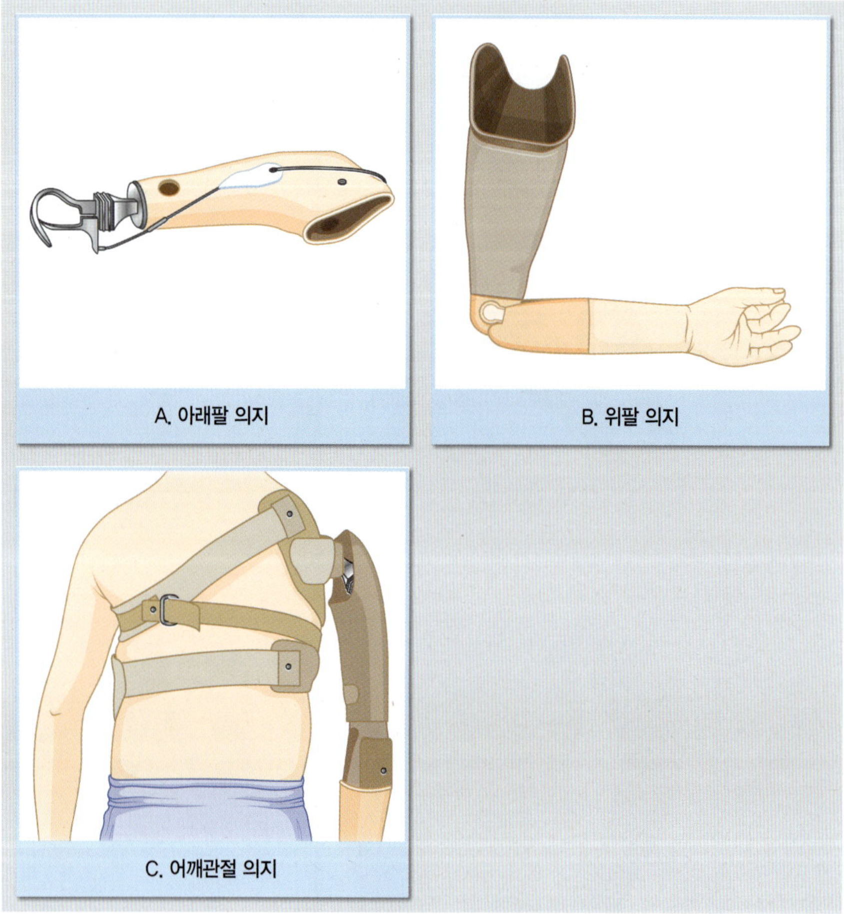

그림 8-19 팔 의지의 종류

(1) 팔 의지

팔 의지는 절단부 위치에 따라 아래팔 의지, 위팔 의지, 어깨관절 의지로 나눌 수 있다(그림 8-19).

(2) 다리 의지

다리 의지는 크게 무릎을 기준으로 무릎 위 의지와 무릎 아래 의지로 나누며 발목관절이나 무릎관절, 엉덩관절 절단, 골반절반 절단 시 착용하는 의지로 구분할 수 있다(그림 8-20).

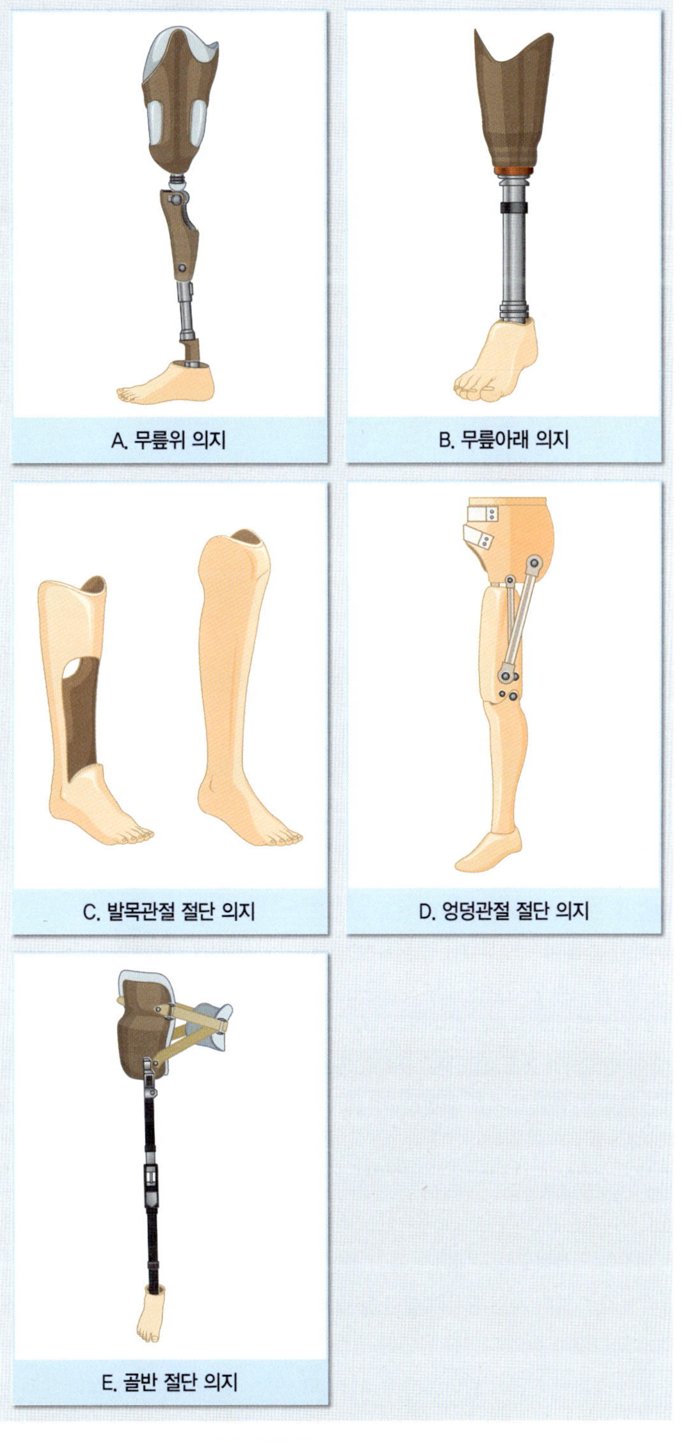

그림 8-20 다리 의지의 종류

임상사례 물리치료 중 골절이 의심될 때

사례

저희 아버지는 얼마 전 뇌병변으로 수술을 받으신 후, 현재 우측 편마비 증세의 호전을 위해 재활병원에서 입원치료를 받고 계십니다. 어느 날 병원을 방문하였는데 아버지의 오른쪽 무릎이 심하게 부어있는 것이 보여 의사에게 말했더니, 별 문제는 없고 무릎연골이 많이 닳아서 그렇다고 했습니다.

그러던 중 두 달이 지난 시점까지 무릎이 계속 부어있어 항의하니, 병원에서도 이미 알고 있으며 예의주시하고 있다고 답하면서, 아마도 무릎골절 때문에 그럴 수도 있다고 합니다. 아무래도 물리치료사의 무리한 관절운동으로 그 과정에서 발생된 것 같은데 병원측에서는 모르쇠로 일관하고 있습니다.

해결방안은 없는지요?

의료중재원 답변

안녕하세요? 의료중재원입니다.

골절상이나 타박상을 입었을 때 그 회복에 있어서 오랜 시간이 걸리게 되고 그 과정에서 필요한 것이 물리치료입니다.

물리치료란 굳어버린 근육을 다양한 방법을 이용해 원래의 상태로 풀어주는 효과를 가진 치료법으로 많은 분들이 받고 계신데요. 하지만 이러한 물리치료 중 골절이 의심됨을 발견했다면 어떻게 대처할 수 있을까요?

참고 판례

서울중앙지법 2012.5.15. 선고 2011가합41920판결

낙상 고위험군 환자이므로 특히 낙상사고를 주의하여야 하고 낙상사고를 예방하는 방법 등에 관하여 교육하였다거나 낙상위험에 대한 안내문을 교부하였다고 보이지 않는 점을 보태어 보면, 피고병원 의료진은 망인을 낙상 고위험군 환자로 분류하고 망인과 보호자에게 낙상사고의 위험성, 낙상사고를 예방하는 방법과 만일의 상황에 대비하여 보호자인 원고 이○○가 망인의 곁을 떠나지 않을 것을 교육하여야 함에도 이러한 낙상사고 예방을 위한 조치를 취하지 아니하고 만연히 원고 이○○의 귀가를 허락한 과실이 있다고 봄이 상당하다.

무릎부종의 원인에 대하여 의학적으로 규명하는 것이 선행되어야 할 것입니다.

무릎부종은 관절내의 문제로 물이 차는 경우와 심한 운동 자극 등으로 슬개골의 손상, 외부 충격에 의한 외상, 염증으로 인해 관절액의 과다분비 등의 다양한 원인이 있습니다. 우선 환자의 정확한 상태를 파악하는 것이 중요하므로 영상촬영을 통한 정확한 진단을 받아보시기 바랍니다. 또한, 환자와 같이 병상에 오래 누워있는 환자의 경우에는 골다공증으로 인하여 운동치료 시 약한 힘으로도 골절이 발생되는 경우가 종종 생기므로, 무릎부종의 원인을 찾은 후, 그 결과에 따라 병원과의 합의 또는 의료중재원과의 상담을 통해 해결방안을 모색해 보시기 바랍니다.

출처: 한국의료분쟁조정중재원(2017)

참고문헌

- 강정일 외(2017). 물리의학개론. 대학서림.
- 김용남 외(2015). 물리치료학개론 2판. 대한나래출판사.
- 김원호 외(2014). 물리치료개론. 정담미디어.
- 물리치료학개론 편찬위원회(2014). 물리치료학개론 2판. 범문에듀케이션.
- 박지환 외(2013). 물리치료학개론 2판. 현문사.
- 정형국 외(2012). 물리치료학개론. 수문사.

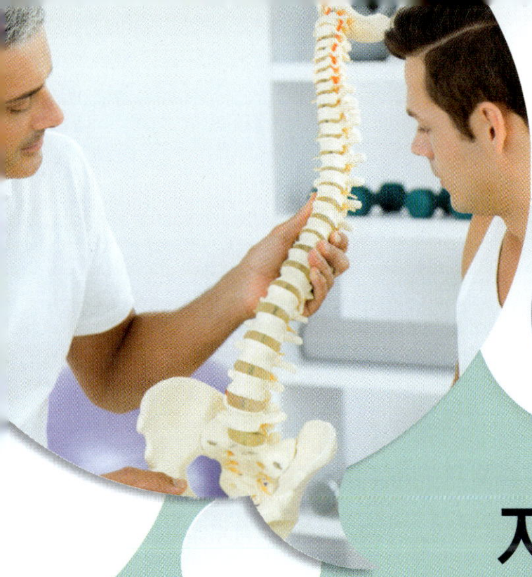

09 지역사회 물리치료

학습목표

1. 지역사회중심재활에 대해 설명한다.
2. 지역사회 물리치료에 대해 설명한다.
3. 가정방문 물리치료에 대해 설명한다.
4. 건강증진사업에 대해 설명한다.
5. 산업체 물리치료에 대해 설명한다.
6. 학교 물리치료에 대해 설명한다.

핵심용어

- 지역사회중심재활(community-based rehabilitation, CBR)
- 지역사회 물리치료(community-based physical therapy)
- 가정방문 물리치료(home visiting physical therapy)
- 건강증진(health promotion)

1 지역사회중심재활

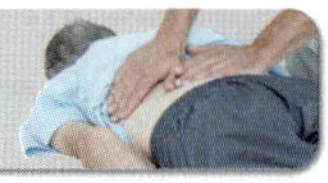

지역사회중심재활(community-based rehabilitation, CBR)은 세계보건기구가 1980년 저개발국과 개발도상국의 심각한 질병의 예방과 재활의료를 위해 지침을 만들어 보급한 것이다. 장애인의 재활을 장애인 본인, 가족, 이웃과 지역사회 주민들이 서로 이해하고 협력하여 장애인 재활문제를 공동 대처하고 해결해 보자는 취지에서 생긴 이론으로, 모든 장애인 재활, 기회의 균등, 사회적 포함을 위한 보편적인 지역사회 개발 안에서의 전략을 지역사회중심재활이라 한다.

세계보건기구(WHO)에서는 지역사회중심재활의 목표를 다음과 같이 제시하였다.

첫째, 지역사회주민에게 재활의 이해 및 책임의식을 고취시키고 자조 및 자립의 의지를 강화시킨다.

둘째, 치료교육 및 직업훈련과 관련된 기술이나 방법 중 쉽게 받아들일 수 있으면서도 학습 효과가 있는 영역을 전수시켜 스스로 문제를 해결할 수 있는 기회를 제공한다.

셋째, 지역사회가 가지고 있는 인력을 자원화하여 재활에 참여시키고 각종 기관 및 단체의 하위체계(의료, 교육, 사회, 심리)를 프로그램에 연계 및 활용한다.

1) 지역사회 재활의 필요성

지역사회 재활사업은 지역사회의 변화를 목적으로 장애인이나 그 가족 그리고 지역사회 내의 준전문가가 일반화된 기술을 바탕으로 지역사회 내에 이미 존재하는 다양한 서비스의 협력체계를 구축하여 여러 분야의 통합된 서비스를 제공함으로써, 장애인이 사회의 한 구성원으로서 만족스럽게 참여할 수 있도록 하기 위한 프로그램이다.

우리나라는 노인인구 증가에 따라 65세 노인인구 비율이 1990년 5.1%, 2000년 7.2%, 2008년 14.3%, 2016년 20.8% 증가되었다. 유엔(UN) 기준에 따른 전체 인구 중 65세 이상 노인인구 7~14%의 고령화시대에 진입하였다. 또한 산업재해, 교통사고로 인한 중도 장애인이 증가하고, 퇴행성 및 신경계 질환자가 늘어나 장애인의 수는 빠르게 증가하고 있다. 장애인의 수적 증가로 인해, 지역사회 재활사업의 필요성 또한 커지고 있다. 장애인의 70%가 지역사회 수준에서 해결할 수 있는 문제이므로 지역 내 보건의료관련 전문가와 장애인복지 및 노인복지에 관련 있는 재활 팀의 접근이 요구된다.

지역사회 재활의 참여기관 역할은 보건소, 장애인복지시설, 특수학교 등에서 제공된다. 보건소는 지역사회 중심의 장애예방 및 조기발견, 재활치료, 장애인의 건강증진, 가족지지, 지속적 관리체계를 증진시키는 지역사회 중점 재활 사업의 핵심기관이다.

2) 지역사회 서비스 및 건강증진

지역사회 서비스는 건강과 관련된 광범위한 서비스를 포함하고 있다. 급성기와 만성기의 의학적 치료, 질병예방과 건강증진서비스, 교육훈련(habilitation)과 재활(rehabilitation), 직접 및 간접서비스를 모두 지역사회 측면에서 제공한다. 이러한 측면의 지역사회는 실행을 위한 지리적 위치 이상을 의미하고 집단적 건강, 사회적 우선순위 그리고 일정한 양식에 의한 서비스 제공의 지향성을 포함하고 있다.

지역사회 모델은 가정, 직장, 지역사회기관에서 개인과 가족의 건강에 대한 요구에 책임을 갖는다. 이러한 지역사회 모델은 대상자와 치료가 지역사회에 반드시 필요한 부분이 되는 것을 목표로 한다.

지역사회 건강증진이란 "건강에 이바지하는 행동에 대한 교육적 · 사회적 · 환경적 지원을 조합한 것"이라고 Green과 Anderson이 정의하였다. 교육적 프로그램은 학교, 직장, 조직기관, 언론을 통하여 개인, 가족, 집단, 지역사회에서 지도하는 것이다. 사회적 접근은 건강과 건전한 상태를 지원하는 조직, 법률, 정치, 경제적 변화에 초점을 맞추는 것이다. 환경적 개입은 건전한 상태를 강화하는 환경인자를 최적화하여 건강을 손상시키는 환경조건을 감소시키는데 그 목적이 있다.

2 지역사회 물리치료

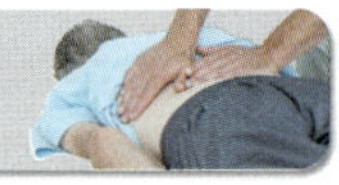

지역사회 물리치료란 지역사회 노인 및 장애인을 물리치료를 통해 독립적 일상생활활동과 지역사회의 적정 기능수준 향상에 기여하는 것을 목적으로 하는 과학적 실천이다. 물리치료의 실행은 도수치료, 운동치료, 자가운동프로그램, 물리적 인자치료, 일상생활활동, 복지용구의 사용과 주택개조, 교육, 사회적 참여 등이 포함된다.

상실된 신체기능 회복과 장애를 최대한 줄이고 기능손실을 막기 위해 지속적인 관리가 요구되는 대상자의 기능을 최대한 늘리는 방법은 아주 중요하며, 정신적 · 사회적 · 직업적 복귀를 통해 지역사회에서 생산적인 참여자가 되도록 하는 것을 목적으로 한다.

1) 지역사회 물리치료의 필요성

세계보건기구(WHO)에서는 지역사회 장애인들의 재활욕구를 1차 보건의료 수준인 지역사회중심재활사업을 통해 해결이 가능하다고 하였다. 이러한 지역사회중심재활사업에서 매우 중요한 영역이 물리치료이다.

우리나라 노인인구의 급격한 증가와 도시화, 산업화에 따른 선천적 · 후천적 장애인이 증가하면서 현대의 주요 보건의료의 요구는 만성 · 퇴행성 질병에 대한 관리 요구가 더 높아지는 것으로 변화되고 있다. 노인 및 장애인의 주요 문제점인 운동기능의 장애는 신체적 · 심리적 고통과 연결된다. 이러한 원인으로 의료수요는 계속 급증하고 있으나 현행 의료기관은 다양한 의료수요를 충족시키지 못하는 실정이다.

결국, 이들은 장기간의 입원과 반복적인 입 · 퇴원으로 인해 의료비의 상승 요인이 되거나, 아니면 방치된 상태로 두어 가정과 사회의 문제로 대두되고 있다. 이로써 정작 입원치료가 필요한 급성 환자들이 장기간 대기 상태에 있어 병원의 병상 회전율이 저하되고 경영수지 악화로 이어지고 있다. 또한, 이러한 문제는 의료보험의 만성적 재정적자와 환자 가족의 심리적 · 경제적 어려움을 동반하게 된다.

현재 우리나라의 경우, 병원 입원을 대신할 새로운 대안으로 급성기 이후 만성기 질환자를 위한 가정방문 의료서비스 제도인 가정간호사 제도가 대안으로 제시되고 있다. 지역사회 물리치료는 급성기 이후 질환자를 대상으로 일상생활수행능력에 제한이 있는 사람에게 일상적인 재가의료서비스를 제공하여야 한다.

이러한 문제점을 해결하기 위해 기본적인 물리치료가 제도화되고 정착된다면 장기적인 관리를 필요로 하는 지역사회 물리치료 대상자들은 경제적인 부담 없이 가정이라는 안정된 분위기에서 병원과 연계된 지속적인 서비스를 받을 수 있을 것이다. 지역사회 물리치료는 지역사회 의료기관, 보건소, 사회복지기관, 학교 등의 관련단체와 긴밀한 협조를 맺고 상호작용을 하며 지역사회 재활욕구를 충족시켜 지역사회 주민, 노인, 장애인의 건강증진을 도모할 수 있다.

2) 지역사회 물리치료의 대상

- 첫째, 지역사회는 지정학적 지역사회(시, 군, 구 단위)가 대표적이며 지역사회의 결속 유형에 따라 매우 다양하다.
- 둘째, 집단 · 조직 시설은 학교, 산업체, 복지시설 또는 특정 질환을 가진 대상자 집단 등이다.
- 셋째, 가족은 사회를 구성하는 기본단위 및 포괄적 의미이다.
- 넷째, 개인은 가족이나 집단과 관련된 개인을 의미한다.

3) 지역사회 물리치료의 행위

물리치료란, 우리 주위에 있는 물리적 현상(전기, 광선, 물, 운동에너지 등)을 치료에 응용함으로써 장애인 또는 물리치료 서비스 대상자의 재활을 도와 독립적 일상생활활동 능력을 최대한 개발시켜 사회의 독립된 한 구성원으로 생활할 수 있도록 돕는 전문적인 영역이라고 할 수 있다. 물리치료 서비스 대상자는 일반적으로 이동에 많은 불편을 가지고 있다. 따라서 그들이 생활하고 있는 가까운 지역사회 내에서 물리치료 서비스를 접할 수 있도록 물리치료 서비스 체계를 갖추어야 한다.

4) 지역사회 물리치료의 실무 범위

지역사회 물리치료는 의료 취약집단의 의료재활(가정방문 물리치료) 요구가 반영된 사업, 지역사회 자원활용으로 가능한 재활사업, 노인인구 증가와 만성 퇴행성 질환의 증가로 건강증진과 질병예방 차원의 1차 예방에 중점을 둔 사업, 산업체 질환의 증가로 인한 건강증진 사업프로그램, 사회복지시설의 재활사업, 특수학교 재활의료사업 등의 범위를 말한다.

5) 지역사회 물리치료사의 역할

지역사회 물리치료사는 개인, 가족, 집단을 포함한 지역사회 단위를 대상으로 재활의료관리, 물리치료, 질병 및 사고예방과 건강증진 등의 모든 재활의료수준 범위 내의 물리치료 단계에서 광범위한 역할을 수행하여야 한다. 실무현장에는 보건소, 노인복지시설, 지역공단산업체, 방문물리치료, 특수학교, 사회복지기관, 각종 건강센터 등에서 각각의 실무현장의 특성에 따라 다양하게 물리치료를 적용할 수 있다.

3 가정방문 물리치료

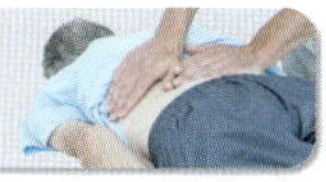

가정방문 물리치료는 뇌신경계 질환으로 발생될 수 있는 운동장애, 뼈대계 질환으로 인한 장애 또는 만성 · 급성질환으로 인해 병원에서 급성치료를 종료한 이후 일상생활수행능력에 제한이 발생한 노인에게, 의사의 처방 및 진단에 따라 재가서비스를 제공하여 신체능력을 향상시키고 회복을 통해 일상생활능력을 최대화 시킨다.

이를 통하여 가족 간의 유대를 강화하고, 가능한 범위 내에서 치료비용을 절감하게 한다. 환자의 가정을 방문하여 주택개량에 필요한 설계를 조언하고 필요로 하는 각종 의료보장구 등의 대여 및 제작, 구매 등을 알선해주고 자가 치료법 등의 의료재활, 직업재활, 심리재활 등을 설정하여 환자 및 보호자의 교육과 치료를 제공하는 역할을 담당한다.

1) 가정방문 물리치료의 필요성

성공적인 재활서비스 제공을 위해서는 다양한 보건전문 분야의 참여가 요구된다. 일반적으로 의사, 물리치료사, 작업치료사, 언어치료사, 심리치료사, 간호사, 사회사업가, 직업상담사, 보조기공학사 등이 재활 팀에 포함된다. 물리치료사는 지역사회중심재활에서 재활 팀과 함께 여러 분야에 걸친 접근방법을 이용하여 환자와 보호자에게 장애를 관리하기 위한 치료 및 교육을 한다. 이를 통해 독립적 생활에 적합한지에 대해 주거환경을 평가하고, 환경을 변화시키고 보조도구를 제공하는 역할을 한다.

가정방문 물리치료는 노인 및 장애인 가정을 방문하여 치료를 중심으로 가족구성원의 요구와 생활환경에 따르는 것이 중요하다. 또한, 가족과 자원봉사자 교육을 위해 지역 내에 자원을 확보하고 참여시키는 것도 매우 중요하다.

만성질환자는 일상생활활동, 이동성, 운동성, 사회성, 지각 · 인지 · 심리적 일상생활에 필요한 물리치료를 요구하고 있다. 물리치료사는 지역사회 보건 네트워크에서 환자와 가족들이 독립적으로 생활할 수 있도록 돕는 데 중요한 역할을 담당할 필수 인력으로 활동한다.

표 9-1 가정방문 물리치료의 대상

영역	질병
뼈대계물리치료	골절 후 운동장애 및 기능장애, 관절염, 염좌, 오십견, 척추측만증, 골반 및 척추 변형, 자세교정, 스포츠 손상 중 관절 및 인대손상, 퇴행성 질환
신경계물리치료	신경마비, 뇌졸중, 말초신경병변, 척수손상, 뇌손상, 기타 각종 신경질환
소아물리치료	뇌성마비, 소아마비, 신천성 기형의 교정
흉부물리치료	수술 전·후 호흡운동, 심장 및 허파질환의 호흡운동 등
부인과 물리치료	출산 전·후 물리치료 등

2) 가정방문 물리치료의 대상

가정방문 물리치료의 적용 대상은 뇌졸중, 뇌손상, 척수손상 등 중추신경계 손상자, 관절염 등의 뼈와 관절의 만성질환자, 허리 및 목뼈 수술 환자, 인공관절 전치환술 등 수술 후 조기퇴원 환자, 기동성 장애, 치매 등으로 와상 중인 노인 환자, 뇌성마비, 지체장애 및 장애아동 등으로 분류할 수 있다(표 9-1).

3) 가정방문 물리치료의 치료적 중재

가정방문 물리치료에서는 물리적 인자를 이용한 열치료, 전기치료, 광선치료, 수치료와 운동기능 향상과 관절가동 증진을 위한 운동치료 및 도수치료, 신체적 능력 향상 및 회복을 통한 일상생활능력 향상을 위한 자가운동프로그램, 일상생활활동을 영위하는 데 지장이 있는 노인 또는 신체장애자의 일상생활상 편의를 도모하기 위한 복지용구의 선택과 사용방법을 조언한다.

가정방문 물리치료 내용은 크게 진단 및 평가, 물리치료, 치료 상담 및 교육, 가족 상담 및 교육, 치료 의뢰로 구분할 수 있다. 세부내용의 중재기법은 여러 가지가 있으나, 그것을 적용하는 환자 치료프로그램은 환자의 상태에 따라 물리치료사가 개인별로 계획할 수 있다(표 9-2).

(1) 물리적 인자치료

물리적 인자치료는 전기 및 광선을 이용한 광범위한 도구를 활용한 치료법으

표 9-2 가정방문 물리치료 내용

구분	가정방문 물리치료 내용	세부내용, 중재
진단 및 평가	진단 및 평가	• 주관적 정보, 객관적 정보, 평가, 치료계획 (subjective, objective, assessment, plan; SOAP) • 질환별 SOAP
물리치료	기본적인 처치	• 기형예방과 일상생활활동 및 신변처리 능력 향상
	전기 · 광선 · 수치료	• 근 재교육 • 표면투열치료 • 심부투열치료 • 조직 수준 치료 • 수치료
	운동치료	• 관절가동범위운동(range of motion, ROM) • 점진적 저항운동(progressive resistive exercise, PRE) • 협조성 운동(coordination exercise) • 근 재교육 • 체위변경 • 부위별 치료 • 자세별 치료
	정형물리치료	• 고유수용성 신경근촉진법(proprioceptive neuromuscular facilitation, PNF) • 정형도수치료(orthopedic manipulative physical therapy, OMPT) • 근막이완법(myofascial release, MFR • 근육에너지기술법(muscle energy technique, MET) • 플라이오메트릭(plyometric) • 연부조직가동술(soft tissue mobilization) • 신경가동술(nerve mobilization) • 통증조절(pain control)
	신경물리치료	• 고유수용성 신경근촉진법(PNF) • 관절가동범위운동(ROM) • 신경가동술 • 신경발달학적 치료(neurodevelopmental treatment, NDT) • 보이타치료(Vojta therapy) • 운동조절(motor control) • 통증조절(pain control) • 감각통합(sensory integration)
	소아물리치료	• 신경발달학적 치료(NDT) • 관절가동범위운동(ROM) • 보이타치료 • 고유수용성 신경근촉진법(PNF) • Fay-Doman법 • 운동조절 • 감각통합

표 9-2 가정방문 물리치료 내용(계속)

구분	가정방문 물리치료 내용	세부내용, 중재
물리치료	노인물리치료	• 기능훈련 • 지구력훈련 • 자세교정 • 균형유지훈련 • 보장구사용훈련 • 일상생활활동(activities of daily living, ADL) • 수단적 일상생활활동(instrumental activities of daily living, IADL) • 고유수용성 신경근촉진법(PNF)
	마사지치료	• Muscle play • 치료마사지 • 결합조직마사지 • 림프마사지
	내과물리치료	• 일상생활활동(ADL) • 수단적 일상생활활동(IADL) • 지구력훈련
	심장허파물리치료	• 호흡운동 • 체위배액법
	산부인과 물리치료	• 임신 전 · 후 자세교정훈련 • 호흡운동 • 근육뼈대계 훈련 • 출산 전 · 후 운동
	예방물리치료	• 환경적응 • 환경개선 • 손상 메커니즘 제거 • 재발방지
치료 상담 및 교육	상담	• 환자와 공감대 형성
	교육 및 훈련	• 자가치료프로그램 교육 • 자조활동 교육 • 일상생활활동 교육
가족상담 및 교육	가족관계	• 질병과 장애에 관한 이해증진
	역할 조정 지지	• 환자 지원책 마련 • 가족 구성원들 간의 협조유도
치료 의뢰	직접 의뢰	• 주치의 의뢰 • 병원 의뢰 • 관련기관 의뢰

출처: 배성수(2006), 대한물리치료학회지

로, 통증을 조절하거나 감소시키고, 연부조직의 부종, 염증 또는 제한을 감소시키는 목적으로 실시하고 있다.

(2) 운동치료

운동치료는 손상의 예방 및 치료, 신체기능 회복증진, 근력 · 지구력 · 유연성 · 운동성 · 안정성 · 심장혈관 피트니스의 강화, 협응과 균형의 증진 그리고 기능적인 능력 향상, 회복 혹은 유지를 위한 치료를 목적으로 한다.

운동치료에는 관절가동범위운동(range of motion), 근력운동(strengthening exercise), 신장운동(stretching exercise), 지구력운동(endurance exercise), 유산소운동(aerobic exercise), 신경근교육 및 재교육(neuromuscular education and reeducation), 신경운동발달훈련(neuromotor development training), 인지훈련(cognition training), 자세훈련(posture training) 등이 있다.

(3) 도수치료

도수치료는 약물을 사용하거나 수술을 하지 않고 손으로 치료하는 것이다. 변형된 척추나 관절 등에 교정 및 마사지, 운동법 등으로 통증완화와 기능회복을 목적으로 한다. 관절기능장애증후군(joint dysfunction syndrome)과 역학적 내부장애병변(mechanical derangement lesions)의 치료에 널리 사용된다.

(4) 자가운동프로그램

자가운동프로그램은 일상생활과 관련이 있는 활동을 말하며, 근력강화 및 근지구력 운동에 따라 반복횟수와 무게를 증가시키는 운동을 말한다. 가정에서는 환자의 상태에 따라 단계별로 운동교육을 실시하며, 운동은 낮은 단계에서 높은 단계로 실시한다. 또한 관절가동범위를 회복시키기 위한 방법으로 힘줄과 근육, 근막에 생리적 움직임의 제한이 나타나는 경우에 신장운동을 적용하여 교육을 실시한다.

(5) 복지용구의 사용과 가정환경 개조

신체적 변화에 따른 일상생활에 고령자 및 장애인의 복지용구 이용자에게 지속적인 서비스 제공이 필요하다. 또한 주택생활에 불편함을 주거나 생활이 불가능하게 하는 장애요소를 제거해주고, 장애물 없는 건축 설계, 유니버설 디자인에 기초한 계획으로 장애가 없는 환경을 만들어 신체적 · 정신적 장애를 겪고 있는 사람들의 어려움을 경감시킬 수 있다.

주택개조의 일반 원칙은 전주성(Aging-in-Place), 범용성(universal design), 안전성(safety), 자립성(independence), 편리성(convenience), 쾌적성(comfort)이다. 안전하게 생활할 수 있도록 하기 위해서 안전손잡이를 달거나 바닥의 단차를 없애는 등의 주택을 개조할 필요가 있다. 즉, 주택개조를 통해서 노인이 안전하고 자립적인 생활을 하도록 돕고, 일상생활에서 발생할 수 있는 사고를 방지해야 한다. 이는 신체적 장애나 노화에 대처하기 위한 대책이 될 뿐 아니라 생활의 범위를 확대시킬 수 있다.

주택개조 시 노인의 신체적 기능, 시각 · 청각 · 온도 감각 · 촉각 · 통각 등에 있어 안전을 고려해야 할 필요가 있다.

4) 가정방문 물리치료의 기대효과

의료서비스의 다양화라는 측면에서 가정방문 물리치료 서비스가 도입되면 지속적이며 장기적인 관리를 필요로 하는 만성 퇴행성 환자, 노인성 질환자, 장애인, 교통사고 및 산업재해사고로 인한 장애환자뿐만 아니라 일반 재가장애인까지 가정이 정서적으로 안정되고, 경제적 부담이 줄어들어 지속적인 치료를 받을 수 있으며, 삶의 질에 유의한 영향을 주어 장기적인 치료의 요구를 충족시켜 줄 수 있다.

만성질환 유병률이 증가하고, 평균수명이 지속적으로 연장되어 장애 및 노인인구가 지속적으로 늘어나고 있는 추세이다. 이에 따라 상실된 신체기능을 회복하거나 더 이상의 신체기능 손실을 방지하기 위한 장기적인 재활치료가 필요한 환자들이 증가하고 있다.

불필요한 장기 환자의 입원을 억제하고, 조기 퇴원을 유도함으로써 병상 회전율을 높이고 시간, 의료비, 노력 등을 감소시킬 수 있으며, 또한 전문 인력 및 시설의 효율적 활용에 기여할 수 있다.

가정에 물리치료 서비스를 제공하여 효율적으로 관리함으로써 사회문제를 예방할 수 있으며 이를 통해 재활의 기초인 지역사회중심 물리치료 사업이 활성화될 수 있다.

4 건강증진사업

국민건강증진사업은 보건교육, 질병예방, 영양개선 및 건강생활의 실천을 통하여 국민의 건강을 증진시키는 사업으로 정의하고 있어 2차적 예방서비스가 포함되는 광의의 건강증진을 의미하는 개념이다. 건강증진이란 "적극적 건강향상과 불건강의 위험요인 감소를 위한 보건교육, 건강보호적 환경조성, 질병예방서비스 등의 조합"으로 본다.

건강증진사업의 목적으로는 국민에게 건강에 대한 가치와 책임의식을 함양하도록 건강에 관한 바른 지식을 보급하는 것이다. 또한, 환경의 변화와 예방서비스 개선을 통하여 스스로 건강한 생활을 실천할 수 있는 여건을 조성함으로써 건강잠재력을 함양하고, 건강 위험요인을 조기에 발견 및 관리함으로써 건강관리의 긍정적인 영향을 향상하고 불건강의 위험요인을 감소하려는 데 목적을 둔다.

1) 건강증진사업의 필요성

건강한 공공정책 확립, 사회 생태학적 접근을 통한 건강지향적 환경조성, 지역사회활동 강화, 건강과 환경에 대한 통제능력 향상 및 건강에 유익한 선택을 위한 개인의 기술개발, 민감한 사회변화에 대처하기 위한 보건의료사업의 재정립 등이 건강증진사업이 필요한 이유이다.

2) 건강증진사업의 전략 및 수단

우리나라는 보건정책으로 전통적인 질병치료 중심의 보건의료서비스 확충에 초점을 맞춘 국가주도형 사업방식을 탈피하여, 지자체의 지역 특성 및 주민 수요에 맞는 지역사회통합 건강증진사업에 중점을 두고 있다. 인간의 건강은 유전적 소인을 비롯한 생활양식, 생물학적 속성, 물리적 환경 및 사회적 환경, 보건의료체계 등 여러 가지 요인의 영향을 받는 것으로 알려져 있다(그림 9-1).

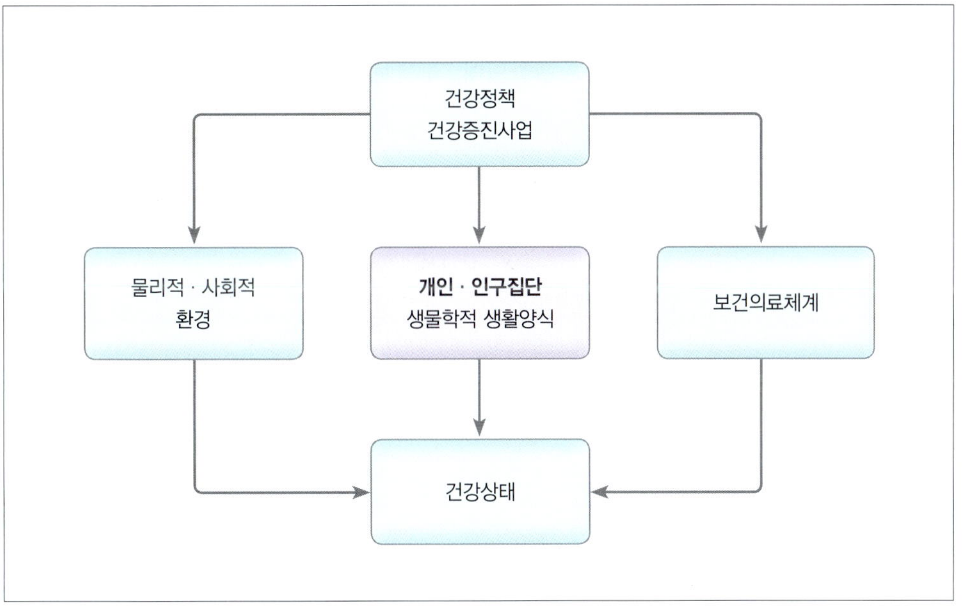

그림 9-1 건강의 결정요인과 결정과정

국민건강의 효과적인 관리를 통한 활기찬 사회의 조성이라는 보건의료부문의 사회적 기능을 수행하기 위하여 건강형태의 변화추진, 건강관련 사회적 환경의 변화추진, 예방보건서비스의 제공, 건강위해환경에 대한 조치 등을 위한 수단의 동원과 활동으로 구성하여 국민건강증진 사업의 개념을 제시하였다.

3) 건강증진사업의 현황

■ 건강증진사업의 기본 추진방침

① 사업대상

국민건강증진사업은 건강한 모든 국민을 대상으로 하되, 예산 사정상 질병예방사업의 경우 건강의 위험요인이 많은 영유아, 임산부와 성인병의 고위험군에 속하는 30세 이상의 성인 및 노인층 인구를 주 사업대상으로 한다.

② 사업범위

국민건강증진법에 규정한 국민건강증진사업에는 보건교육, 질병예방, 영양관리, 건강생활실천운동, 운동지도, 구강건강관리, 건강생활 환경조정 등으로 1차적 예방사업이 주류를 이루고 있으나, 질병위험자의 조기발견 관리를 위한 2차적 예방사업도 포함되며, 모자보건 및 가족계획사업은 국민건강증진법상에 규정된 것은 아니지만 건강증진사업과 밀접한 관련이 있으므로 사업범주에 포함한다.

4) 건강증진사업의 중점과제

국민건강증진종합계획은 포괄적 건강의 정의와 건강증진의 기본이념인 '스스로 건강관리 이념 및 기본권으로서의 건강개념'을 적용하여, 국민 모두가 활기찬 건강과 장수를 누리는 사회 구축을 향해 건강수명의 연장과 건강형평성의 제고를 목표로 추구하였다.

건강증진사업 중점과제의 기본 틀로 제4차 국민건강증진종합계획을 제시하였다. 제3차 종합계획사업 분야를 유지하되, 평가결과를 고려하여 유사과제 및 집중 · 강화가 필요한 과제를 통합하였으며, 건강생활실천 확산, 예방중심의 상병관리, 안전환경보건, 인구집단별 건강관리 분야 등 6개 분야, 27개 과제로 선정하였다.

5 산업체 물리치료

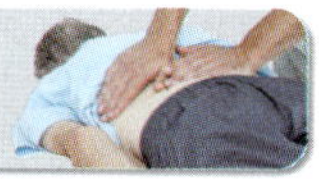

산업체 물리치료란 회사 내에서 발생할 수 있는 근육뼈대계 질환을 예방하고 개선시키기 위해 작업장 내에서 실시하는 의학적 치료의 한 분야로써, 조기 치료 및 예방활동뿐만 아니라 인체공학적인 작업장 환경 개선과 근로자의 올바른 작업자세 및 안전 교육 등을 시행하는 물리치료적 활동을 말한다.

따라서 근육뼈대계 질환 발병의 원인을 규명하고 근로자의 체력, 작업의 숙련도 등 기초 요인을 확인하여 작업장 내에서 운동프로그램 등을 의학적으로 관리하여 작업관련성 근육뼈대계 질환의 조기 치료로 빠르게 직장으로 복귀할 수 있도록 건강장해를 예방하거나 최소화하기 위해 실시한다.

1) 산업체 물리치료의 필요성

근육뼈대계 질환에 대한 효과적인 예방대책을 실행하기 위해서는 작업위험요인에 대한 예측, 평가, 관리가 가능해야 한다. 다양한 근육뼈대계 질환의 작업요인 분석 및 예방프로그램을 적용하기 위해서는 뼈대계의 해부학적 기본지식, 평가, 도수치료 및 운동치료 등에 대한 전문적인 지식을 지니고 있는 물리치료사의 참여와 사업장에 필요한 산업체 물리치료를 필요로 한다.

2) 산업체 물리치료의 적용

산업체 질환에 따른 작업장 점검, 작업동작에 따른 위험요인 분석 및 개선 실시, 유해요인 조사에 따른 근육뼈대계 질환자 또는 반복적 동작을 통한 급성 및 만성 통증을 호소하는 근로자들에 대한 물리치료를 시행한다. 예방 및 관리프로그램을 수립하여 실행 · 운영하고, 근육뼈대계 질환 예방교육 및 사내 보건교육을 실시한다.

3) 산업체 물리치료의 발전방향

근육뼈대계 질환자의 초기 치료뿐 아니라 산재 요양 후 성공적인 작업장 복귀를 위한 재활치료 및 운동치료, 근육뼈대계 질환 예방 및 개선을 위한 보건교육을 시행하고 있다.

앞으로 산업체 물리치료는 근육뼈대계 질환 치료와 근본적인 예방을 위한 인체공학적 작업환경 개선과 지속적인 산업보건교육 수행역량 향상을 통해 근육뼈대계 질환 관리 측면에서 전문가로 거듭나야 할 것이다.

6 학교 물리치료

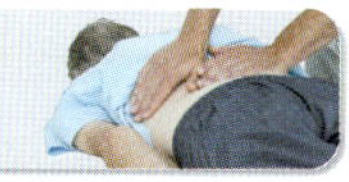

교육은 물리치료 실행체계에서 필요한 수행영역으로 학교에서 다양한 환경에서의 경험과 반복적인 훈련을 통하여 독립적으로 지역사회에 편입되어 사회구성원으로 성장할 수 있도록 구성된다. 학교 물리치료(school-based physical therapy)는 교육을 받는 학생이 성장하는 과정에서 학생으로서의 역할을 수행할 수 있도록 학업과 사회적 활동, 독립적인 일상생활활동, 과외활동, 직업교육 활동에 참여하도록 돕고, 제한적 움직임을 해결할 수 있도록 기능적 운동 목표를 제공하는 것이다.

1) 학교 물리치료의 필요성

학교 물리치료는 기능적인 수행의 발달과 향상에 기여하는 교육적 관련성이 있어야 한다. 질병이나 부상으로 인해 손상되었거나 잃어버린 기능을 향상, 발달, 회복시키고 독립적인 기능의 과제 수행능력을 향상시키며, 초기 중재를 통해 기능손상이나 손실을 예방한다.

우리나라는 학교 물리치료에서 장애아동의 의무교육을 확대함에 따라 치료지원을 담당하는 물리치료사의 필요성이 증가하고 있다. 교육환경에서 장애를 가진 학생과 비장애 학생이 함께 최대한 적절한 교육을 받을 수 있도록 도움을 주어야 한다. 또한 학교 환경에서 장애 학생의 충분한 의사소통이 이루어져야 하고, 신체적 문제점을 파악하여 학교 상황에 적절하게 치료 중재가 제공되어야 한다.

2) 학교 물리치료의 적용 범위

학교 물리치료는 교육환경을 기반으로 하여 교육을 받는 학생의 학업과 학교생활의 기능적 수행의 발달 및 향상에 기여하는 전문분야이다. 아동의 자세, 균형 증진, 신체의 자각 향상을 위한 치료교육, 아동의 신체적 움직임을 향상시킬 수 있는 대근육운동 향상, 관절기능 및 근력을 통하여 이동을 증진시킬 수 있는 치료 제공, 적절한 보조도구의 상용과 신체기능검사 및 교정을 위한 치료교육, 일상생활과 자가관리를 위한 기능평가, 치료적 운동, 마사지, 생활적응기술을 촉진하기 위함이다.

학교 물리치료는 장애를 가진 학생의 독립적인 생활을 위하여 신경계 및 근육뼈대계 질환에 대한 예방, 교육, 치료적 접근을 말하는 것이며, 물리치료 전문가로서 학교생활과 교육을 잘 받을 수 있도록 지원하는 것이다.

행정적으로 교육환경을 기반으로 치료지원 인력을 배치하고, 각 교육청마다 학교 물리치료사의 직무를 새롭게 정립하고 교육환경을 개선하여 학교 내에서 물리치료를 받을 수 있도록 물리치료사를 채용하며, 치료실을 운영하여 학교 물리치료사에게 지원체계가 제공되어야 한다.

임상사례 척추바로갖기 운동본부에서의 치료행위

판시사항

의료법 제25조 소정의 의료행위에 해당한다고 한 사례

판결요지

척추바로갖기 운동본부라는 간판을 걸고 근육이완기구인 전기맛사지기(드라이브) 3대와 엑스레이필름 판독기 1대, 척추모형 등의 시설을 갖춘 다음 척추, 등 부위에 이상이 있는 환자들이 찾아오면 엑스레이필름과 환자의 진술에 따라 이상부위를 확인하여 드라이브로 그 부위를 문지르고 아픈 부위를 손바닥으로 누른 후에 팔, 다리를 최대한으로 구부리게 손으로 잡아주었다가 놓아주는 운동을 약 30~40회간 반복하여 실시함으로써 인체의 골격구조 특히 척추에 나타나는 이상상태를 교정하는 방법으로 신경생리기능의 회복을 꾀하였다면 이는 인체의 근육 및 골격에 위험을 발생할 우려가 있는 의료행위에 해당한다.

참조조문	• 보건범죄단속에관한특별조치법 제5조 • 의료법 제25조
참조판례	대법원 1986.10.14.선고, 86도1678판결
당사자	• 피고인 조○○ 외 1인 • 상고인 피고인들
원심판결	서울고등법원 1988.9.30.선고, 88노757판결

주문

상고를 모두 기각한다.

이유

상고이유를 본다.

원심이 적법하게 확정한 바와 같이 피고인들이 척추바로갖기 운동본부라는 간판을 걸고 근육이완기구인 전기맛사지기(드라이브)3대와 엑스레이필름 판독기 1대, 척추모형 등의 시설을 갖춘다음 척추 등 부위에 이상이 있는 환자들이 찾아오면 엑스레이필름과 환자의 진술에 따라 이상부위를 확인하여 드라이브로 그 부위를 문지르고 아픈 부위를 손바닥으로 누른 후에 팔, 다리를 최대한으로 구부리게 손으로 잡아주었다가 놓아주는 운동을 약 30~40회간 반복하여 실시함으로써 인체의 골격구조 특히 척추에 나타나는 이상상태를 교정하는 방법으로 신경생리기능의 회복을 꾀하였다면 이는 인체의 근육 및 골격에 위험을 발생할 우려가 있는 의료행위에 해당한다할 것이다(당원 1986.10.14.선고, 86도1678 판결 참조).

같은 취지의 원심판결은 정당하고 거기에 지적하는 바와 같은 의료행위에 관한 법리를 오해하였거나 채증법칙을 어긴 위법이 없다. 주장은 결국 위와 다른 견해에서 원심판결을 탓하고 있음에 불과하다.

주장은 이유 없다.

그러므로 상고를 모두 기각하기로 관여법관의 의견이 일치되어 주문과 같이 판결한다.

출처: 한국의료분쟁조정중재원(2017)

참고문헌

- 건설교통부 · 한국주거학회(2005). 노인가구의 자립생활 증진을 위한 주택개조기준 개발 및 보급 방안 연구.
- 국민건강보험공단(2013). 복지용구 급여제품 안내.
- 김명철 외(2014). 지역사회물리치료학. 대학서림.
- 박지환 외(2010). 일상생활활동(생활환경과 여가활동). 현문사
- 박지환 외(2013). STANDARD 물리치료학개론. 현문사.
- 배성수(2006). 가정방문 물리치료 전략. 대한물리치료학회지, 15(4), p755-762.
- 보건복지부(2006). 건강증진사업 수립지침서.
- 보건복지부(2008). 국가복지정보포털. 장애인 생활시설 관련 통계자료.
- 보건복지부(2011). 제3차 국민건강증진종합계획(2011~2020).
- 보건복지부(2016). 2016년 지역사회통합건강증진사업 설명회 자료집.
- 서울대학교 교육연구소(1995). 교육학용어사전(1995).
- 세계보건기구(2010). 지역사회중심사회모형.
- 양영애 외(2016). 지역사회작업치료. 애듀팩토리.
- 통계청(2009). 통계청 자료.
- 학교작업치료학(2012). 정담미디어.
- 한국물리치료정책연구소(2016). 지역사회물리치료. 현문사.
- 황현숙, 양영애(2011). 지역사회 재활: 작업치료, 물리치료, 재활간호. 영문출판사.
- Anne Cronin, MaryBeth Mandich. (2013). 인간발달과 수행. 정담미디어.
- Green, L.W., and Anderson, C.L. (1982). Communtiy health(4th ed.). St. Louis: Mosby.
- Kneipman, K. (1997). Prevention of disability and maintenance of health. In C. Christianson and C. Baum, Occupational therapy: Enabling function and well-being(pp.531-555). Thorofare, N.J.: Slack.

참고사이트

- 건강생활실천사업 G-health http://www.g-kealth.kr/orotal/index.do
- 보건복지부 http://www.mw.go.kr
- 지역사회통합건강증진사업 http://www inhealth.or.kr
- 한국건강증진개발원 http://www.khealth.or.kr/Index.do

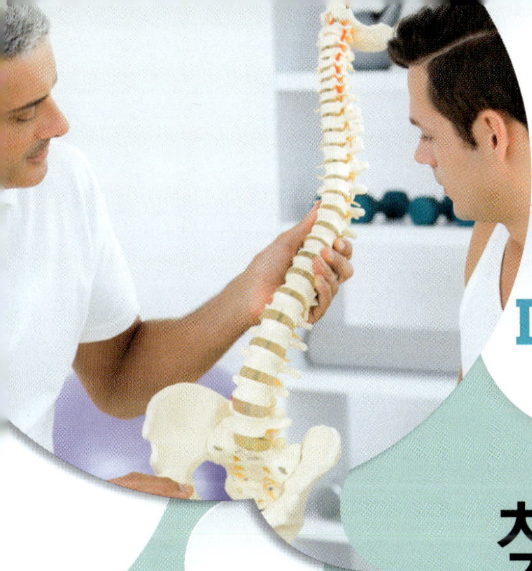

INDEX

찾아보기

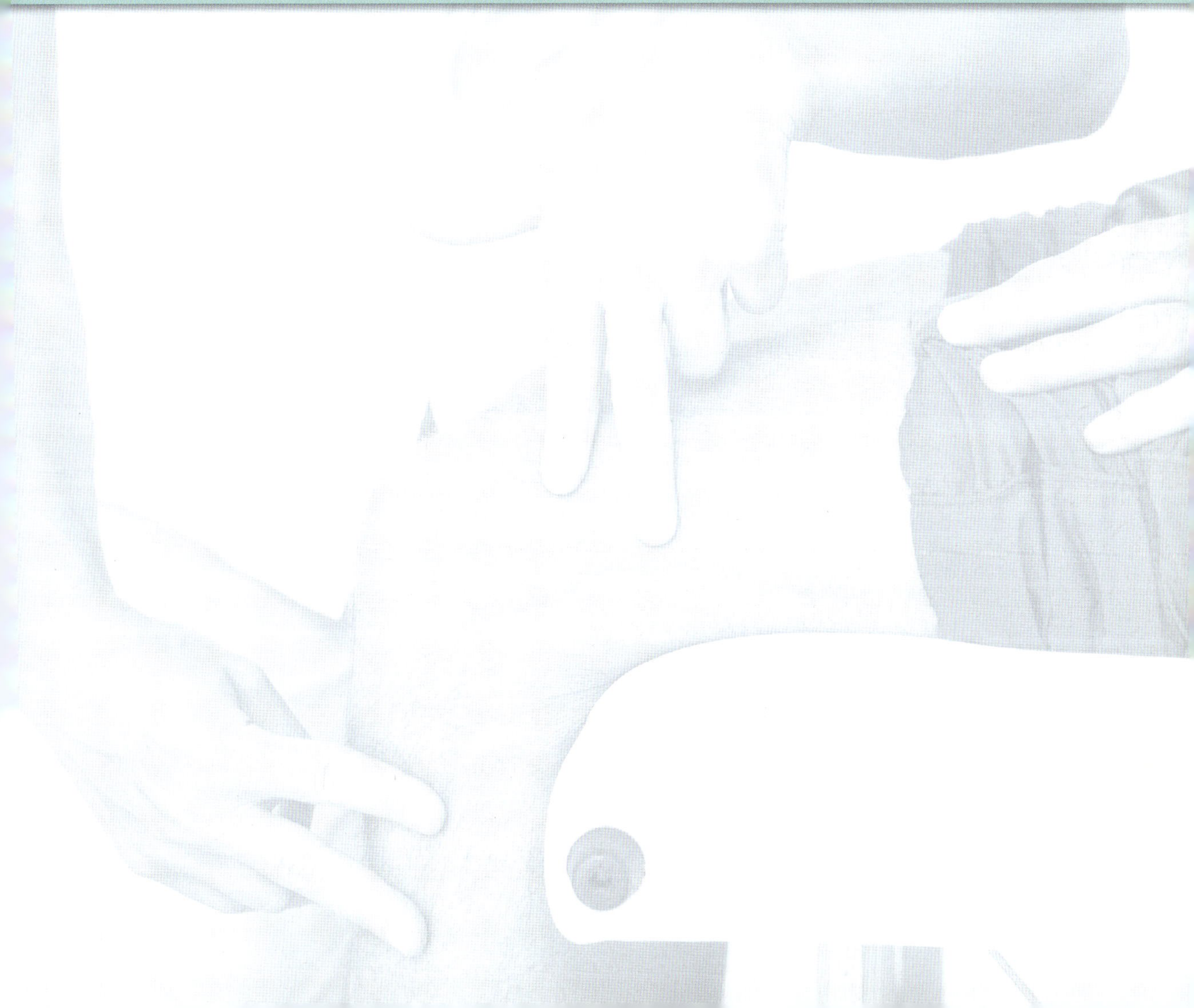

ㄱ

ㄴ

ㅂ

ㅅ

ㅇ

ㅈ

ㅊ

A

B

C